浙江省王邦才名中医工作室

王邦才
医学承启录

主　审　王邦才

主　编　伍竹君　刘丽萍　王培劼

副主编　毛志龙　包科颖　林　琳

编　委（以姓氏笔画为序）

丁　静　丁佳璐　王丽娜

王玲玲　方子燕　向丽慧

何国浓　沈洁如　沈桂园

忻巧娜　张　斌　周文伟

周家晖　孟祥娣　倪佳宁

章恩临　缪　萍　潘东梅

魏冬梅

U0334886

中国中医药出版社

·北　京·

图书在版编目（CIP）数据

王邦才医学承启录 / 伍竹君，刘丽萍，王培劼主编 . — 北京：中国
中医药出版社，2020.5
ISBN 978 - 7 - 5132 - 5901 - 9

Ⅰ.①王…　Ⅱ.①伍…　②刘…　③王…　Ⅲ.①中医临床—经
验—中国—现代　Ⅳ.① R249.7

中国版本图书馆 CIP 数据核字（2019）第 275903 号

中国中医药出版社出版

北京经济技术开发区科创十三街 31 号院二区 8 号楼
邮政编码　100176
传真　010-64405750
河北品睿印刷有限公司印刷
各地新华书店经销

开本 880×1230　1/32　印张 13.5　彩插 0.25　字数 252 千字
2020 年 5 月第 1 版　2020 年 5 月第 1 次印刷
书号　ISBN 978 - 7 - 5132 - 5901 - 9

定价　58.00 元
网址　www.cptcm.com

社长热线　010-64405720
购书热线　010-89535836
维权打假　010-64405753

微信服务号　zgzyycbs
微商城网址　https://kdt.im/LIdUGr
官方微博　http://e.weibo.com/cptcm
天猫旗舰店网址　https://zgzyycbs.tmall.com

如有印装质量问题请与本社出版部联系（010-64405510）
版权专有　侵权必究

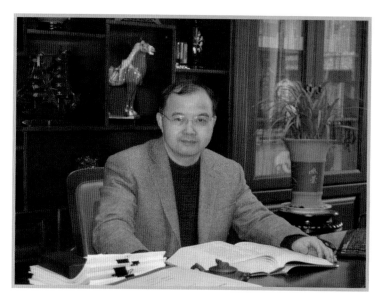

◎　王邦才近照

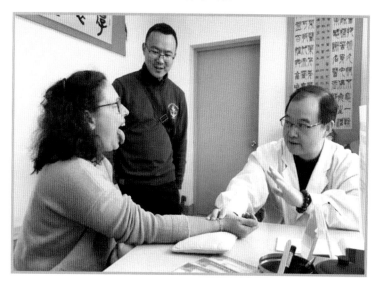

◎　王邦才工作照

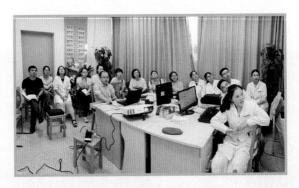

◎　王邦才名中医工作室组织学习

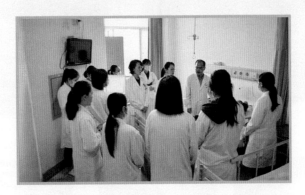

◎　王邦才病房教学

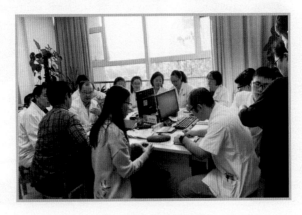

◎　王邦才门诊教学

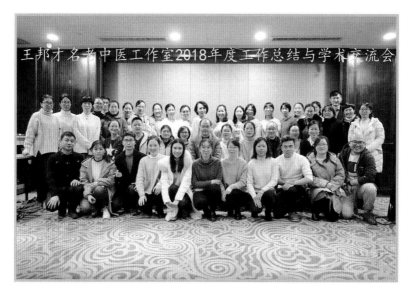

◎ 王邦才名中医工作室组织活动

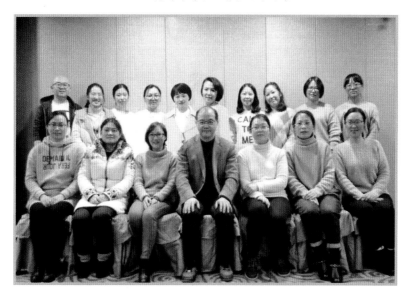

◎ 王邦才名中医工作室部分成员

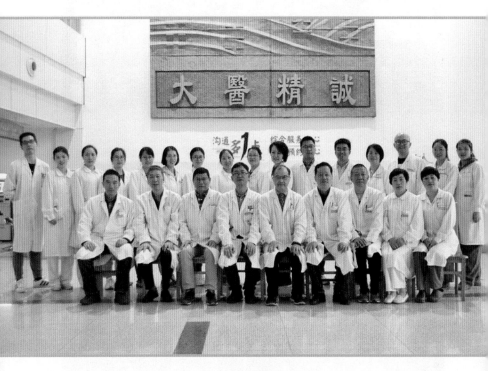

◎　王邦才主任及科室成员

前　言

　　中医药学历经两千余年，传承与发扬是永恒的主题。吾师王邦才主任从医近40年，医理并茂，学验俱丰，在中医药临床诊疗、教学方面，均取得了卓著的成绩。他擅长脾胃、肝胆疾病及内科疑难杂症的诊治，提出"凡病宜通，创立通法；病证结合，融通中西；双向调节，反激逆从"等观点，具有鲜明的学术特色和确切的临床疗效。

　　"学国学，读经典"是学习中医的坚实基础。师少年立志，在艰苦的条件下，全凭对中医的一腔热情，博极群书，精勤不倦，不变初心。学医之初，适值"文革"之后，百废待兴，中医教材匮乏，老师将所得工资都用来购书，朝背晚读，一头扎进其中，书中条文直到现在仍然随口拈来，只字不差。除此之外，老师对史哲文学、书法茶道、佛儒道学等都有研究，涉猎很广。正因如此，师才能博涉而精究，从《内经》《伤寒论》脏腑辨证、六经方证，到唐宋名家集成，金元学术争鸣，明清鼎故革新，均能结合具体时代背景、所处地域、师承脉络、治病对象，提出自己独到的见解，认为临床当择善而从，用其长，弃其偏，不可执一而偏颇。尤其对叶天士阳化内风说、络病学说、胃阴学说等极为推崇，并在前人基础上，完善脾胃学说，拓展通法。即使现在，王师仍坚持每日苦读、著书，所撰书籍，大多亲笔完成，一字一文，无不经反复推敲，斟酌提炼。正如他所教诲："学中医，对知识要'精''博'并举，志于医道，要有精勤不倦、苦心钻研的治学态度。"

"多临证，勤实践"是精进医术的必然途径。中医学是一门知行合一的学科，国医大师朱良春曾说过："中医之精髓在于学术，学术之根源本于临床，临床水平之检测在于疗效。"王师尤重临床实践，多年来日诊百余人，不曾间断。每遇疑难杂症，必博极群书，参各方医述，之后反复揣摩，总结疗效。也是在长年的临床经验积累下，王师才能感悟先贤之理，推陈而致新。受清代著名医家叶天士及宁波民国医家范文甫影响，王师对经方情有独钟，又仰慕范氏"但愿人皆健，何妨我独贫"的情怀，因此，临床治病务求辨证准确，用药简洁明快，在甬地有"两高一低"的美誉。高，是指门诊量高，中药饮片使用疗效高；低是指药价低。高，是他精湛医术的极致外化；低，是他赤诚仁心的朴素表达。这高低之间，正是先生"用思精而韵不高"的境界体现。

随着读书与临证的沉淀和积累，王师逐渐将自己的目光聚焦于中医学术的传承与发扬。正如老师所言，他是一名医生，也是一名老师。多年以来，他为人师表，诲人不倦，倾力培养了百余名中医学子，创立浙江中医药大学创新实验班，为宁波中医的发展做出了很大的贡献。2017年浙江省王邦才名中医工作室获批成立，我们有幸成为王老师的学生、工作室的成员，深刻感受到，王师所传承的不仅仅是一方一药，更是为人处世的道理、高风亮节的品格、谦厚君子的风骨。总结和传承名中医宝贵的学术思想和临床经验，对中医药的发展传承、启迪后学具有重要的作用。

本书汇集了王邦才主任临床教学中的医话、医论、医案。上篇为医学讲习录，为老师亲笔所撰，构建了老师的中医学人文观、临床观。以儒释道等国学文化为理论基础，解读健康养生的内涵及辨证论治的核心、立法选药的原则，着重体现了王师的学术特色。下篇为学术传承录，是历年来学生发表的论文，着眼于王师对各个病证的治疗经验介绍和用药规律，特别是疑难重病的诊疗经验，并参以诸案。所有医案都源于临床的真实案例，而临床经验更是大量病案的总结归纳。阅读本书，能了解王师的学术脉络、诊疗风格，学习其独到的临床经验、方药应用，更能感受到王师讲求实效、认真客观的治学精神，从而对后学提高诊疗水平、领悟医理、弘扬医道有很大的帮助。

限于编者学识水平，书中难免有不妥之处，部分观点未能尽达师意，无法达到至臻完善，恳请长辈、同道不吝指正。

明师之恩，诚为过于天地。老师严谨的治学态度、事必躬亲的专业精神、诲人不倦的高尚师德对我们影响深远。最后，再次诚挚感谢王邦才教授在成书过程中对我们不遗余力的指导和帮助。

浙江省王邦才名中医工作室
2020 年 3 月

王邦才简介

王邦才，主任中医师（二级），浙江中医药大学硕士研究生导师，创新实验班特聘教授，全国优秀中医临床人才，浙江省名中医，宁波市首批名中医，宁波市领军与拔尖人才，宁波市中医院党委委员、科教科科长。现任世界中医药学会联合会消化病分会常务理事；中华中医药学会脾胃病分会常务委员、肝病分会常务委员、学术流派与传承分会委员；浙江省中医药学会理事，浙江省中医药学会脾胃病分会副主任委员、肝病分会副主任委员、经典与传承分会副主任委员、学术流派与名老中医传承分会副主任委员；宁波市中医药学会常务理事。

从事中医临床、教学、科研工作近40年，热爱中医药事业，擅长治疗脾胃、肝胆疾病及内科疑难杂症。熟读中医经典著作，临床治病，注重辨证，用药简洁。强调既能熟练正确运用中医辨证施治，又能掌握和使用现代诊断技术，以最优的治疗方案为病人解除病痛。做到西医诊断明确，中医辨证准确，辨证与辨病、辨体结合。学术上提出"凡病宜通，创立通法；病证结合，融通中西；双向调节，反激逆从"等观点。为浙江省"十三五"重点专科脾胃病科的项目负责人及学术带头人。多项科研成果获浙江省中医药科技成果奖，先后在各级核心期刊上发表近百篇学术论文，出版著作6部。

浙江省王邦才名中医工作室

2017 年浙江省卫健委批准成立浙江省王邦才名中医工作室。工作室团队组成非常合理，以三级医院市级重点学科脾胃病学科人员为基础，吸收医院各学科中坚力量，涵盖宁波各县市区业务骨干。工作室团队年龄、专业和职称结构非常合理，团队成员高、中、初级结合，临床与科研、药剂、信息结合，工作室有 6 名成员为第一、二批宁波市名中医药专家学术经验继承工作指导老师王邦才的学术继承人，其他大部分是王邦才培养的全日制及在职研究生，2 名博士近年也一直跟师学习，所有成员都与老师共事多年。以上工作基础为名中医工作室建设提供了有力保障。

宁波市中医院脾胃病科

　　宁波市中医院脾胃病科，是浙江省"十三五"重点专科，宁波市医学重点学科，首批宁波市临床特色专科——中西医结合胃肠病科，浙江中医药大学硕士研究生培养点，国家中医临床医生规范化培训基地。现拥有一支高素质的老中青年相结合的学科团队，共有医师 21 人，其中高级职称 9 人，硕士及博士学历人员占医师总数的 70% 以上，有专职护士 22 人，其中内镜护士 6 人。目前拥有全国优秀中医临床人才 1 人，省级名中医 1 人，市级名中医 1 人，市级中青年名中医 1 人，硕士研究生导师 1 名，名老中医学术继承人 8 名。设有钟一棠全国名老中医工作室，王邦才省名中医工作室。科室成员在全国及省市相关专业学术团体担任委员及以上职务 38 人次。临床实力雄厚，是宁波地区规模最大的中医脾胃病特色诊疗中心。

　　科室现有床位 45 张，床位使用率达 90% 以上，开设有浙江省王邦才名中医传承门诊、脾胃病科专家门诊、炎症性肠病及慢性肝病门诊。脾胃病科临床突出中医治疗特色，同时采用现代医学的检查和诊疗手段，收治各类脾胃、肝胆及内科急危重症与疑难疾病患者。在中西医结合治疗慢性萎缩性胃炎及癌前病变、功能性胃肠病、慢性肝病、炎症性肠病等方面具有突出的优势，形成了稳定的研究方向。同时开展了一系列中医适宜技术，如中药灌肠、中药外敷、耳穴压豆、穴位贴敷、电子艾灸等，取得了良好的临床疗效。

目　录

上篇　医学讲习录

第一讲　学中医需要有国学基础·············· 3

一、"国学"释义 ·············· 4

二、国学的主体内容·············· 5

三、儒、道、佛的基本内涵·············· 6

四、儒家传统与人生修养·············· 8

五、国学提出的三境界·············· 10

第二讲　《黄帝内经》养生文化探述·············· 12

一、《黄帝内经》关于生命、健康、长寿、疾病及其防治
　　的基本理念·············· 13

二、《黄帝内经》养生的基本原则 ·············· 18

三、《黄帝内经》养生理论的主要内容与方法 ·············· 19

四、养生的启迪·············· 24

第三讲　着眼于机体之"应"是辨证论治的核心·············· 26

一、机体的自我调节是维持健康的保证……… 26

二、病因与机体反应性…………………………… 28

三、机体反应性决定疾病的性质及转归……… 30

四、机体反应性与辨证……………………… 31

五、机体反应性和治疗…………………… 33

第四讲 论叶天士对仲景学说的继承与创新……… 39

一、继承伤寒论，创立温病学说…………… 39

二、调治杂病，遥承仲景圣法而创新……… 43

三、运用经方，精到纯熟，古方今用……… 46

第五讲 柯琴《伤寒来苏集》对仲景学说的诠释与贡献…… 50

一、《伤寒来苏集》内容简介 ………………… 51

二、柯琴的治学态度………………………… 52

三、学术思想……………………………… 57

四、结语…………………………………… 65

第六讲 叶天士脾胃病方药钩玄与医案赏析……… 67

一、叶天士对脾胃学说理论发挥…………… 67

二、叶天士脾胃病方药钩玄………………… 69

三、医案赏析……………………………… 71

第七讲 外感热病诊治经验述要………………… 78

一、不拘寒温，病证双辨…………………… 78

二、重视舌脉，四诊合参…………………… 79

三、坚持辨证论治，注重三因制宜………… 81

四、经方时方，择善而从…………………… 82

五、重视透清，创制新方…………………… 83

第八讲　难治性黄疸的诊治经验和体会………………………… 85

一、难治性黄疸定义………………………………… 85

二、论病因，不囿于湿，重视热、毒、瘀、痰、虚……… 86

三、明确诊断，不分阴阳，重视病证结合……………… 87

四、难治性黄疸治疗，因机立法，重视病情演变……… 87

五、病案举例………………………………………… 90

第九讲　"通法"治疗消化系统疾病探述………………… 98

一、通降立法治胃病………………………………… 98

二、通利立法治黄疸………………………………… 101

三、通腑利胆治胆病………………………………… 103

四、洁肠通腑治肠病………………………………… 105

第十讲　膏方处方的原则与经验………………………… 107

一、整体观念，辨体、辨病、辨证三结合……………… 107

二、调畅气血阴阳，以平为期……………………… 108

三、运脾健胃，以喜为补…………………………… 109

四、通补相兼，动静结合…………………………… 109

五、重视膏方脉案书写，充分体现中医文化………… 110

六、膏方应用举例…………………………………… 111

下篇　学术传承录

第一章　学术钩玄………………………………………… 119

一、非志无以兴邦，立学方可广才………………… 119

二、形神共治致中和学术特色钩玄………………… 125

三、"治病宜通"学术观点构建 …………………… 137

第二章 治则治法……………………………………… 152

一、同病异治验案举隅 ……………………………… 152

二、从脾胃论治内科杂病经验 ……………………… 158

三、从痈论治溃疡性结肠炎经验介绍 ……………… 162

四、通降法治疗胃食管反流病经验 ………………… 167

五、柔法治疗胃痛临床经验撷菁 …………………… 174

六、扶正祛邪法治疗肠癌经验 ……………………… 181

七、反激逆从法辨治慢性腹泻临证经验 …………… 187

八、"上下交损治其中"理论发微与临床应用 …… 193

九、"截断疗法"治疗儿童支气管哮喘的经验 …… 201

十、从脾胃论治复发性口疮经验 …………………… 207

第三章 病证治疗……………………………………… 213

一、经方治疗外感热病经验探述 …………………… 213

二、"五脏咳"诊治验案分析 ……………………… 221

三、肺结节病治疗经验撷要 ………………………… 227

四、眩晕辨治经验撷菁 ……………………………… 235

五、慢性乙型病毒性肝炎诊治经验浅析 …………… 243

六、药物性肝损害诊治验案三则 …………………… 249

七、非酒精性脂肪性肝炎治疗经验 ………………… 256

八、难治性高黄疸辨治经验探述 …………………… 260

九、酒精性肝硬化辨治经验 ………………………… 265

十、胃脘痛临床辨治经验拾贝 ……………………… 274

十一、慢性萎缩性胃炎辨治经验探析 ……………… 281

十二、肠息肉治疗经验总结……………………………285

十三、慢性腹泻临床辨治经验总结………………………290

十四、产后抑郁辨治经验介绍……………………………298

十五、妊娠剧吐治疗经验拾萃……………………………302

十六、复发性口腔溃疡治疗经验浅析……………………307

第四章 方药应用…………………………………………312

一、蒲黄运用经验介绍……………………………………312

二、葛根临床应用经验拾萃………………………………318

三、附子运用经验举隅……………………………………327

四、经方治疗泄泻验案三则………………………………333

五、苓桂剂应用述要………………………………………338

六、四逆散应用经验介绍…………………………………347

七、麻黄连翘赤小豆汤应用经验…………………………354

八、桂枝茯苓丸治疗内科杂病两则………………………361

九、三才封髓丹验案三则…………………………………364

十、三才封髓丹治验举隅…………………………………369

十一、龙胆泻肝汤验案举隅………………………………374

十二、复方治中汤运用经验介绍…………………………381

十三、血府逐瘀汤验案举隅………………………………388

十四、养胃和络饮治疗慢性萎缩性胃炎撷菁……………393

十五、黄芪愈疡饮治疗脾胃虚寒型消化性溃疡临证经验…398

十六、加味升降散治疗三叉神经痛经验…………………403

十七、缓肝理脾汤治疗多发性抽动症经验………………407

十八、升降散加味验案三则………………………………412

上篇

医学讲习录

第一讲　学中医需要有国学基础

国医大师裘沛然先生说过："医学是小道，文化是大道，大道通小道易通。"学习中医没有国学基础有如无根之木，亦不可能学懂弄通中医经典。中医药文化的内涵是以中国传统文化（国学）为母体来解读中医，包括对生命、健康、疾病、生死的价值观念、独特的认知思维方式、人文精神和医德伦理等。中医药文化是中国传统文化的重要组成部分，中医药文化与中医学术两者血脉相连、不可分割。我们要学习研究中医学术、中医经典，必须结合对文化母体（国学）的审视和剖析，才能真正领会中医学术的真谛。所以我认为掌握好母体文化、学习国学是学好中医的基础。

国学是中国传统文化的精髓，对中国政治、经济、军事、自然科学等各方面都影响极大，对于传承文明、增强民族凝聚力以及中华民族的复兴都起着重要作用。中国的国学思想，是中华民族共同的血脉和灵魂，是连接炎黄子孙的血脉之桥、心灵之桥。

一、"国学"释义

1."国学"一词的由来

"国学"一词,古已有之。《周礼·春官·乐师》载:"乐师掌国学之政,以教国子小舞。"孙诒让《周礼正义》云:"国学者,在国城中王宫左之小学也。"近代"国学"一说,产生于西学东渐、文化转型的历史时期。鸦片战争后,西学东渐成为社会潮流。一批学者担心传统文化衰微,提倡国学,有"救亡图存"及弘扬中国优秀传统文化之意。与此同时,戊戌变法失败,辛亥革命胜利果实为袁世凯窃取,一系列严酷的现实也迫使人们重新深入思考中国传统文化存在的问题,并以新的姿态审视数千年来固有的传统,"国学"热潮的兴起亦势成必然。

1901年,梁启超在《中国史叙论》中提到"国粹"一词。1902年秋,梁启超写信给黄遵宪提议创办《国学报》,使用了"国学"一名。几个月后,梁启超又撰《论中国学术思想变迁之大势》,多次提及"国学"。章太炎则于1906年9月在东京发起"国学讲习会",不久又在此基础上成立了国学振起社。五四时期,胡适提出:"中国的一切过去的文化历史,都是我们的'国故';研究这一切过去的历史文化的学问,就是'国故学',省称为国学。"

2.何谓"国学"

"国学",顾名思义,是中国之学、中华之学,又可称"国故",亦可称之为"一国之学术"。西方称"中国学""汉学"(Sinology)。国学是以儒学为主体的中华传统文化与学术。国学就是本土文化，是以儒学为主，兼有道学、佛学、兵家、先秦诸子百家、易学等内容的中国传统文化，是中国人的基本信仰和信念，是中国人的安身立命之道，是家传户诵之学。

孔子提出"仁爱"的思想，孟子提出"忠义"的主张，韩非子提出"权术和法治"的思想，墨子提出的"侠义"、庄子的"无为"、老子的"无为是为有所为"等理念，长期以来影响着中国的各个领域，特别是形成了中国人的思想内涵和文化根基。同时也奠定了几千年来中国传统文化的基础，形成它合理的内核。

二、国学的主体内容

1. 宗教文化

儒、道、佛。

2. 学术

国学学术包括经学与术艺两部分。

汉学注重辑补、校正、训诂，属考据学。宋学从经书大义入手，阐释微言大义。今文经学近于哲学，强调"经世致用"；古文经学近于史学，讲究考据。国学以学科分，应分为哲学、史学、宗教学、文学、礼俗学、考据学、伦理学、版本学等，其中以儒家哲学为主流；以思想分，应分为先秦诸子、儒道释三家等，儒家贯穿并主导中国思想史，其他列从属地位。根据《四库全书》分为经、史、子、集四部，但以经、子部为重，尤倾向于经部。儒家本来有六经——《诗经》《尚书》《仪礼》《周易》《春秋》《乐经》。在秦始皇"焚书坑儒"时，《乐经》被大火所焚，从此失传。到了东汉，在原有基础上加上《论语》《孝经》，成为七经；到了唐朝又加上《周礼》《礼记》《春秋公羊传》《春秋谷梁传》《尔雅》，成为十二经；到了宋朝又加上《孟子》，总共十三经。

术艺指中华六艺五术。六艺指礼、乐、射、御、书、数。礼、乐、射、御，称为"大艺"，是贵族从政必具之术，贵族子弟在太学阶段要深入学习；书与数称为"小艺"，是民生日用所需之术，是在古代"小学"阶段的必修课，乃"为生民立命"之术。五术指山（仙）、医、卜、命、相，以《易经》为依据，是人类为了追求幸福人生所形成的趋吉避凶方术，人们认为五术能了解人生目的及生命的意义，所以又被称作"为往圣继绝学""究天人之际"关系的学问。

三、儒、道、佛的基本内涵

儒家强调"入世""有为""现实"。所谓"入世"，就是表示儒家既不关注外在的自然探寻，也不关注向上的、向天国的追踪。在方向上，既不向外，也不向上，它就是进入现实社会。儒家创始人孔子有这两句名言：一是"未知生焉知死？"就是重视生命，不关注死亡以后的状态；二是"未能事人焉能事鬼？"人自己的事情还没治理好，搞这么多鬼事干吗？所以孔子说"务民之义，敬鬼神而远之"，这是儒家的"入世"情怀。儒家强调"有为"，就是强调个人对他人和社会的责任与使命，重视为社会和他人贡献。这种有为的精神，用"天行健，君子以自强不息；地势坤，君子以厚德载物"这两句话可以代表。自强不息，厚德载物，都是人积极有为的一种行为方式。这其中包含着"天人合一"的思维模式。重现实，就是关注生命，关注生命层次的提升，而不去玄思、探索神秘境界，这是儒家的一个非常重要的特点。可见，儒家是一种"入世""有为"和"现实"的学说。儒家强调"有为"，就是强调个人对他人和社会的责任与使命，重视为社会和他人贡献。

道家强调"超世""无为""超现实"。"道"分道教与道家。道教是一种宗教，而道家则是一种哲学。道教作为宗教，追求的是彼岸；而道家作为哲学则追求超越。"超世"用庄子的话讲又叫忘世、游世。"超世"与儒家的思想不同，它对现实的制度、社会的运作、人与人的交往采取一种批判态度——超越经验、超越常识、超越对立、超越区分，追求人道一体、天人合一的境界，"道法自然""天地与我并生，而万物与我合一"。"超世"与"无为"相联系。老子说："为学日益，为道日损，损之又损以至于无为。"即对知识、理性的东西，持超越的态度，无为而无不为。"因物之性，顺物之情"，即依顺事物的本性，依顺人的人性，依据本性和规律去办事——无为。故，道家讲的无为，是自然无为。所谓超现实，哲学上叫超越常识的经验，它的思想是对社会的批判。当我们读《老子》《庄子》就觉得醍醐灌顶，非常清凉，因为它追求的那种超越，是一种内心的浪漫、空灵、逍遥和自由。

佛家强调"出世""空无""非现实"。

佛教基本理念包括四谛与八苦、八正道。四谛，即苦、集、灭、道。八苦，即生苦、老苦、病苦、死苦、怨憎会苦、爱别离苦、求不得苦及五取蕴苦（色、受、想、行、识）。八正道，即正见解、正思想、正语言、正行为、正职业、正精进、正意念、正禅定。不懂佛家就不容易出世。佛家主张一种"空无"的观点，应该具有"非现实"的特点。但它不是完全否定、摒弃是非观。佛家讲的非现实性以及关于社会、人生的诸多痛苦和烦恼，其目的仍是为了人的解脱、超越和洗净。

总而言之，"儒"——治世。就是强调有为。孔子曰："知其不可为而为之。"他认为人活着就是要兢兢业业，"做点什么"。"道"——治身。终极追求为长生不老。老子主张"全真保性"，即保持人的原始状态——生下来怎样就怎样。"佛"——治心。佛家追求无欲状态，认为任何事物都只是一个幻象，得与不得都一样。

人要奉行现实主义与理想主义并存原则，做一个务实的理想主义者。在修身方面：一方面要入世，勤俭，奋斗，谨言，慎行，敢于制度创新；另一方面须超世，超越世俗，飘逸，隐退，低调，稳步发展，学会放弃，奈得住寂寞，所谓"天下几人能隐遁，汉家九鼎赖渔樵"，即要有博大、淡泊、超越的情怀。要有"有"与"无"的境界："有"中不忘"无"，才能把持得住，才能永续事业。大商谋予，小商谋取。"无"不是什么都没有的意思，而是一种很高的境界，所谓"有无相生""无为而无不为""天下万物生于有，有生于无"。

四、儒家传统与人生修养

仁："仁者，爱人"，即爱别人、帮助别人、体恤别人。"仁"还有"忠恕"的意思："忠"就是"己欲立而立人，己欲达而达人";"恕"就是"己所不欲，勿施于人"。"仁"还有"克己"的意思：一个人不能私心、欲望膨胀，不择手段。"仁"表现了儒家的人道主义和自律精神。

义:《礼记》曰:"义者，宜也。"即符合义理，行为恰当。"义"是道德要求，"利"是物质及精神需要。"君子爱财，取之有道"，就是要符合"义"。君主应当先义后利，见利思义，在不损害他人、社会和国家利益的前提下谋取正当的利益。对于不义之财，不可获取。

孔子说:"不义而富且贵，于我如浮云。"荀子曰:"先义而后利者荣，先利而后义者辱；荣者常通，辱者常穷；通者常制人，穷者常制于人。是荣辱之大分也。"孔子又说:"义以生利，利以平民。"即讲道义，实际上能够带来物质利益。日本近代企业之父涩泽荣一最早开办《论语》讲习所，推行《论语》主义，认为"算盘中有《论语》，《论语》中有算盘"，就是指讲道德、道义，能够树立良好的企业形象，从而为企业带来长远的利益。他主张:"谋利和重视仁义道德只有并行不悖，才能使国家健全发展，个人也才能各行其所，发财致富。"

礼：包括礼节礼貌、行为规范、文明准则、合同标准等。齐之以礼，实行礼治，就是要求人们文明待客、礼貌待人，遵守规范、准则和质量标准。实行礼，对于一个人的发展极其重要。日本住友公司的总理事小仓恒就说:"君君臣臣父父子子，是建立事业的头一个条件，也就是人人尽本分、尽职责。"

智：商祖白圭，战国魏国相，他提出商人的素质包括"智、勇、仁、强"。白圭反应迅速，"趋时若猛兽、鸷鸟之发"。《史记》描述白圭能"乐观时变，人弃我取，人取我与"，也就是要逆向操作、不与人趋，这些都是智慧的反映。

信：孔子认为，"人而无信，不知其可"，"民无信不立"，"子以四教：文、行、忠、信"。他要求"言忠信，行笃敬"，即要做到表里如一，言而有信，有诺必践，以诚待人。纵横家鬼谷子言："圣人之道阴，愚人之道阳……圣人谋之于阴，故曰神；成之于阳，故曰明。"

五、国学提出的三境界

国学大师南怀瑾先生曾感叹道："一个国家，一个民族重在文化的传承……最可怕的是一个国家和民族自己的根本文化亡掉了，这就会沦为万劫不复，永远不会翻身。"文化之于人，正如水之于鱼，一方水养一方鱼，无文化之国家，无文化之民族，无文化之人群，便如无水之鱼，无本之木，欲求成长发展永无可能。

人生三境界：看山是山，看水是水（本我）；看山不是山，看水不是水（超我）；看山还是山，看水还是水（无我）。人本是人，不必刻意去做人，世本是世，无需精心去处世，也许这就是"无我"的境界。一切归于平静！心中无我，傲视苍生。

学习三境界：王国维在其著作《人间词话》里谈到："古之成大事业，大学问者，必经过三种之境界。"昨夜西风凋碧树，独上高楼，望尽天涯路。此第一境也。衣带渐宽终不悔，为伊消得人憔悴。此第二境也。众里寻他千百度，蓦然回首，那人却在灯火阑珊处。此第三境也。

道教把人生分为三境界：天界、人界、地界。

佛家把人生分为三境界：欲界、色界、无色界。

当今中医的教育重于自身学术的教学，而忽视中国传统文化的教学，以致不能很好地掌握中医学的本源与内涵，我们必须努力补上这一课，学习中国传统文化，从传统文化的经典中汲取营养，领会中医学理论的真谛，形成中医学思维的方法，培养与造就高层次中医药人才。

第二讲 《黄帝内经》养生文化探述

　　《黄帝内经》成书于西汉中后期，包括《素问》和《灵枢》两部分，各9卷，共162篇。《黄帝内经》是我国现存医学文献中最早的一部经典著作，它集中反映了我国古代的医学成就，汲取和融会了古代哲学及自然科学的成就，从宏观角度论述了天、地、人之间的相互联系，讨论和分析了医学科学最基本的课题——生命活动规律，并创立了相应的理论体系和防治疾病原则与技术。此书被后世称为中医学奠基之作，中医治病之法书，中医养生之宝典。

　　《黄帝内经》的养生思想和理论从战国时期发展至今，一直是主流中医养生学者付诸实践的重要理论依据，它是中华民族智慧的结晶和文化瑰宝，它对民族繁荣发展卓有贡献，它的科学性和实用性决定了其顽强的生命力，被历代医家所敬仰，甚至为现代医学家和科学家所认同和研究。

一、《黄帝内经》关于生命、健康、长寿、疾病 及其防治的基本理念

1. 关于生命

生命源于自然界阴阳二气相合。《内经》告诉我们：生命来源于自然。《素问·宝命全形论》说："人生于地，命悬于天，天地合气，命之曰人。"生命是天地阴阳二气相合的结果，是天地演化的产物。这摆脱了上帝创造人类的说法。人类是迄今为止宇宙间一切生命现象的最高存在形式。《素问·宝命全形论》说："天覆地载，万物悉备，莫贵于人。"

生命的孕育是男女两精相结合的产物。《灵枢·决气》说："两精相搏谓之神。"即男女相交，阴阳精气相互结合，才有了胚胎，有了新生命的孕育乃至诞生。精气是构成人体的根本，《灵枢·经脉》说："人始生，先成精，精成而脑髓生，骨为干，脉为营，筋为刚，肉为墙，皮肤坚而毛发长。"

精气神是生命的基本要素。《灵枢·本藏》说："人之血气精神者，所以奉生而周于性命者也。""气"是构成自然界万物（包括人体）的基本物质；"精"是"气之精专者也"，是人体中精、血、津、液等精华物质的统称；"神"是人体生命机能活动的总括。精和气是维护生命活动的基本物质，神是生命活动的外在表现。

生长壮老已是生命活动的基本规律。《素问·上古天真论》言："女子七岁肾气盛，齿更发长。二七天癸至，任脉通，太冲脉盛，月事以时下，故有子。三七肾气平均，故真牙生而长极。

四七筋骨坚，发长极，身体盛壮。五七阳明脉衰，面始焦，发始堕。六七三阳脉衰于上，面皆焦，发始白。七七任脉虚，太冲脉衰少，天癸竭，地道不通，故形坏而无子也。丈夫八岁，肾气实，发长齿更。二八肾气盛，天癸至，精气溢泻，阴阳和，故能有子。三八肾气平均，筋骨劲强，故真牙生而长极。四八筋骨隆盛，肌肉满壮。五八肾气衰，发堕齿槁。六八阳气衰竭于上，面焦，发鬓颁白。七八肝气衰，筋不能动。八八天癸竭，精少，肾脏衰，则齿发去。肾者主水，受五脏六腑之精而藏之，故五脏盛，乃能泻。今五脏皆衰，筋骨解堕，天癸尽矣，故发鬓白，身体重，行不正，而无子耳。"这是古人长期生活、医疗实践观察总结的结果，是生命活动的基本规律，其中肾气的盛衰直接关系到人体生长、发育、衰老和生殖能力。

2. 健康概念的解读

《灵枢·本藏》指出："是故血和则经脉流行，营复阴阳，筋骨劲强，关节清利矣。卫气和则分肉解利，皮肤调柔，腠理致密矣。志意和则精神专直，魂魄不散，悔怒不起，五脏不受邪矣。寒温和则六腑化谷，风痹不作，经脉通利，肢节得安矣。此人之常平也。""此人之常平也"，即指健康无病之人。何为健康？经文提出了一个"和"字，即"血和""卫气和""志意和""寒温和"。"血和""卫气和"——气血运行和畅，人体功能活动正常。"志意和"——人的精神活动正常。"寒温和"——人能适应外界的环境。

据此，我们可以认为健康的本质是和谐，就是人与自然、身与心、气与血的一种和谐状态。正如阿尔克迈翁所说："健康就是一种和谐状态，是一些成对的相反因素之间的平衡，而疾病只不过是和谐遭到破坏的表现。"

正所谓"阴平阳秘，精神乃治"。这与 WHO 提出的健康观完全一致，具异曲同工之妙："健康不仅仅是没有疾病或不虚弱，而是身体的、精神的健康和社会适应的完好状态。"

不过《内经》关于"和"的涵义及其文化价值更加深刻，先哲认为"和为贵""和实生物"，"和"是宇宙万物生化运行的根本状态和最佳状态。西方哲学家罗素说："中国至高无上的伦理品质中的一些东西，现代世界极其需要，这些品质中，我认为'和'是第一位的。"

3. 长寿的秘诀

《素问·上古天真论》云："帝曰：有其年已老而有子者何也？岐伯曰：此其天寿过度，气脉常通，而肾气有余也。"

原文阐述了年已老（男子 64 岁、女子 49 岁以上）尚有生殖能力的原因。我们从中可以悟出健康长寿的原因是：天寿过度——先天长寿基因；气血常通——气血流动畅通；肾气有余——人体精气旺盛。

"夫精者，身之本也。"精是构成人体和维持生命活动最根本的物质，肾所藏的精气主持人体生长、发育、生殖、衰老的一系列生理变化，人之生死寿夭莫不关于此。《内经》非常强调节欲以保肾精，若"以酒为浆，以妄为常，醉以入房，以欲竭其精，以耗散其真，不知持满，不时御神，务快其心，逆于生乐，起居无节，故半百而衰也"。

气血是维持人体生命活动的基本物质，气血循经脉运行，布散于全身脏腑组织器官，以营养全身，从而维持生命的健康。正如《内经》所载"疏其气血，令其条达，而致和平"的理论。

4. 疾病发生的主要因素

"生病起于过用"是《内经》关于疾病发生原因的高度概括。语出《素问·经脉别论》："春夏秋冬，四时阴阳，生病起于过用，此为常也。"疾病的发生，缘于"过用"。所谓"过用"，即超越了生理常度，既指天地自然的"过用"，亦指人体自身的"过用"，两者都是导致疾病发生的基本原因。

天地自然的"过用"：自然界随四时的变化而产生风、寒、暑、湿、燥、火六种气象因素和气候类型，在正常情况下，称为"六气"。倘若这六种气象发生强烈变化而失去常度（过用），超出人体的适应能力，则成为致病因素而称之为"六淫"。

人体自身生命活动的"过用"：饮食、劳逸、七情、房事都要适度，一旦超过这个"度"，就会引起脏腑、经络、阴阳、气血的异常变化，伤害人体精气、形神而成为致病因素。

情志过用：七情过激则可引起脏腑气机逆乱，气血运行失常，精神失守而致生多种疾病。《素问·举痛论》云："余知百病生于气也。怒则气上，喜则气缓，悲则气消，恐则气下，惊则气乱，劳则气耗，思则气结。"

饮食过用：五味既是养生之本，过度偏嗜却是致病之由。《素问·生气通天论》云："阴之所生，本在五味；阴之五官，伤在五味。"《素问·痹论》言："饮食自倍，肠胃乃伤。"《素问·阴阳应象大论》谓："水谷之寒热，感则害人六腑。"《素问·生气通天论》更有"膏粱之变，足生大丁"之训。

　　劳逸、房事过用：劳逸、房事在适度的范围内有益于健康，但若过度则又成为影响健康，致生疾病的因素。《素问·宣明五气篇》谓："久视伤血，久卧伤气，久坐伤肉，久立伤骨，久行伤筋。"可见过劳、过逸均能伤害人体。至于房事，则以适度为宜，《灵枢·本神》指出："节阴阳而调刚柔。"适当有节制的房事可以调节阴阳平衡而有益健康，过度则为害。《素问·上古天真论》指出"以妄为常，醉以入房，以欲竭其精，以耗散其真"，是"早衰之节"。

　　医药过用：《内经》谆谆告诫医者临床遣方用药、针刺等治疗的施用，亦应该适度，勿使之"过用"伤人。补偏救弊，更宜做到不忘顾护脏腑阴阳气血的平衡，提出"谨察阴阳所在而调之，以平为期""疏其气血，令其条达，而致和平"。即使是"大积大聚"可攻之邪，也宜"衰其大半而止"，勿使过之而遗后患。《素问·五常政大论》指出："大毒治病，十去其六；常毒治病，十去其七；小毒治病，十去其八；无毒治病，十去其九；谷肉果菜，食养尽之。"其原则在于"无使过之，伤其正也"。反观现代临床过度治疗、过度用药之象屡见不鲜，如抗生素的应用，虽功不可没，但滥用致害所造成的后果亦是触目惊心。

5. 防治原则——不治已病治未病

　　《素问·四气调神大论》云："是故圣人不治已病，治未病，不治已乱，治未乱，此之谓也。夫病已成而后药之，乱已成而后治之，譬犹渴而穿井，斗而铸锥，不亦晚乎？""治未病"本义指无病时养生、防病于先，即未病先防之意是中医养生学说建立的理论基础。"上工治未病"，就是提出高明的医生要治病于先。

后世又扩充其义，包括未病先防、既病防传、病后防复等。同时提出"医患相得""和谐一致"是养生与治病的先决条件，"病为本，工为标，标本不得，邪气不服"，"拘于鬼神者，不可与言至德；恶于针石者，不可与言至巧。病不许治者，病必不治，治之无功也"。

二、《黄帝内经》养生的基本原则

1. 基于"体质差异"的辨体养生

为什么有的人弱不禁风，有的人虽数九寒天仍单衣薄衫；为什么有的人喝酒后面红目赤，有的人脸色发白。无数事实告诉我们，这些现象的背后，体质起到了决定性的作用，了解和掌握自身的体质是养生的关键。《灵枢》在不同篇中指出：人之始生，以母为基，以父为楯；人之有生，有刚有柔，有弱有强，有短有长，有阴有阳；筋骨之强弱，肌肉之坚脆，皮肤之厚薄，腠理之疏密各不同。

王琦教授指出："体质是指人体生命过程中，在先天禀赋和后天获得的基础上所形成的形体结构、生理功能和心理状态方面综合的、相对稳定的固有特质，是人类在生长、发育过程中所形成的与自然、社会环境相适应的人体个性特征。"

所以人体体质形成很大程度上是由遗传决定的，具有相对的稳定性；但体质又是可以调整改变的，它与自然环境、精神心理、饮食营养、运动锻炼等诸多因素有关。2012 年 4 月国家正式发布了《中医体质分类与判定》标准，将体质分为平和质、气虚质、阳虚质、阴虚质、痰湿质、湿热质、血瘀质、气郁质、特禀质九个类型，为中医养生、治疗提供了指南。

2. 基于"天人合一"的顺时养生

《内经》把人与自然看作是一个不可分割的统一整体，人的生命现象是自然现象的一部分，人与自然息息相通。人必须依赖大自然而生存："人以天地之气生，四时之法成……天食人以五气，地食人以五味，五气入鼻，藏于心肺，上使五色修明，声音能彰。五味入口，藏于肠胃，味有所藏，以养五气，气和而生，津液相成，神乃自生。"人体要保持健康，必须维持人与自然的协调统一，这是《内经》的养生准则。

3. 基于"形神合一"的形神兼养

形指形体，包括脏腑、经络、五官九窍、皮肉筋骨、精血津液等。广义的神，指人体的生命功能活动及其外在表现；狭义的神，指精神情志活动。形与神是既对立又统一的概念。神本于形而生，《灵枢·本神》说："故生之来谓之精，两精相搏谓之神。"《灵枢·决气》说："故神者，水谷之精气也。"形为神之宅，神乃形之主，两者相互依附，相互统一，这是健康的象征，"形与神俱，可以尽终其天年"。形神养生的原则是形宜动，神宜静。形动，旨在流通气血，原则是"动而中节""形劳而不倦"；神静，关键是"恬淡虚无，精神内守"。

三、《黄帝内经》养生理论的主要内容与方法

《素问·上古天真论》提出："上古之人，其知道者，法于阴阳，和于术数，饮食有节，起居有常，不妄作劳，故能形与神俱，而尽终其天年，度百岁乃去。"

《灵枢·本神》亦云:"故智者之养生也,必顺四时而适寒温,和喜怒而安居处,节阴阳而调刚柔。如是,则僻邪不至,长生久视。""女七男八"等论述告诉我们,生命是一个定数,受制于天数,能"尽终天年",根基和关键在于"合于道",把养生作为生活之道,而懂得养生的人是智者。

1. 法于阴阳,顺应自然

自然界是人类生命的源泉,人类赖大自然而生存,并受自然界的变化而制约。故《内经》养生首重顺应自然,强调"阴阳四时者,万物之终始也,死生之本也",能够顺应四时阴阳消长变化的规律,是谓"得道"。四时气候有春温、夏热、秋凉、冬寒之变,生化有"发陈""蕃秀""容平""闭藏"之别,人体也应该有"养生""养长""养收""养藏"之道。具体措施是:春季宜"夜卧早起,广步于庭……以使志生";夏季宜"夜卧早起,无厌于日……使志无怒";秋季宜"早卧早起,与鸡俱兴……使志安宁";冬季宜"早卧晚起,必待日光……使志若伏若匿"。其基本精神是从生活起居到精神情绪皆保持与四季生、长、收、藏的生化规律相适应,即"顺四时而适寒温"。

《内经》还提出了"春夏养阳,秋冬养阴"的养生方法。春夏二季,自然界阳气旺盛,而人体的阳气亦盛于外而虚于内,故应保养体内阳气,不使宣泄太过,否则就会使阳气虚损而变生疾病;秋冬二季,自然界气候寒冷,阴气旺盛,人体阴气外盛而内虚,故秋冬养阴而不伤精,以适应来春生气的宣发作用。昼夜之中也有阴阳消长之变,《灵枢》将一日分为四时,朝则为春,日中为夏,日入为秋,夜半为冬。养生也要根据昼夜阴阳的消长规律，来调节起居作息，白天阳气主事之时人要劳作，夜间阴气用事之时人要休息。如果违反了阴阳消长规律，就会给人体造成伤害。

《内经》还认识到地理环境与人体生理活动有一定关系。《素问·异法方宜论》认为东南西北四方，地势有卑高之殊，人民饮食习俗皆不相同。故凡养生亦当顺应地土方宜，要"美其食，任其服，乐其俗"，适应民风民俗，才能维持健康。否则，"水土不服"，也会影响健康。

2. 饮食有节，谨和五味

饮食是人体营养物质的主要来源，是保持机体健康的一大要素。首先应"谨和五味，食宜清淡"。《内经》非常重视多样化饮食，极力反对偏食、偏嗜五味，主张人体生命必须以"五谷为养，五果为助，五畜为益，五菜为充，气味合而服之，以补益精气"。饮食五味对五脏具有滋养作用，但如果过于偏嗜某一味，就会造成五味失衡，营养失调，而对身体产生危害。所以，在日常饮食以及饮食养生中，五味调和是最基本的法则。故《素问·生气通天论》一再强调指出："是故谨和五味，骨正筋柔，气血以流，腠理以密。如是则骨气以精，谨道如法，长有天命。"现代饮食强调以清淡为主，倡导"三少一多"，即少脂、少盐、少糖、多素。

其次要"定时定量，寒温适中"。《内经》极力主张饮食应当适量，反对暴饮暴食，特别是膏粱厚味，指出"饮食自倍，肠胃乃伤""膏粱之变，足生大丁"。消渴等病是"肥美之所发也"，"肥者令人内热，甘者令人中满"。反对饮食过量或不足。饮食的温度，也要做到寒温适中，正如《灵枢·师传》所说："食饮者，热无灼灼，寒无沧沧，寒温适中，故气将持，乃不至邪僻也。"

3. 调畅情志，形神和谐

《内经》非常重视人的精神情志活动与身体健康的关系。健康的情志活动，有助于五脏六腑功能的协调；过度的情绪刺激，可以致人于病。因此，如何调畅情志，保持精神健康，是养生防病的重要一环。

四气调神：《内经》认为，人体的精神情志变化应与四时之气保持一致，才能有益于健康。《素问·四气调神大论》指出：春季应当晚睡早起，运动肢体，舒缓形体，使神志萌生、舒展，以应生发之气；夏季应当晚睡早起，增加运动，使神志充沛而旺盛于外，以应盛长之气；秋季应当早睡晚起，适当运动，促进精神内敛，情志安宁，以应收敛之气；冬季应当早睡晚起，减少运动，避寒就温，使神志内藏而不外露，以应闭藏之气。

恬惔虚无：《内经》承袭老庄"清静无为"的思想，在《素问·上古天真论》中指出："恬惔虚无，真气从之，精神内守，病安从来。"要求人们调和情绪，排除私心杂念，保持心态的安闲清静，不患得患失，不贪求妄想，这样精气神能够守持于内而不散失，抗病能力加强，因而健康无病。推崇"志闲而少欲，心安而不惧""美其食，任其服，乐其俗，高下不相慕"。主张"以恬愉为务，以自得为功"，安静乐观能使人神气调，气血畅，生机旺盛，身心自然安康。"喜则气和志达，营卫通利"。精神内守与"独立守神"是古代进行精神修炼的专门功夫，其要领是入静、守意、神不外驰，通过颐养意志，影响生理功能，充实元气，防病缓老。

调和七情：精神活动是由五脏所生，又能反作用于五脏，影响生理活动，所以情志调和一般是不会导致疾病的，只有七情太过时，才会影响健康，或导致疾病。《素问·举痛论》云："余知百病生于气也，怒则气上，喜则气缓，悲则气消，恐则气下，惊则气乱，思则气结。"说明大怒则伤肝，可导致肝气上逆；过喜则伤心，可导致心气涣散；大悲则伤肺，可导致肺气耗散；大恐则伤肾，可导致肾气下陷；大惊则伤心，可导致心气散乱；过思则伤心脾，可导致心脾之气郁结。

因此，注意对情志进行调节与疏导，及时排除怒、忧、悲、恐、惊、思等不良的情感刺激，保持心情舒畅，心理健康，是养生保健、延年益寿的重要法则。

4. 起居有常，不妄作劳

这是《内经》提出的又一养生法则。意思是说生活作息要有规律，劳作要有限度。起居有常，强调在作息时间上一定要有规律，定时作息。《素问·生气通天论》云："故阳气者，一日而主外，平旦人气生，日中阳气隆，日西而阳气已虚，气门乃闭。是故暮而收拒，无扰筋骨，无见雾露，反此三时，形乃困薄。"说明人的作息规律是随阳气的盛衰而昼作夜息。如果作息时间与此相违背，就会影响阳气在一日中的生长收藏规律而损害人体健康，"逆于生乐，起居无节，故半百而衰也"。其次《内经》还强调一年的作息也要符合四时的生长收藏规律。

不妄作劳是说劳作要有一定的限度，既不过劳，也不过逸，要做到劳而不倦，过劳对人体的损害是多方面的，它往往是疾病发生的重要原因。《素问·经脉别论》说:"故春秋冬夏,四时阴阳,生病起于过用,此为常也。"《素问·举痛论》说:"劳则气耗。"《素问·宣明五气》还说:"久视伤血,久卧伤气,久坐伤肉,久立伤骨,久行伤筋。"说明过劳能损伤人体精气,尤其是耗伤五脏之气。不妄作劳还提示房劳不要过度,主张节欲葆精。《灵枢·本神》指出:"智者之养生也……节阴阳而调刚柔,如是则邪僻不至,长生久视。"这里的"节阴阳而调刚柔",即指节制房事,调和阴阳而言。肾藏精,为先天之本,节制房事,就可避免对肾精的耗损,体现了《内经》对先天之本的高度重视。相反,"若入房过度……则伤肾",甚至"醉以入房,以欲竭其精,以耗散其真,不知持满",则是"半百而衰"的根本原因之一。

不仅过劳有害健康,过逸对健康同样不利。《素问·宣明五气》云:"久卧伤气,久坐伤肉。"可见久卧、久坐之类的过逸会导致气血郁滞,使生命力减弱。晋代葛洪在《抱朴子》强调:"坐不至久,卧不及疲。"说明人要保持动与静的适度与平衡,才能有益健康。故《养性延命录》说:"能动能静,所以长生……能中和者,必久寿也。"

四、养生的启迪

《内经》是我国第一部养生宝典,全书始终把预防疾病、维护健康长寿放在首位,成为中医学术的一大特色。未来医学的发展趋势将从以疾病为主要研究对象逐步转化为以人类健康为研究对象。一部《内经》不仅对人体生命活动规律作了科学的阐释,更重要的是对如何保护生命、维护健康作了精辟的论述。《内经》

关于养生的重要性、早衰的原因、养生的原则、养生的方法等论述对今天的预防医学、康复医学、老年医学等学科的研究具有深刻的启迪作用。

第三讲　着眼于机体之"应"是辨证论治的核心

辨证论治是中医学的精华，几千年来一直指导着中医临床实践。辨证论治不同于辨病论治，它是在整体观念指导下，主要着眼于机体的反应性，即生命之"应"。以研究人的整体为基点，将人看成是活的整体，有功能的整体，动态变化的整体，而不囿于病因及局部组织的病理变化。

中医学认为疾病之产生，虽然病因各不相同，但都是通过激发人体内部矛盾的变化，从而使阴阳失却相对平衡而表现出来，而论治则是以辅助手段，借助机体的调节功能使之纠正阴阳失调的状态，以求恢复正常，这种以机体反应性为出发点的辨证论治思想，早在《内经》中就已形成，通过历代医家的补充发展，已成为中医独特的理论体系。本文拟从中医对机体反应性的认识角度出发，借以探讨辨证论治的内涵。

一、机体的自我调节是维持健康的保证

所谓机体反应性，即指机体对刺激和生物作用应答反应的一切特性的总和。随着信息论、控制论、系统论、免疫学、基因

组学等边缘科学的日益发展，人们通过大量特定信息的输入（如针刺、气功、微波热效应等），以激发机体的自我组织、自我复制与自我矫正的潜在能力，达到了临床治疗的目的，从而进一步认识到有机生命体内有一个尚未被发现的巨大潜在能力系统，即机体反应系统（包括自稳调节机能）。中医学从朴素的唯物辩证法出发，运用阴阳五行学说对机体反应性有了深刻的认识。人体为一个有机的整体，以五脏为主体，通过经络的沟通、气血的畅达、脏腑的联系，构成局部与整体统一的功能活动系统。它不但维持体内阴阳相对平衡状态，保证人的生命活动和思维活动的健康发展，而且还调节着人体适应自然和改造自然的能力。人自出生后就生活在自然界，外界中各种微妙的运动变化都间接或直接地影响着人体，如一年四季春温、夏热、秋凉、冬寒气候变化，为适应它，人亦有目的地改变生理机能。《灵枢·五癃津液别》云："天暑衣厚则腠理开，故汗出……天寒则腠理闭，气湿不行，水下留于膀胱，则为溺。"而一日中的昼夜晨昏变化亦不例外，《素问·生气通天论》指出："故阳气者，一日而主外，平旦人气生，日中阳气隆，日西而阳气已虚，气门乃闭。"人体的这种对内调节及对外适应功能的活动，从而维持了"阴阳匀平""九候若一"的健康状态。当然这种"阴阳匀平"的状态并不是静止的绝对平衡，而是在不断地自我更新、自我调节，即所谓"动极者镇之以静，阴亢者胜之以阳"的相互斗争中而达到的相对动态平衡。《内经》将它称之为"权衡以平"。

二、病因与机体反应性

《矛盾论》指出："事物发展的根本原因，不是在事物的外部而是在事物的内部，在于事物内部的矛盾性。"因而归结为"外因是变化的条件，内因是变化的根据"。中医学对于病因学说的论述，是符合这一哲学观点的。虽然张仲景及陈无择将病因分为三类，但这只是对外部致病因素的划分，而真正的内因还决定于人体内部矛盾即机体反应性。对此《内经》早垂明训，认为人生活在自热界中，外界致病因子无时无刻不在侵袭着人体，但是能否产生疾病，在很大程度上却决定于机体的反应状态。《灵枢·论勇》指出："有人于此，并行并列，其年之少长等也，衣之厚薄均也，猝然遇烈风暴雨，或病或不病，或皆病，或皆不病，其故何也？"回答是，"皮薄肉弱则病，皮厚肉坚则不病"，这种思想贯穿于整个病因学说之中。

在外感疾病中，中医学将机体抗病反应能力谓之"正气"，而把能危害人体造成疾病产生的外部条件谓之"邪气"（六淫之邪），一般情况下，疾病的产生总是内因（正气）起决定性作用，《素问·评热病论》谓："邪之所凑，其气必虚。"朱丹溪亦云："夫邪之客必因正气之虚，然邪得而客之。苟正气实，邪无自入之理。"《素问·百病始生》进一步指出："风雨寒暑不得虚，邪不能独伤人。猝然逢疾风暴雨而不病者，盖无虚，故邪不能独伤人。此必因虚邪之风，与其身形，两虚相得，乃客其形。"即单纯的六淫之邪不足以引起疾病，外界的各种致病因子，只有通过机体内部因素（如正气虚弱）才能产生贼害作用。

在内伤疾病中，亦同样可以体现出来。首先，中医学认为，机体内部存在着许多矛盾，这些矛盾必须协调统一，保持阴阳的动态平衡，才能维持正常的生理功能，即所谓的"阴平阳秘，精神乃治"。若整个机体或机体某一部分的平衡状态遭到破坏，机体内部的调节机能就不能发挥应有的调节作用，不但对外环境的适应能力降低，导致六淫之邪外侵，而且由于本身阴阳失调，亦常产生自身疾病。其次，如七情内伤中，机体的反应性同样亦起决定性作用。《医宗金鉴》在解释《内经》九气为病时指出："凡此九气丛生之病，壮者得之，气行而愈，弱者得之，发为病也。"

由于机体反应的差异性，对各种致病因子的反应往往各不相同，而某种机体反应状态亦往往容易感受某种相应的病邪，即所谓易感性。清代吴德汉在《医理辑要》中阐述颇详，今录以说明之，其云："要知易风为病者，表气素虚；易寒为病者，阳气素虚；易热为病者，阴气素衰；易伤食者，脾胃必亏；易劳伤者，中气必损。"

当然，在疾病发生问题上，中医学并不排除外因所起的作用。《素问·阴阳应象大论》指出："故天之邪气，感则害人五脏；水谷之寒热，感则害于六腑；地之湿气，感则害皮肉经脉。"强调没有邪气，不会致病，且在特殊情况下，外邪还可起到决定性作用，如急性传染病及金刃外伤、虫兽咬伤等。《素问·刺法论》说："五疫之至，皆相染易，无问大小，病状相似。"但也注意到即使遇着这种疫病之气，亦不尽人皆病。吴又可曾举例以说明之："昔有三人，冒雾早行，空腹者死，饮酒者病，饱食者不病，疫邪所着，又何异耶！"可见，触之即病的疫邪，病与不病的关键还在于机体内部的反应状态，只要正气内存，避其毒气，亦可不发生疾病。

综上所述，对于中医的病因学说，我们可以得出一个清楚的概念，外因——包括一切致病因子（六淫、七情、饮食劳倦、金刃虫毒所伤），内因——即是机体抗病反应性，疾病的产生，内因是根本的，起决定性的作用，而外因是不可缺少的致病条件。

三、机体反应性决定疾病的性质及转归

中医学在发病学上，既重视机体反应性在疾病发生上的重要作用，而且也强调疾病的性质、发展及转归同样与患者的机体反应状态有着不可分割的联系。我们可以看到，相同邪气致病由于作用在不同的人身上，其疾病性质与演变趋势也就随之而异。而不同的邪气当侵犯不同的人体时，又可出现相同的病变。这就是说疾病的性质、演变及转归，主要取决于机体内部的反应性，即阴阳矛盾变化及邪正斗争的状态。章虚谷云："六气之邪有阴阳不同，其伤人也，又随人身之阴阳强弱变化而为病。"吴又可在《温疫论》中又具体以酒醉时的各种不同状态来形象地说明机体的反应性与疾病发展变化的关系。在外感疾病中，"邪气因人而化"的观点历来受到重视。《医宗金鉴》说："人感受邪气虽一，因其形藏不同，或从寒化，或从热化，或从虚化，或从实化，故多端不齐也。"庞安时在《伤寒总病论》中也指出："凡人禀气各有盛衰，宿病各有寒热，因伤寒蒸起宿疾，更不在感异气而变者，假令素有寒者，多变阳虚阴盛之疾，或变阴毒也；素有热者，多变阳盛阴虚之疾，或变阳毒也。"说明疾病寒热虚实的变

化是以机体反应状态为基础的。这还可以在外感疾病的证型及病邪传变规律中得以佐证。从张仲景的六经传变规律及分证来看，一般总以先表后里，由浅入深，由实转虚，先三阳后三阴，但亦常因个体差异发生各种异乎寻常的变化，出现并病、合病、直中等。如邪陷三阴，乃因人体阳气虚弱，机体调节功能低下，不足以抵抗外邪入侵，以至病邪长驱直入，形成虚寒之证。就是在同一经中，如太阳病，同感风寒之邪，但由于患病者表气之虚实，腠理之疏密差异，又可出现"太阳伤寒"及"太阳中风"的不同。所以《医宗金鉴》云："六经为病尽伤寒，气同病异岂期然。推其形藏原非一，因从类化故多端。"温病学亦并不例外，不再多述。

至于内伤为病，如七情本乃人之生理现象，由于个人禀质不同，性格各异，正常人的情志活动亦迥别。有的人多怒，有的人忧愁，此显而易见。而过激的情志刺激则往往引起疾病，但这种刺激的原始病因亦只存在于得病之初，在病理过程中则主要表现为机体本身的阴阳失调和升降失常。总之，由于机体禀赋不同，肌肉有坚脆，皮肤有厚薄，腠理有疏密，脏腑有强弱，性格有差异，从而使不同的机体对病邪的反应各不相同，故病邪作用于人体后随机体的反应出现化风、化热、化寒等不同的性质变化，及顺传、逆传、直中等不同的转归。

四、机体反应性与辨证

上面可以得出疾病的发生、发展、性质及转归主要取决于机体反应状态。而疾病的各种变化只有通过辨证才能得以认识，只有辨证准，才能理法明，方药对，疗效高。所以"证"就成为辨证论治的核心，它充分反映了中医学诊断和防治疾病的基本规律，目前对"证"的研究与认识日益加深，我认为"证"就是从整体观念出发，对患病机体当时所出现的各个症状和体征，按照八纲、脏腑、六经、营卫、三焦等辨证手段进行分析综合，归纳后给当时机体对疾病反应状态所作的一个综合性评定。由此可见，不同的"证"主要反映了不同的机体反应性特征，是机体受致病因子作用后各种自稳调节机制失灵的综合表现，机体在疾病过程中所发生的生理病理变化是中医产生"证"的客观物质基础。所以反过来说，正是由于患者机体不同的反应状态才产生了不同的"证"。小儿患者由于生理上为稚阴稚阳之体，且脏腑娇嫩，因此反映在疾病上，是忽虚忽实，忽寒忽热，肺脾肾常显不足。而老年之人，机体功能衰退，调节反应低下，故易见肾亏及慢性疾病。而一般人群中由于性格、体质、习惯、生活等的区别，各自对疾病的反应亦不一致，对此《内经》从许多角度论述了体质类型并作了划分，国医大师王琦提出的体质九分法，足供参考。清末浙北名医张子久亦曾作了概括："体质丰腴，肌肤柔白，阳虚禀质显然。形瘦尖长，皮色憔悴，阴虚木火无疑。年逾弱冠，素质清癯，本非松柏贞古之姿。瘦怯之体，阴分固虚，阴虚火旺，固其常也。体质魁梧，似属阳虚，素嗜茶酒，必有内湿，湿痰偏多，阳分无有不亏也。"结合历代医家经验，我们可以从体态、色泽、形神、舌脉辨识性格类型、生活习惯等，分析判断机体的不同反应性，则对"证"的辨识更为确切。

五、机体反应性和治疗

人体是一个超稳定的自调态系统，具有高度的自我组织、自我修复及自我矫正的潜在能力。它能对抗和排除各种致病因子的侵袭，中医学对此早有认识，在治疗上非常重视机体的反应状态。《灵枢·通天》说："古之善用针艾者，视人五态乃治之。"《素问·三部九候论》亦云："必先度其形之肥瘦，以调气之虚实，实则泻之，虚则补之……无问其病，以平为期。"后世医家在此基础上阐发者益众，朱丹溪在《格致余论》中说："凡人之形，长不及短，大不及小，肥不及瘦；人之色白不及黑，嫩不及苍，薄不及厚；而况肥人湿多，瘦人火多；白者肺气虚，黑者肾气足，形色既殊，脏腑亦异，外证虽同，治法迥别也。"张景岳亦云："凡欲治病者，必以形体为先。"概而论之，由于机体反应状态不同，寒热虚实各异，所以治病必以人为先，明确辨识各机体不同反应状态，充分发挥机体自身调节功能，才能做到真正治疗疾病。现从以下几个方面加以阐发。

1. 扶正祛邪和调整阴阳

扶正祛邪和调整阴阳是中医治病的两大原则，是为解决疾病过程中邪正斗争及阴阳失调两大关键性矛盾所设。一般而言，调节阴阳为中医治病的最根本原则，亦即总纲领，故《内经》中已予高度重视，尚谓："谨察阴阳所在而调之，以平为期……调其阴阳，以别柔刚，阳病治阴，阴病治阳。"其主要目的，在于借药物的偏性及其他疗法，以激发机体自身的调整作用，解决内部激化的矛盾，纠正阴阳的偏盛偏衰，使之达到"权衡以平"的康复状态。而扶正祛邪则是以解决有致病因子作用下所引起的疾病问题为主，扶正即扶助正气，调动体内一切积极因素，增加机体抗病调节效应，从而战胜病邪；祛邪则是以药物针灸等祛除病邪，以期保存正气，达到康复。中医的祛邪，很有特色，它不但注重机体的反应性、耐受性，如《素问·五常政大论》指出："大毒治病，十去其六；常毒治病，十去其七；小毒治病，十去其八，无毒治病，十去其九，谷肉果菜，食尽养之，无使过之，伤其正也。"《伤寒论》中亦多有论之。而且，现代药理研究证明，中医的祛邪亦是通过激发机体本身的抗病能力而实现的。以外感疾病为例，《素问·阴阳应象大论》说："其有邪者，渍形以为汗；其在皮者，汗而发之。"这种解表法，仲景引而用之，治伤寒立麻、桂二汤，从药理看，这类药物对致病菌并无直接灭杀或抑制作用。，而是通过机体提高免疫功能而达到抗感染的目的。所以，所谓"邪从汗出"并不意味着病邪由此而被驱出体外，而是通过帮助机体恢复和加强正常的调节，来战胜病邪的。当然，上面所说的无论是扶正与祛邪，还是扶正祛邪与调节阴阳，二者又是相辅相成的。调整阴阳，解决机体内部矛盾，增强机体的抗病能力，从而战胜病邪；而祛除病邪，保存正气，尽快结束邪正斗争的局面，亦有助于阴阳的平衡。

2. 治病求本

中医治病历来反对头痛治头，脚痛医脚，只重局部，忽视整体的医疗方法，非常强调治病必须求得其本而后调之。由于疾病的表现都是通过机体反映出来，所以，从某种意义上说，中医的"本"主要是探求机体的反应状态，张景岳云："当识因人因证之辨。盖人者，本也，证者，表也。证随人见，成败所由。故当以人为先，因证次之。"但各种人体的反应性各不相同，从而导致了治病求本的复杂性。对此，历代医家从临床实践中总结出了一些经验，强调"形气不同，处方施治各异"。《素问·三部九候论》说："必先度其形之肥瘦。"开辨证论治先河之《伤寒论》，则更为重视，如指出淋家、疮家、汗家、亡血家都不可发汗，乃是因这些患者机体阴血为病所耗，无以为汗之资，即使外感亦当立它法以治之，诸如调和营卫、解肌、补虚祛邪等。清代叶天士论治疾病亦非常重视机体反应状态，这不但在医案中屡见不鲜，且在《温热论》中明确指出："吾吴湿邪害人最广，如面色白者，须要顾其阳气……面色苍者，须要顾其津液……在阳旺之躯，胃湿恒多；在阴盛之体，脾湿亦不少。"在临床上我们不难发现，不但老少、男女机体反应各有特点，就是在同一类人中亦有差异，诸如瘦人多火、肥人多湿等。而目前临床上有些人不顾机体的反应状态，热衷于西医诊断的病在中医中寻找特效药，以致屡屡失败，适得其反。况且药物的作用与人体的生理功能有着不可分割的联系，药物是通过调整机体内部的抗病能力才来战胜疾病的。因此，我们治病必须仔细观察患病机体反应状态，处理好人与病、标与本、局部与整体的关系。这样才能真正达到治疗的目的。

3. 同病异治，异病同治

朱丹溪在治疗中认识到："天下有同此一病，而治此则效，治彼则不效，且不惟无效，而反有大害者，何也？则以病同而人异也。夫七情六淫之感不殊，而受感之人各殊，或身体有强弱，质性有阴阳，生长有南北，性情有柔刚，筋骨有坚脆，肢体有劳逸，年令有老少，奉养有膏粱藜藿之殊，心境有忧劳和乐之别，更加天时有寒暖之不同，受病有深浅之各异，一概施治，则病情虽中，而于人之体质迥乎相反，则利害之相反矣。"正是这种各不相同的机体反应状态才决定了治疗上必须区别对待。实践证明，同一种病由于机体反应性不同往往出现不同的证，以致治疗亦异，例流行性感冒，既可见风寒、风热之殊，又可有体实、体虚之别。前者宜采用辛温或辛凉解表之法，后者则或以祛邪为主，或扶正以达邪，治疗迥然有别。而性质不相同的一些疾病有时则反而可见相同的证，采用同一疗法可使二病都获痊愈，如高血压病与梅尼埃病，本乃不同性质之病，但往往都可见到肝肾阴虚、阳亢风动之证，运用滋补肝肾、平肝息风之法二者都能获得治疗效果。所以，我认为机体反应状态是决定人对致病因子刺激下产生何种反应形式，即"证"的重要因素，亦是"同病异治，异病同治"的基本物质基础。证随体异，病同证异，同病异治，证同病异，异病同治，于此之际，不可不察。

4. 自稳调节在治疗中的作用

在疾病的治疗过程中，我们不能否定药物是重要因素，但并不是决定性因素，体内的力量往往要比药物更起决定性的作用，王安道指出："人之气也，固亦有亢而自制者，苟亢而不能自制，则汤药、针石、导引之法，以为之助。"匡调元亦指出："人生之气偏盛偏衰则生疾病，借药物一气之偏，以调吾之盛衰，使归于和平则无疾矣。"正因为人体有自稳调节机能的存在，所以才能"亢而自制"，使之恢复平衡，而只有当"亢而不能自制"，机体自稳调节能力暂时低下时，才借以药物"为之助"。针对发病环节，调节其机能紊乱，从而帮助提高自稳调节能力。这在大量的临床实践及实验研究中可得以证实，如针刺的广泛调整作用，实验证明它能引起从宏观八大系统到微观的细胞分子的变化，通过提高机体的非特异性免疫而达到治疗急慢性炎症。在临床上，针刺治疗急腹症、流感、菌痢、疟疾、百日咳等都取得了较好的疗效。如针刺治疗菌痢患者，症状消失快，大便培养转阴率高。针刺的这些治疗是通过调整阴阳矛盾实现的，即通过调整机体内部诸般矛盾，激发机体本身的抗病调控作用，以祛除病邪，使之恢复阴阳权衡协调。

中医治病素以调理著称，它不但重视祛除致病因子，而且认为调节机体阴阳使之处于相对平衡，乃是治病的根本方法。从目前研究发现，不少中草药及复方，对机体具有"适应原"样作用（又称双向调节作用）。这类药物一方面能增加机体适应内外环境变化的能力，另一方面又能使机体调节紊乱的功能趋于正常化。如人参对中枢既有兴奋作用又有抑制作用，对高血压病能使血压下降，但对低血压病又可使血压回升。其他如黄芪、刺五加、茯苓、桂枝汤、地黄汤等，都具有双向调节的作用，成为机体功能的调节剂。然而中药的这种作用，正是通过人体内部自稳调节这个内因而实现的，因此，这类药物的作用是否能向着机体有利方面进行，主要取决于机体自稳调节在抗病过程中处于什么样的具体反应状态，而不是药物本身。日常中，不顾人之体质蛮补成灾者不是常常可见吗？况且机体的差异对药物的耐受性及反应性各不相同，但怎样才能认识药物适合人体自稳调节在疾病过程中的反应状态呢？中医辨证论治的丰富内容已经为我们带来了指南，在临床上只要不离辨证，药物就能向着对机体有利的方面进行。

此外，中医治病亦非常重视拮抗疗法，早在《内经》中已提出了一系列措施，诸如"寒者热之，热者寒之""实则泻之，虚则补之"。但这些拮抗性疗法只能在一定范围内适当应用。如"大毒治病，十去其六，常者治病，十去其七；……无使过之，伤其正也"，若不顾机体阴阳偏盛偏衰，一味大量长期应用，必然会走向反面，"久而增气，物化之常；气增而久，夭之由也"，"有病热者，寒之而热，有病寒者，热之而寒，二者俱在，新病复起"。至此，只好"诸寒之而热者取之阴，热之而寒者取之阳，所谓求其属也"，即是抓住人体阴阳自稳调节这个枢纽，重新给予调理。所以，对药物治疗疾病来说，大剂量长期应用会伤害人体自稳调节，中等剂量的预先作用可使机体产生特异性抵抗力（即失效或耐药），小剂量适当应用才可使机体的调节机能提高。

总之，药物治疗疾病只是一种手段，只有紧紧抓住机体不同反应状态，充分发挥自稳调节的能力，才能真正治愈疾病。所以《从稳态调节探讨医学未来发展方向》指出："探讨稳态调节机制的物质结构和作用方式将成为生命科学的核心，它的深入阐发给医学带来质的飞跃，使医疗思想发生革命性的变化。"

第四讲　论叶天士对仲景学说的继承与创新

　　叶天士是温病学的奠基人，也被视为时方派代表，以至人们把叶桂的学说与仲景的学说完全对立起来，认为叶桂之学与仲景之学是不可融合的两大学派。程门雪先生在《未刻本叶氏医案》校读记中曾感叹说："近人以叶派与长沙相距，以为学天士者，便非长沙，学长沙者，不可涉天士，真真奇怪之极。其实即以温热发明之故，貌似出长沙范围外。……不知叶氏对于仲师之学，极有根底也。"笔者寝馈仲景、香岩之学，通过研究叶天士的医案，认为研究和分析叶氏对仲景学说的继承与发展，对于探讨"伤寒"与"温病"的关系，消除寒温对峙之偏见，正确运用仲景方，熟练掌握辨证论治之规范，了解经方与时方的关系，都有十分重要的意义。

一、继承伤寒论，创立温病学说

　　外感热病论始《内经》，仲景勤求古训，博采众方，续《内经》之医绩，以"今夫热病者，皆伤寒之类也"为依据，著《伤寒论》于世，广扩《素问·热论》汗、泻二法为三百九十七法，一百一十三方。创立六经辨证，是开外感热病辨证论治之先河，垂训后世，竞相研习而不辍。然细考仲景之学，在外感热病的论述方面，所言"伤寒"虽取《素问·热论》"今夫热病者，皆伤寒之类也"及《难经·五十八难》所云"伤寒有五，有中风，有伤寒，有湿温，有热病"之广义"伤寒"，但主要还是以"寒"立论，寓有"以寒统热"之意。诚然是书亦有"温病""风温""中热""中暍"等之记载，而于其病因、病机及证治大法的阐述，均不若论"寒"之详。对此，后世医家早有认识，奈多为"伤寒"二字所束，而未出其门庭。叶天士承前启后，大胆创新，认为外感热病有寒、热之分，非仲景"伤寒"所能统括，从而辨其源流，将温病从伤寒中分离出来，可谓一扫从前，别开生面。王孟英云："伤寒者，外感之总称也，惟其明乎伤寒之理，始能达乎伤寒之变。变者何？温也，热也，暑也，湿也，四者在《难经》皆谓之伤寒。后人不解，遂将四时之感，一以麻黄桂枝等法施之……独叶氏悟超象外，善体病情，世之所谓伤寒，大率皆为温病，一扫从前锢习……然则善学仲圣者莫如香岩矣。"且叶氏在长期临床实践中，经过反复观察，知温病症状错综复杂，变化万端，非伤寒六经所能概括。因此，根据温病的病理特性，创立了卫气营血的辨证纲领，把温病发生发展过程，划分为四个阶段，为温热病的证治打下了基础。并进一步认识到温病来势凶猛、传变迅速、逆传心包等的特点，不若伤寒由表入里，步步传入，故云："盖伤寒之邪，留恋在表，然后化热入里，温邪则热变最速。"同时阐发了温病营血发斑、虚风内动、灼津伤液等证候，大大补充了《伤寒论》之不足。所以章次公指出："推断病

情之演变，把握体质之强弱，举营、卫、气、血四字为纲领，其
归纳证候之方法，凭借客观的事实，固与仲景之划分六经，异曲
同工者也。"叶氏成功地创立了温热病的辨证论治体系，且在突
出卫气营血辨证的同时，并未舍弃伤寒六经辨证，而是将二者融
为一炉，提出了"辨营卫气血虽于伤寒同"这一有见之论。所谓
"同"要之，寒温虽属异气，但均为六淫之邪，其由表入里的传
变规律是一致的。所以，我们说卫气营血的辨证可以羽翼六经，
反之，将六经的概念用于温病的辨证，同样可以起到补偏救弊的
作用。叶氏深谙于此，如温邪久羁气分，既不外解，亦不内传，
而流连三焦，出现往来寒热、胸胁胀满、口苦纳呆、溲短赤、苔
腻等症，若依"到气方可清气"（注：王孟英云："所谓清气者，
但以展气化以轻清，如栀、芩、蒌、苇等味是也。"）显然有悖辨
证。于是，叶氏借用"少阳"这一概念，提出"再论气病有不传
血分，而邪留三焦，亦如伤寒中少阳病也。彼则和解表里之半，
此则分消上下之势，随证变法。"寒温虽易，辨证相同，治法各
异，纵横有别。再伤寒邪传阳明，能形成腑实之变；温病热邪内
蒸阳明，同样可以出现大便秘结、腹满甚或狂言谵语等腑实证。
叶氏云："再论三焦不得从外解，必致成里结。里结于何，在阳明
胃与肠也。亦须用下法，不可以气血之分，就不可下也。""不可
以气血之分"真可谓一语破的，割削了六经与卫气营血的界限，
值得玩味。此外，在其医案中将六经用于温热病的辨治亦是屡见
不鲜的。

　　叶氏在"剂之寒温，视疾之凉热"的理论指导下，提出了
"辨营卫气血虽与伤寒同，若论治法则与伤寒大异也"的观点，

不仅从伤寒的辛温解表中摆脱出来，创立辛凉解表，其凉血解毒、清心开窍、育阴潜阳、凉肝息风等治法，均为仲景所未逮。叶氏还善于将仲景法及方运用于温病的证治。如对下法的运用，仲景《伤寒论》有缓有急，有早有迟，有夺实有存阴，法度严谨，详而有要。叶氏不但运用娴熟，尚能存同求异，认为温病下之宜早，就是邪热盛而未成燥屎内结者，也可用下法，其云："乃上焦气热烁津，急用凉膈散，散其无形之热。"而湿邪为病，忌用下法，仲景已列为治禁，叶氏能突破成规，明智地认为湿邪化燥，里结肠胃，亦须用下法，惟在运用时以轻下为上，且见粪燥则止，移用小陷胸汤、泻心汤等苦泄之法，实寓轻下之意。其于辨证，叶氏在重视《伤寒论》的脉证同时，还非常重视舌苔的变化，单在《温热论》中论下法的舌苔就有六条之多，其云："亦要验之于舌，或黄甚，或如沉香色，或如灰黄色，或老黄色，或中有断纹，皆当下之。"谆谆告诫"未见此等舌，不宜用此等法"。实补充了仲景详于脉证而略于察舌的不足。又如温热之邪易耗津液，与伤寒易伤阳气有别，"热邪不燥胃津，必耗肾液"，纵观叶案其养阴之法脱胎于仲景，养胃津者源于麦门冬汤、竹叶石膏汤而有益胃汤之设，增肾液者则有加减复脉汤之订，灵活运用二方于临床，这是叶氏养阴之核心。

综上可见，叶氏温病之学是在继承《伤寒论》的基础上发展而来的，对仲景学说不但没有片言只语的指责，而且还沿用了仲景六经辨证的纲领，以补卫气营血之未逮，说明他本身并无寒温对峙之见。他这种师古而又不泥古，在理论上能融古之学、独创新见的精神，正是其学术高超之处。后世医家执叶氏"仲景伤寒，先分六经；河间温病，须究三焦"一语，而割立温寒的关系，实属偏见。伤寒与温病源出一辙，辨证上，卫气营血虽离不开脏腑经络，但终有别于脏腑经络。伤寒传变有循经、越经、直传的区别，温病也有顺传、逆传之分；伤寒有合病、并病，温病则有表未解、里已结。且叶氏的验齿及辨战汗、斑疹、舌苔等对外感热病辨识又有了新的发展。治疗上，"辛温"与"辛凉"，"和解表里之半"与"分消上下之势"，"回阳"与"救逆"等，在临床上是对立统一、互相补充的，均不能偏废。概而言之，伤寒是温病的基础，温病是对伤寒学说的发展。

二、调治杂病，遥承仲景圣法而创新

叶氏不仅是温病学派之宗师，而且对内、妇、儿诸科均有深入研究，造诣极深。于杂病证治方面，创立了许多新的学说，如养胃阴学说、肝阳化风学说、理虚大法、络病学说、奇经论治学说等，这些学说是如何提出来的？其学术渊源是什么？通过对叶案的深入分析研究，不难发现叶桂的这些学说几乎都是在研究经方变通应用的过程中提炼出来的，可谓是遥承仲景圣法而独得精髓。

叶氏对脾胃证治理论作出了重要的贡献。其"养胃阴"及"通补阳明"的养阴通补学说是继东垣《脾胃论》后，对脾胃学说的又一发展。考其源流，则可以说是在仲景保胃气存津液的启迪下，颖悟而来。盖胃为阳土，喜润而恶燥，"阳明阳土得阴始安"，仲景设麦门冬汤、竹叶石膏汤以治肺胃津液不足、虚火气逆之证，二方均用麦冬、人参、甘草、粳米以养胃阴，冀阴液得复，自然平调。叶氏本此而发明甘凉益胃方法，尝谓"阳明阳土，非甘凉不复"。药以北沙参、麦冬、石斛、粳米、梨皮、扁豆为基础，进退出入，曲成妙用。"通补阴阳"之说，是叶氏治胃虚之证的总则。这里的"通"非通腑泻实、辛开苦降之谓，其云："通者，非流气下夺之谓，作通阴、通阳训则可。"胃气虚者移用大半夏汤而变通之，人参益气生津，药味和平，既无白术之守，亦不同于黄芪之升，为胃虚益气必用之品，配半夏之辛以开通阳明，因叶氏立法之意异于仲景，故调换主药，更以茯苓之淡渗易白蜜之缓润，虽只一味之异，使治"胃反呕吐"之方成"通补胃气"之剂。其云："胃虚益气而用人参，非半夏之辛，茯苓之淡，非通剂矣。"若胃阳虚者，则加附子粳米汤通补胃阳；胃中阴阳齐损者，则以小建中汤建中补虚、通阴温阳；若胃虚络阻者，更以旋覆花汤加减理虚通络，使"通补阳明"之法趋于完善。故之，叶氏的"养阴通补"学说，弥补了东垣"详于脾，略于胃"之不足，可与其补中益气升阳之法，并肩而立。

治虚劳，叶氏上承《难经》、仲景之遗训，综合二家之长，以上、中、下损为经，阴伤、阳伤为纬，论治独重脾胃，"上下交损，当治其中"，且得仲景之教又深，尝谓："男子脉大为劳，极虚亦为劳。夫脉大为气分泄越，思虑郁结，心脾营损于上中，而营分委顿……脉极虚亦为劳，为精血肉夺，肝肾阴不自立。"指出上中焦者，多为阳伤之损；下焦者，多为阴伤之损。从而提出了"理阳气当推建中，顾阴液需投复脉"的治虚大法，充分体现了法宗仲景，经纬分明，扶阳顾阴，独重脾胃的治虚特点。

对痰饮病的证治，更是法不离仲景，方不出《金匮》，处处恪守"病痰饮者,当以温药和之"的原则。临床上,以肺、脾、肾三脏为纲。病在肺,外寒引动伏饮,饮浊阻肺、肺气郁闭不宣者,当开太阳以导浊饮,小青龙汤去麻、辛之辛温发散,或合越婢汤;咳逆倚息,咳唾浊沫,气喘不能平卧者,当泻肺平喘,用葶苈大枣汤。病在脾胃者,如饮邪聚胃,症见咳呕涎沫、纳呆、脘痞者,以小半夏汤出入;脾阳虚者,运化失健、聚湿成痰者,每以苓桂术甘汤加味;对脾虚饮停咳逆者,用茯苓甘草汤,常加苡、杏。病机在肾,多见老年真元亏虚,肾阳式微,温运无力,寒饮肆逆者,惯用真武汤合肾气丸。

对中风病病机,叶桂提出本病并非外风,而是由于肝肾阴伤、肝阳亢逆、内风旋动所致的理论,从而建立了"阳亢化风"的内风学说,扬弃了中风病机的各种旧说。叶氏这一学说的创立,其实是从仲景炙甘草汤的组方原理中领悟而来,根据炙甘草汤重用生地黄、麦冬、麻仁、阿胶的组方特点,认为此方重在滋阴,遂去参、桂、姜、酒,仿黄连阿胶汤法加白芍,组成咸寒滋阴基本方,从而创立了"咸寒滋阴法"的治法理论以及肝肾真阴损伤的病机理论。再仿鳖甲煎丸法在咸寒滋阴基本方中酌加牡蛎、鳖甲、龟甲,制订出二甲、三甲复脉汤法,创立了"咸寒滋阴息风法",用于治疗肝肾真阴大伤、水不涵木、虚风内动、阳亢动风的病证。这一治法的创立,不仅为温病邪热深入下焦,耗伤肝肾真阴,甚至引动肝风的治疗提供了新的治法,更为重要的是由此悟出杂病中风的病机为"阳亢化风"的内风学说,并确立"咸寒滋阴息风法"是治疗中风、肝风、痉厥等病的基本治法。

三、运用经方，精到纯熟，古方今用

叶氏方药，自成一派，影响深远，研究者历来不绝，前有徐灵胎、章虚谷、吴鞠通、王孟英、吴坤安等，后有程门雪、裘吉生、何廉臣、俞真岳等，迄今犹兴而不衰。然叶氏用药法度，长期来被人误解为轻轻平淡，与经方大相径庭。究系如何？深研叶氏医案不难发现，其遣方用药，大多简洁精纯，结构严谨，变化灵活，大有经方法度，且其对经方运用精到纯熟，不但熟谙仲景原文理法，且辨方证，拓方用，创新说，应今病，实为后世研究与运用经方之楷模。程门雪曾评叶案云："选药味致精湛，一味之换，深意存焉。六味之中，涵泳不尽，每合古昔名方数种为一炉治。加减变幻之美，从来所无。清真灵活，如思翁书法，渔洋绝句，令人意远……天士用方，遍采诸家之长，不偏不倚，而于仲师圣法，用之尤熟。案中所载，历历可证。"诚为肯綮之言。

叶氏运用仲景之方，不但数量多，而且应用面广。据《临证指南医案》及《未刻本叶氏医案》初步统计，叶氏涉及仲景方达八十余首，近四百余案。而且善于巧悟，从原方中推其组方之理、功效之的，从而扩大原方用途，一方多用，异病同治。如经方之祖的桂枝汤，仲景用于太阳中风，叶氏深谙其调和营卫、温通之特性，不但用治虚人外感，亦治阳伤饮结之咳嗽，阴阳营卫并损，累及阳维之寒热，以及疟、泻、喘、痞、胃脘痛、腹痛、胁痛、身痛、时常发疹等。仲景的五泻心汤开辛开苦降之先河，叶天士继承仲景经验，在《临证指南医案》中强调"辛以开之，苦以降之""辛以通阳，苦以清降""苦降能驱热除湿，辛通能开气宣浊"，不墨守"寒热互结""上热下寒"之说，精当地阐发了辛开苦降法的配伍机理，拓宽了其临床使用范围。叶氏并将此法进一步细化为轻苦微辛法、苦辛泄肝法、苦辛开结法、苦辛平胃法、苦辛泻浊法、苦辛泻热法、苦辛平冲法等法。化裁出多个治疗脾胃及湿热诸疾的泻心汤类方，广泛用于湿热所致的痞、呕、关格、反胃、脾瘅、痢疾、疟疾、肢厥、胃痛等证。为结合病机常去守补之甘草、大枣，而加宣通之枳实。

叶氏运用经方，绝不机械搬抄，而是充分发挥辨证论治的特长，加减出入变化运用。例案："通下，下通，脘中仍结，上下格拒者，乃上热下寒。古人用麻沸汤煮凉药以解上，浓汁温补以治下，使阳气不脱，郁热自罢。今仿之。黄芩，小川连，枳实（左三味，入滚水中煮五十沸，即滤），人参，淡附子，干姜（上三味，煎浓汁一杯，和入前药服）。"案由误下，渐成上下格拒、寒热错杂之局。推敲叶氏制方之义，乃从仲景附子泻心汤及半夏泻心汤二方中衍化而来。参、附同用，回阳补虚；姜、枳同用，辛通开结；芩、连同用，清热燥湿。合之，共成补虚消结、辛开苦降、清上实下之剂。方证对的，力挽危重。甘麦大枣汤为仲景治妇女脏躁而设，乃平淡之剂，常为世人所轻。叶氏取其甘缓之性，补养心脾之功，加减用之，常能克敌制胜。案牍劳形、心脾两虚者，加柏子仁、白芍养心脾之营，茯神宁心益智；心中营阴亏损，烦热，笑不休者，加柏子仁、茯神、辰砂以养心阴，镇心神；阳越汗出者，加牡蛎、人参镇浮阳以理其虚；心虚惊恐畏惧者，加龙骨、枣仁以镇摄心神；阴阳两伤、神迷微笑、厥逆者，加人参、龙骨、白芍以益气养阴宁智；肝阴亏虚者，加阿胶、白芍、北沙参以柔肝缓急；崩漏或产后营血亏虚者，加阿胶、当归、白芍、生地黄以养阴血。无怪乎程门雪云："叶氏运用甘麦大枣汤最得法，屡获大证。"运用经方，叶氏认为应有变化，绝不是像徐灵胎所说那样《伤寒论》诸方，字字金科玉律，不可增减一字"。其余各方增减之美，有案可稽，不复一一详述。与此同时，叶氏还善于触类旁通，由此及彼，创立新方，兹举二案以剖析之。例案："潘，入夜咽干欲呕，食纳腹痛即泻。此胃口大伤，阴火乘内风劫烁津液，当以肝胃同治，用酸甘化阴方。人参、白芍、诃子皮、炙草、陈仓米。"久泻滑脱不固之证，仲景有桃花汤之订，本案久泻阳虚液涸，脂膏尽失，且以阴伤为甚，故甘温涩肠之桃花汤非其所宜，叶氏善于巧悟，以人参、白芍代干姜，陈仓米代粳米，诃子皮代赤石脂，一变为酸甘化阴止泻之方，与原方两两相对，殊途同归。例案："舌缩，语音不出，呼吸似喘，二便不通，神迷如寐。此少阴肾液先亏，温邪深陷阴中，瘛疭已见，厥阳内风上冒。阿胶、鲜生地、玄参、鲜石菖蒲、川黄连、童子小便。"本案乃温邪深入阴分，劫烁少阴肾液，厥阳化风内动之证。至其用方之妙，程门雪曾评云："叶氏此方是从白通加人尿、猪胆汁汤化出，彼则寒伤少阴，故用附子、干姜温经，葱白通阳，人尿、猪胆汁反佐为引；此则热伏少阴，故用阿胶、玄参育阴，鲜生地、川连清温，鲜石菖蒲通窍达邪，童子小便为引。一寒一热，两两相对。仲景之秘，惟叶氏能通变之。"从上二案可见，叶氏遣方用药既不失经方法度，又经过化裁，自出机杼，诚为推陈出新之高手。

通过对叶氏医案的研究分析可知，叶天士继承了仲景的治学方法，勤求古训，博采众方，对《伤寒论》《金匮要略》理法研究有极为高深的造诣，他一改各家注释《伤寒杂病论》的研究方法，从临床实践出发，独辟蹊径地研究如何用《伤寒论》的理法方证指导临床辨治，如何变通化裁经方使之能有效地治疗当时的各类疾病，并在应用经方实践中创新和发挥了许多新的学说。他在研究伤寒学基础上创立了温病学说，为外感热病的证治开创了新局面，可以说温病学与伤寒学一脉相承，二者并无对立之说。同时叶氏用药也不是有的医家所认为的轻清、平淡，而是极有经方法度，正如程门雪先生所说："天士为善用经方之法者，历来诸家之用经方，当以此翁为最善于化裁。"金寿山先生在《叶案初探》中也指出："有人误解叶氏用药偏凉、偏轻，其实，叶氏未尝不用温药与重药，医案俱在，可以复核。至于后人用药轻淡，亦自附于叶派或被人称为叶派，却不是叶氏所能负责，而且这种情况，正是叶氏所最反对，斥为'借鉴和平以藏拙'。"我们不难发现古今医家留存医案用经方最多、最活的当推叶天士，叶桂在经方变通应用与《伤寒论》理法创新应用方面做出了卓越的贡献，可以说叶氏是经方化裁应用的大师，是经方今用的典范。

第五讲　柯琴《伤寒来苏集》对仲景学说的诠释与贡献

柯琴，字韵伯，号似峰，浙江慈溪人，后迁居于吴之虞山（今江苏常熟），生活于清康熙雍正年间。对于其人其事，文献所载不多，生卒年代亦有疑惑。《慈溪县志·艺技传》载其"一生贫困潦到"，原属"吾慈庠彦，后科场失意，遂弃儒学医"。

友人季楚重在题序中说："先生好学博闻，吾辈以大器期之。今焚书弃举，矢志于岐黄之学。此正读书耻为俗儒，业医耻为庸医者。"据此可知，柯琴家世清贫，博学多闻，精于儒，工于诗，后因科场失意，闭户读书，精研岐黄之术，对《黄帝内经》《伤寒论》均有深入研究，见解不同流俗。先后曾校正《内经》和注疏《伤寒论》，评解唐宋金元时代名家方剂，著有《内经合璧》和《伤寒来苏集》，对继承和发扬中医学作出了一定的贡献。遗憾的是：从柯氏到现在，不过三百多年，而《内经合璧》早已失传，名家方剂评解也仅仅散见于罗东逸的《古今名医方论》等书。民国时《苏州国医杂志》于"征求柯韵伯遗著启"一文中，曾有过这样一段记载："慈溪柯韵伯先生，医术精明，著述宏富，

其成伤寒一家。疏通证明，远出方、喻以上。自叶天士、陈修园
皆深明之。先注《内经》，而后次及伤寒。先生于唐宋金元诸家
方剂多有解评。"并说，如有珍藏柯琴遗著者，"不惜重资购取"。
足证柯氏学术地位之高，学术影响之深。现传有《伤寒论注》四
卷、《伤寒论翼》二卷、《伤寒附翼》二卷，合称《伤寒来苏集》。

一、《伤寒来苏集》内容简介

《伤寒来苏集》是《伤寒论注》《伤寒论翼》《伤寒附翼》三
部著作的合称。取"来苏"者，《尚书》曾有"俟予后，后来其
苏"之语，意为：等待我们的君王，君王来后我们的百姓得以复
苏。来苏者，获得新生也。表示此书一出，犹似君王归来，百姓
得以重生一样。其著作如同其名：琴声雅，尤如阳春白雪；韵味
足，似同诗风雅颂；像巅峰，为古今注疏家中上乘之高论。是书
又有醒世之能，使后人治伤寒，朱紫不混，鱼目不珍，通阅全
书，可见作者的崇高医德与深厚的文学修养，是一位继承仲景遗
志，发扬仲景学理之楷模。

《伤寒论注》共四卷，其成书自序中题己酉初夏，应是1729
年，有学者说是1669年，与其生卒年份不符。该书逐条注疏
《伤寒论》原文，但在编次上作了较大的改变。它首先集中原文
中有关脉证大局的条文，作为总论。然后以六经分证，再在六经
脉证里列出本经纲领性条文，作为总纲，最后以方类证，分为桂
枝汤证、麻黄汤证等，分别集中该汤证的有关条文，而于每条条
文之后，加以注疏与发明，议论明晰，颇能切合临床实用。

卷一、卷二为伤寒总论。包括太阳脉证，桂枝汤证，麻黄汤

证，葛根汤证，大青龙汤证，五苓散证，十枣汤证，陷胸汤证，泻心汤证，抵当汤证，火逆诸证，痉湿暑证。卷三包括阳明脉证，栀子豉汤证，瓜蒂散证，白虎汤证，茵陈汤证，承气汤证，少阳脉证，柴胡汤证，建中汤证，黄连汤证，黄芩汤证。卷四包括太阴脉证，三白散证，少阴脉证，麻黄附子汤证，附子汤证，真武汤证，桃花汤证，四逆汤证，吴茱萸汤证，白通汤证，黄连阿胶汤证，猪苓汤证，猪肤汤证，四逆散证，厥阴脉证，乌梅丸证，白头翁汤证，热厥利证，复脉汤证，阴阳易证，诸寒热证。

《伤寒论翼》二卷，其自序题于甲寅春，应成书于1734年。上卷分别论述《伤寒论》大法、六经、合并、风寒、温暑、痉湿及平脉色；下卷系统分析了六经病的病机、脉证、治法和转归，并讨论了仲景的制方大法。在这部著作里，柯氏对《伤寒论》的关键性问题，提出了个人独到的见解，比较集中地表达了自己的学术思想。

《伤寒附翼》二卷，以六经类方，分析了六经方剂的用药意义和临床具体运用方法。在分析六经方剂之前，先列六经方总论，对本经各方剂作了综合性的介绍。

二、柯琴的治学态度

1. 好学博闻，治学严谨

柯氏弃儒从医，对于古代诗文造诣极深，文献载其"好学博闻"，"好为古文辞，又工于诗文"，从《伤寒来苏集》看，其文笔淋漓酣畅，纵横自如，旁征博引，富有文采，注重对仗排比，节奏感强。大有"沛然莫能御之"之势，颇有孟子"好辩"

之风。且其治学严谨，态度客观，他曾说："胸中有万卷书，笔底无半点尘者，始可著书。胸中无半点尘，目中无半点尘者，才许作古书注疏。"要求不要存偏见，不要把自己的意识强加于古人，以为古人必然如是。他认为，《伤寒论》"著书者往矣，其间几经兵燹，几番播迁，几次增删，几许抄刻，亥豕者有之，杂伪者有之，脱落者有之，错简者有之。如注疏者着眼，则古人之隐旨明、尘句新；注疏者失眼，非依样葫芦，则另寻枝叶，鱼目溷珠，碔砆胜玉矣"。柯氏鉴于《伤寒论》是中医学的经典著作，由于年代久远，并且先后有多次变乱，虽经王叔和编次，而脱落、错简的现象，仍然严重存在。其中不但有许多王叔和的附会文章，而且还有不少是后世夹杂的词句，已非仲景原著。历代注家往往依样葫芦，随文敷衍，或者断章取义，曲解原意，或者另寻枝叶，自鸣一得，以致"彼此矛盾，黑白不辨"，给后学带来许多困难，因而重新加以校正和注疏。他对《伤寒论》逐条细勘，逐句研读，参考先后条文，体会全论精神，摒弃个人主观成见，进行客观分析研究，将讹字、衍文、脱落和错简进行修正。他的校正与注疏经后来的许多临床事实证明是正确的。如《伤寒论》176条云："伤寒脉浮滑，此表有热，里有寒，白虎汤主之。"其中表里二字互差。柯氏直接将"表有热，里有寒"改成"表有热，里有邪"。里有热才能以白虎汤主之，其见符合临床实际。《伤寒论》麻杏石甘汤证二条，即63条："发汗后，不可更行桂枝汤，汗出而喘，无大热者，可与麻黄杏仁甘草石膏汤。"162条与此同，只有"下后"二字之别，柯氏对此注释说："二条无字，旧本讹在大热上，前辈因循不改，随文衍义，为后学之迷途。"他索性将原文"汗出而喘，无大热者"改为"无汗而喘，大热者"，无汗热不得泄，自然大热。可见柯氏此改符合临床实际。同时他认为本方为"大青龙汤之变局，白虎汤之先着矣"，大青龙汤证为表寒重、里热轻之疾，"用麻黄发汗于外，石膏以清胃火，其麻黄用量应倍于石膏"。麻杏甘石汤证则为表寒轻、里热重之疾，故方中"石膏用量应倍于麻黄，以除内外之实热"。二方证皆系表寒里热之疾，因其寒热程度不同，方中麻黄、石膏用量比例也不同，所以称麻杏甘石汤证为大青龙汤方证之变局。白虎汤证系阳明经热盛之证，所以称麻杏甘石汤证为白虎汤之先着也。三方皆配用石膏，石膏为清火之重剂，故柯琴在方论中写到："青龙以无汗烦躁，得姜桂以宣卫外之阳也。白虎以有汗烦渴，须粳米以存胃中之液也。此（白虎汤）但热无寒，故不用姜桂；（青龙）喘不在胃而在肺，故不用粳米。"从方证及药量变化阐述了青龙、麻杏甘石、白虎三方之对比，突出了各方的辨证要点，真可谓锱铢不爽。

柯氏谙熟经典，对《内经》《伤寒论》均有深入研究，他认为"仲景治法，悉本《内经》，先圣后圣，其揆一也"。所以在对仲景原著整理校订过程中，注疏立论的基础始终不离《内经》法度。他运用《内经》的辨证思想，论阴必及阳，论脏必及腑，论脉必及病证。凡原文之简略部分，多能探幽发微，加以充实提高；在辨证论治方面，印证经义以说明问题。如他引《内经》之文解释仲景治法云："按岐伯曰：调治之方，必别阴阳。阳病治阴，阴病治阳。定其中外，各守其乡。外者外治，内者内治。从外之内者，治其外。从内之外者，调其内。从内之外而盛于外者，先调其内，后治其外。从外之内而盛于内者，先治其外，后调其内。中外不相及，则治主病。微者调之，其次平之，盛者夺之，寒热温凉，衰之以属，随其攸利，此大法也。仲景论所称发热恶寒发于阳，无热恶寒发于阴者，是阴阳之别也。阳病用白虎承气以存阴，阴病以附子吴萸以扶阳。外者用麻桂以治表，内者用硝黄以治里。其于表里虚实，表热里寒，发表和表，攻里救里，病有浅深，治有次第，方有轻重，是以定其中外，各守其乡也。……中外不相及，是病在半表半里，大小柴胡汤治主病也。此即所谓微者调之。其次平之，用白虎、栀豉、小承气之类。盛者夺之，大承气、陷胸、抵当之类矣。所云观其脉症，知犯所逆，以法治之，则寒热温凉，衰之以属，随其攸利之谓也。"诸如此类，在柯氏书中随处可见，用《内经》理论阐发六经分证与定位，辨识脉证和阴阳的关系，分析伤寒与温病的异同等，可谓善执《内经》之义，发扬仲景学理的大医家。

2. 继承创新，独树一帜

柯氏对仲景学说的最大贡献在于结合临床实际，继承创新。他认为："《伤寒论》一书，经叔和编次，已非仲景之书，仲景之文遗失者多，叔和之文附会者亦多矣。"后经方中行、喻嘉言各为更定，距仲景原旨就更加遥远了。他反对方、喻"三百九十七法"之说，指出"三百九十七法之言，既不见于仲景之序文，又不见于叔和之序列……其不足取信，王安道已辨之矣。而继起者，拘琐琐于数目，即丝毫不差，亦何补于古人，何功于后学哉。"他更不同意"三纲鼎立"之说，认为那是"埋没仲景心法"。在他看来，已没有可能恢复《伤寒论》的旧貌，所以错简重订派的编次，不过"种种蛇足"而已。同时也反对维护旧论派"不敢增减一字，移换一节"的主张。他认为《伤寒论》的精神实质是辨证论治，不管是仲景旧论或叔和纂集，只要符合辨证论治精神，其真伪就不是主要的。他立志重编，认定仲景有太阳证、桂枝证、柴胡证等，必然是按方证为主进行辨证论治的。于是，他大胆提出以方类证、以方名证、方不拘经、汇集诸论、各以类从的方法，对《伤寒论》条文方证重新编次。他自己也承认："虽非仲景编次，或不失仲景心法。"其具体做法，在《伤寒论注·凡例》中说得非常明白："起手先立总纲一篇，令人开卷便知伤寒家脉症得失之大局矣。"接着又言："每经各立总纲一篇，读此便知本经之脉症大略矣。每篇各标一证为题，看题便知此方之脉症治法矣。是编以证为主，各以类从，其证是某经所重者，分列某经，如桂枝、麻黄等证立太阳，栀子、承气等证列阳明之类。"柯氏在《伤寒论注》一书中共立三十八证，其中三十三证是以方命证。可见柯氏的整编的动机与目的是从临床实际出发，力致突出仲景心法，通过整编借以揭示贯穿《伤寒论》全书始终的辨证论治这一中心命题的基本规律，展现张仲景丰富多彩而又科学实用的一整套临床学术思想，方便后学者系统掌握与临床应用，成为伤寒学派中"辨证论治派"中的代表人物，影响深远。在对《伤寒论》整理注疏基础上，柯氏还创造性地提出了许多学术观点，如"全论大法""六经正义""三阴合并""制方大法"等，既独树一帜，又恰合临床实用，为后世临床医家所推崇。

三、学术思想

1. 六经正义

柯氏认为《伤寒论》六经与《素问·热论》六经，虽然两者都是辨证论治的纲领，但其内容已有很大不同。后世医家将《伤寒论》六经与《素问·热论》六经等同，并由此而产生的六经即经络循行路线的误解，其源盖出于王叔和之《序例》。柯氏指出："叔和不知仲景之六经，是经界之经，而非经络之经，妄引《内经》热病论作序例，以冠仲景之书，而混其六经之证治，六经之理因不明，而仲景之平脉辨证能尽合诸病之权衡废矣。"他不但对《伤寒论》六经与《素问·热论》六经之异同作了论述，创造性地提出六经地面说，并对六经实质用开阖、气化、脏腑、经络理论进行综合讨论，理明义晓，堪称恰合经旨，巧思独具。

创六经地面说。对《伤寒论》六经含义，前人有释为经络者，有释为运气者，而柯氏则别有所见，认为六经犹地面经界，经络为六经道路。其《伤寒论翼·六经正义》说："仲景之六经，是经界之经，而非经络之经，仲景之六经是分六区地面，所赅者广，虽以脉为经络，而不专在经络上立说。"他认为《素问·皮部论》所云"皮有分部，脉有经纪，其生病各异。别其部分，左右上下，阴阳所在，诸经始终"等论，乃是仲景"创立六经部位之原"。他在论述六经地面的划分、毗邻关系以及疾病时邪的传变时指出："腰以上为三阳地面，三阳主外而本乎里。心者三阳夹界之地也。内由心胸，外自颠顶，前至额颅，后至肩背，下及乎足，内合膀胱，是太阳地面。此经统领营卫，主一身之表症，犹近边御敌之国也。内自心胸，至胃及肠，外自头颅，由面及腹，下及于足，是阳明地面。由心至咽，出口颊，上耳目，斜自颠，外自胁，内属胆，是少阳地面。腰以下为三阴地面，三阴主里，而不及外。腹者三阴夹界之地也。自腹由脾及二肠魄门，为太阴地面。自腹至两肾及膀胱溺道，为少阴地面。自腹由肝上膈至心，从胁肋下及于小肠宗筋，为厥阴地面。此经通行三焦，主一身之里症，犹近京夹辅之国矣。若经络之经，是六经道路，非六经地面矣。六经之正邪客邪、合病并病、属脾属胃，犹寇贼充斥，或在本境，或及邻国，或入京师也。太阳地面最大，内邻少阴，外邻阳明，故病有相关。如小便不利，是膀胱病，少阴病而小便不利者，是邪及太阳之界也。腰痛本肾病，太阳病而腰痛者，是邪及少阴之界也。心为六经之主，故六经皆有心烦之症。如不头项强痛，则烦不属太阳；不往来寒热，则烦不属少阳；不见三阴症，则烦不属三阴矣。故心愦愦，心惕惕，心中懊恼，一切虚烦，皆属阳明，以心居阳明地面也。"柯氏的这段论述，仍以地理作譬喻，概述客邪多由三阳来，正邪多由三阴起，以及邪气在三阴地面传变的关系。强调"明六经地形，始得握百病之枢机；详六经来路，乃操治病之规则"。显然，柯氏六经地面的划分，除根据经络循行外，主要是以六经病证牵涉的范围来确定。在他看来，经络是"道路"，六经是"地面"。他用朴素的譬喻说明："道路"是"地面"中的"道路"，可以通达各处，但范围小，"地面"则是一大片。六经就是包括了整个人体的六块大"地面"，即六个大病位区。柯氏六经地面说的实质，是力求把伤寒六经病的发生与演变，落实到具体"地形"上，即人体形质结构上。由此可见。柯氏十分注意疾病的定位问题，这与伤寒学派中主张六经气化学说，以"重气轻形"为指导思想的医家，恰恰相反。这正是柯氏学术思想的突出特点，也是深得后世临床医家所推崇的原因。

柯氏在创立六经地面说的同时，对六经的实质综合《内经》开枢阖、脏腑、气化、经络理论进行探讨，阐述了六经的实质，理明义晓。如柯氏宗《内经》三阴三阳离合之旨，加以发挥运用，伤寒三阳病，太阳主开，阳明为阖，少阳为枢，如开阖枢功能失常，因而致病。例185条："阳明之为病，胃家实是也。"柯氏注曰："阳明为阖，凡里证不和者，又以阖病为主，不大便固阖也，不小便也阖也，不能食，食难用饱，初欲食，反不能食，皆阖也。自汗出，盗汗出，表开而里阖也，反无汗，内外皆阖，种种阖病，或然或否。故提纲独以胃实为正。"柯氏宗《内经》开阖之理论，执简驭繁地概括了阳明病的病理变化。伤寒三阴病，太阴主开，少阴主枢，厥阴主阖。柯氏用"枢"之理论来解释少阴病之症状、病机及治法。与此同时，柯氏还运用脏腑、经络、气化学说，来阐明六经的生理、病理。如对273条"太阴之为病，腹满而吐，食不下，自利益甚，时腹自痛，若下之，必胸下结硬"太阴病提纲，柯氏注曰："太阴为开，又阴道虚，太阴主脾所生病，脾主湿，又主输，故提纲主腹满时痛而吐利，皆是里虚不固，湿胜外溢之症也。"又曰："脾为湿土，故伤于湿，脾先受之，然寒湿伤人，入于阴经，不能动脏，则还于腑，腑者胃也，太阴脉布胃中，又发于胃，胃中寒湿，故食不内而吐利交作也。太阴脉从足入腹，寒气时上，故腹时自痛。"对太阴病是脏腑、经络、气化功能失调所致病的分析，甚为全面。柯氏认为仲景六经赅诸阴阳、表里、寒热、虚实、经络、脏腑、气化等各方面的意义，和十二经脉不完全相同，是非常正确的。

2. 六经为百病立法说

自唐宋以后，医家多认为《伤寒论》是辨治外感热病的专书。柯氏则以为不然。他认为："按仲景自序，言作《伤寒杂病论》合十六卷，则伤寒、杂病未尝分为两书也，凡条中不冠伤寒者，即与杂病同义，如太阳之头项强痛，阳明之胃实，少阳之口苦咽干目眩，太阴之腹满吐利，少阴之欲寐，厥阴之消渴、气上撞心等证，是六经之为病，不是六经之伤寒，乃六经分司诸病之提纲，非专为伤寒一证立法也。……观五经提纲，皆指内证，惟太阳提纲为寒邪伤表立法，因太阳主表，其提纲为外感立法。……其他结胸脏结，阴结阳结，瘀热发黄，热入血室，谵语如狂等证，或因伤寒，或非伤寒，纷纭杂沓之中，正可思伤寒杂病合论之旨矣。盖伤寒之外皆杂病，病不脱六经，故立六经分司之。伤寒之中，最多杂病，内外夹实，虚实互呈，故将伤寒杂病而合参之，此扼要法也。"因此在临证时，只须"在六经上求根本，不在诸证名目上求枝叶"。柯氏的这个论点，阐发了六经的重要意义，为六经分证的应用，打开了广阔的道路。后人以六经治理杂病，多受柯氏此论启发。如陆九芝《世补斋医书》说："余之治伤寒也，即从来苏集入手，故能不以病名病，而以证名病；亦能不以药求病，而以病求药，即治杂病，亦能以六经分之，是皆先生之教也。"而曹氏《医学读书志》表彰柯氏说："伤寒杂病，异轨同辕，六经本为百病法，不专系伤寒，实传仲景数千年未灭之薪，厥功声矣。"当今临床证明，六经提纲证确非伤寒一病所专有，其他外感、内伤诸病也多有之。柯氏所立《伤寒论》中的结胸脏结诸多杂病，也足证明该书绝非仅仅辨治伤寒病或外感热病。实际上，《伤寒论》的实践基础主要是伤寒病或外感热病，但它揭示的辨证论治规律则具有普遍意义。例如，《伤寒论》所阐述和强调的"外证未解，当先解表"的原则，内外妇儿各科疾病，概莫能外。《伤寒论》实际上是一部专门阐述中医辨证论治规律的著作，而被后世医家尊崇为"医门之规绳，治病之宗本"。所有这些都进一步证明柯氏的著名论断："原夫仲景之六经为百病立法，不专为伤寒一科，伤寒杂病，治无二理，咸归六经节制"是正确的。

柯氏提出六经能概百病，是基于其自身大量临床实践上的，他灵活地将伤寒方广泛应用于杂病。以桂枝汤为例，本方列为群方之冠，《伤寒论附翼》注释桂枝汤说："愚常以此汤治自汗、盗汗、虚疟、虚痢，随手而愈。因知仲景方可通治百病。"柯氏强调："凡中风、伤寒、杂病，脉浮弱、自汗出而表不解者，咸得而主之。"又注释麻黄汤说："予治冷风哮和风寒湿三气成痹等证，因此辄效，非伤寒之证可拘也。"充分体现了柯氏异病同治的学术思想。柯氏"六经钤百病"的理论，突破了前人《伤寒论》专治外感病的陈说。诚如当代名家任应秋所说："若非精究伤寒原著，具有广博学识，并拥有丰富的实践经验，是难以获得如此显著成就的。"

3. 对"合病""并病"的阐发，提出三阴合病说

疾病的变化发展常因邪正盛衰、脏腑虚实不同，而有不同的

演变过程，仲景立六经分证以概括疾病的一般传变、转归以外，更立合病、并病以概括多属性、多层次的复杂传变，故合病、并病实际上是为复杂病情而设立的辨证论治方法。但仲景书中只三阳病列有合病、并病条文，于三阴病中未明确提及。柯氏认为，合病、并病不独三阳病存在，三阴病以及三阴病与三阳病之间也普遍存在，他论述道："病有定体，故立六经而分司之。病有变迁，更求合病、并病而互参之。此仲景立法之尽善也。夫阴阳互根，气虽分而神自和。三阳之里，便是三阴；三阴之表，即是三阳。如太阳病而脉反沉，便合少阴；少阴病而发热，便合太阳；阳明脉迟，即合太阳；太阴脉缓，即合阳明。少阳脉小，是合厥阴；厥阴脉浮，是合少阳。虽无并合之名，而有并合之实。……学者当于阴阳两证中，察病势之合与不合，更于三阳三阴中，审其证之并与不并。"在《伤寒论》中，两经同时发病者，称为合病；一经病未解，另一经又发病，即两经以上先后发病，称为并病。临床上，阴阳错杂、虚实互见、两经同病者，确不鲜见。三阳三阴以及阳经与阴经之间，也广泛存在合病与并病的复杂病情。柯氏举例论述："三阳皆有发热证，三阴皆有下利证，如发热而下利，是阴阳合病也。阴阳合病，阳盛者属阳经，则下利为实热，如太阳阳明合病，阳明少阳合病，太阳少阳合病，必自下利，用葛根黄芩汤等是也。阴盛者属阴经，则下利为虚寒，如少阴病吐利，反发热者不死。少阴病下利清谷，里寒外热，不恶寒而面色赤，用通脉四逆者是也。若阳与阳合，不合于阴，即是三阳合病，则不下利而自汗出，为白虎证也。阴与阴合，不合于阳，即是三阴合病。不发热而吐利厥逆，为四逆证也。并病与合病稍异，合则一时并见，并则以次相乘。"柯氏精研《伤寒论》，深得仲景辨证立法精神，明确提出三阴病，以及阴经阳经之间合病、并病的存在，这显然是通过自己的临床实践而认识到的，也是对仲景学说的发挥。

4. 随证立方，用不拘经，首创制方大法

对于《伤寒论》制方大法，柯氏曾详为论析，他指出仲景的制方特点在于"随证立方"，如"仲景制方不拘病之命名，惟求症之切当，知其机，得其情。凡中风、伤寒、杂病，宜主某方，随手拈来，无不活法"，因而其所治病证"只有表里、寒热、虚实之不同，并无伤寒、中风、杂症之分别"。针对表里、寒热、虚实诸证，仲景在处方时参考了"七方""十剂"的法制，如发表、攻里为逐邪大法，而方如青龙、柴胡、陷胸、承气各有大小之制。小青龙治表热里寒，大青龙治表寒里热，二方在表中便兼解里。小柴胡汤防半里之虚，大柴胡汤除半里之实，二方在表中便兼和里。又如，里邪在上焦有夹水夹痰之异，因制小陷胸以清胸膈之痰，大陷胸以下胸膈之水。里邪在中焦有"初硬后溏"及"燥屎定硬"之分，故以小承气试胃家之矢气，大承气以攻肠胃之燥屎。此外，发表、攻里方各有缓急之法，如麻黄汤、大承气为汗下之急剂，桂枝汤、小承气为汗下之缓剂。至于奇、偶之法，诸方既已备见，而更有麻桂各半之偶剂、桂枝二麻黄一之奇方。同时，复方也有汗下之别，如服桂枝汤后啜热粥为汗法之复方，小柴胡汤加芒硝是下法的复方。至于"十剂"，在伤寒方中**也**都具备，如轻可去实，有麻黄、葛根汤；宣可去壅，用栀豉、瓜蒂汤；通可行滞，如五苓、十枣汤；泄可去闭，如陷胸、承气汤；滑可去着，如胆导、蜜煎法；涩可固脱，如赤石脂桃花汤；补可扶弱，如附子理中丸；重可镇怯，如禹余粮、代赭方；湿可润燥，如黄连阿胶汤；燥可去湿，如麻黄连翘赤小豆汤；寒能胜热，如白虎、黄连汤；热能制寒，如白通、四逆汤。凡此，都说明仲景诸方，随证而设。柯氏在临床实践中体会到："仲景立方精而不杂，其中以六方为主，诸方从而加减焉。凡汗剂皆本桂枝，吐剂皆本栀豉，攻剂皆本承气，和剂皆本柴胡，寒剂皆本泻心，温剂皆本四逆。"如此归纳，甚为精要，为分析《伤寒论》方提供了不少方便。

柯氏还指出仲景的用药特点，是"六经各有主治之方，而他经有互相通用之妙"，其用法总以相同见证为依据，而不为六经所局限，即所谓"合是证便用是方，方各有经，而用不可拘"，如桂枝汤为太阳病在营卫而设，但诸经之病在营卫者皆可用之；抵当汤为太阳瘀血在里而设，而阳明蓄血亦可用之。这种辨证施治的方法为仲景所创，历代宗之，遂为中医治病之要着。

柯氏对仲景的方剂，补充了制方之机理，阐发了组方选药之规律。认为经方之效，妙在配伍，大小之用，缓急之施，都取决于方药与病情相合。所以，柯氏对仲景方的注释，务求阐明其机理，以明经方之用。如论述白虎汤方时写到："阳明邪从热化，故不恶寒而恶热；热蒸外越故发热、汗自出；热灼胃中故渴欲饮水，邪盛而实故脉滑，然犹在经故兼浮也。"叙述了白虎汤证的病机。又曰："盖阳明属胃，外主肌肉，虽有大热而未成实，终非苦寒之味所能治也……是知甘寒之品，乃泻胃火生津液之上剂也。"提出热盛伤津之病宜用甘寒之品以泻火生津的治法。继而对白虎加人参汤之配伍加以论述，其曰："石膏大寒，寒能胜热，味甘归脾，性沉而主降，已备秋金之体；色白通肺，质重而含津，已具生化之用。知母气寒主降，味辛能润，泄肺火而润肾燥，滋肺金生水之源。甘草土中泻火，缓寒药之寒，用为舟楫，沉降之性，始得留连于胃。粳米稼穑作甘，培形气而生津血，用以奠安中宫，阴寒之品，无伤脾损胃之虑矣。饮入于胃，输脾归肺，水精四布，烦渴可除矣。更加人参者，以气为水母，邪之所凑，其气必虚，阴虚则无气。此大寒剂中，必得人参之力，以大补真阴，阴气复而津液自生也。若壮盛之人，元气未伤，津液未竭，不大渴者，只须滋阴以抑阳，不必加参而益气。若元气已亏者，但用纯阴之剂，火去而气无由生。惟加人参，则火泻而土不伤，又使金能得气，斯立法之尽善矣。"于该方立法之旨，药物之用，阐述详尽。

由此可知，柯氏对于经方配伍精义，纵横捭阖，详简由心，而议论允当，足以发明辨证立法之理，遣方用药之妙。而其于诸方煎服制剂之法，更是曲尽其能，详加阐发。论承气煎法，曰："以药之为性，生者锐而先行，熟者气纯而和缓。仲景欲使芒硝先化燥屎，大黄继通地道，而后枳朴除其痞满，缓于制剂者，正以急于攻下也。若小承气则三物同煎，不分次第，而服只四合，此求地道之通，故不用芒硝之峻，且远于大黄之锐矣。"

四、结语

柯氏治学严谨，见解独超，富有创新精神。对《伤寒论》的整理校订，注疏立论，始终未离《内经》法度。他采用按方类证，方不拘经，汇集诸论，各以类从的编次方法，更切实用，他认为《伤寒论》为百病立法，视其为阐述辨证论治规律的专书，明确指出临证划分阴阳的总纲，独创六经地面的定位和三阴病存在合病、并病等学说，实发前人所未发。若非精研伤寒原著，具有广博学识，并拥有丰富实践经验，是难以获得如此显著成就的。孙介夫序评柯氏："上下千载……仲景之所传，锱铢不爽。"即如与其同时代，名震朝野的叶天士亦说柯韵伯注《伤寒论》"能独开生面，可为酬世之宝也"，徇非虚言。当然，柯氏也有割裂原文，曲从己意，失之过偏之处，如唐大烈曰："柯韵伯立言虽畅，不免穿凿。"但与他的成就相比，当属次要问题。

第六讲　叶天士脾胃病方药钩玄与医案赏析

叶天士，名桂，号香岩，晚号上津老人，江苏吴县人，清代杰出的医学家，为温病学派的主要代表人物之一。尚书沈德潜曾为他立传："以是名著朝野，即下至贩夫竖子，远至邻省外服，无不知有叶天士先生，由其实至而名归也。"《清史稿》云："大江南北言医，辄以桂为宗。"民间称其"天医星下凡"。

一、叶天士对脾胃学说理论发挥

脾胃学说是中医整个学术体系的精华部分之一。脾胃学说从提出到发展形成系统的理论，经历了一个漫长的历史过程。始于《内经》，发挥于仲景，形成于东垣，完善于天士。时至今日，脾胃学说已形成了完整而系统的理论体系。

1. 阐述脾胃生理功能

脾胃位居中焦，为后天之本。《临证指南医案》云："纳食主胃，运化主脾，脾宜升则健，胃宜降则和。又云太阴湿土，得阳始运；阳明阳土，得阴自安；脾喜刚燥，胃喜柔润也。"纳与运，升与降，润与燥是对脾胃生理功能与特性的高度概括。

2. 剖析脾胃分治之理

叶天士指出东垣甘温补益脾胃之法，"诚补前人之未备"，然"不过详于治脾，而略于治胃"，提出了"脾胃当分析而论"的精辟见解。

《临证指南医案》云："盖胃属戊土，脾属己土，戊阳己阴，阴阳之性有别也；脏宜藏，腑宜通，脏腑之体用各殊也。……纳食主胃，运化主脾，脾宜升则健，胃宜降则和。"脾胃功能、特性不同，两者之病，治疗迥异，治脾可宗东垣甘温升发，治胃则宜甘润通降。脾胃分治，确是叶氏灼见。

3. 通降治胃，创立胃阴学说

叶天士根据"胃喜润，以通为用，得降则和"的特点，明确指出："胃宜降则和。"华岫云说："故凡遇禀质木火之体，患燥热之症，或病后热伤肺胃津液，以致虚痞不食，舌绛咽干，烦渴不寐，肌燥熇热，便不通爽，此九窍不和，都属胃病也……故先生必用降胃之法。"

叶氏治胃之通降法，既不是用辛开苦降之药，也不是用苦寒下达之品，而是另辟蹊径，用甘平或甘凉濡润之品，以养胃阴，从而创立了胃阴学说。

4. 胃分阴阳，通补胃阳

叶天士在创立胃阴学说同时，认为胃亦有阴阳，当分而论治。对胃气虚、胃阳不足之证，叶天士立"通补阳明"之法，成为论治阳明胃腑的另一个侧面。"阳腑之阳非通不阖，胃中阳伤，法当温阳"，"用刚远柔，通补胃阳"。

5. 疾病辨治，重视脾胃

对一切杂病亦多从脾胃立论。在探讨脾胃与其他脏腑关系时，李东垣曾提出"肺之脾胃"和"肾之脾胃"，而叶氏认为脾胃与其他脏腑关系亦同样密切，明确指出："土旺四季之末，寒热温凉随时可用，故脾胃有心之脾胃，肺之脾胃，肝之脾胃及肾之脾胃。"脾胃为后天之本，气血生化之源，人体功能活动产生的物质基础。心血的运行，肺气的输布，肝血的生成，肾精的化生，皆有赖于脾胃的功能。在温病治疗中，强调滋养肺、胃、肾之阴，认为温病存得一分阴液，便留得一分生机。

二、叶天士脾胃病方药钩玄

叶天士勤求古训，博采众长，善于熔铸百家经验，撷取前人成方治病。叶氏方药，自成一派，影响深远，深研叶氏医案不难发现，其遣方用药，大多简洁精纯，结构严谨，变化灵活，大有经方法度，且其对经方运用精到纯熟，不但熟谙仲景原文理法，且辨方证，拓方用，创新说，应今病，实为后世研究与运用经方之楷模。

叶氏除了擅用经方化裁外，还创制了不少新方，其治疗温热病方药由吴鞠通在《温病条辨》中将其归纳命名，如银翘散、桑菊饮、清营汤、三仁汤、黄芩滑石汤等耳熟能详的名方，实皆出自叶氏《临证指南医案》，其按法立方，结构严谨，疗效卓著，现举例如下：

健脾开胃饮：谷芽、半夏曲、橘白、茯苓、木瓜、煨姜。本方健脾益胃，治疗脾气虚弱，脾运不健，知饥少纳。

人参石脂汤：人参、粳米、炮姜、赤石脂。本方是叶氏变通桃花汤而来，益气健脾固脱，治久痢阳明不阖、痢下不止之证。

温通脾阳方：白术、茯苓、益智仁、附子、干姜、荜茇。治疗脾阳亏虚，温运无力，能食少运，脘痞便溏，形寒肢冷。

固脱止泻方：人参、白芍、诃子皮、炙草、陈仓米。本方酸甘益气敛阴，固脱止泻，治久泻滑脱不固之证。与仲景桃花汤对应。适宜久泻阳虚液涸，脂膏尽失，且以阴伤为甚者，故甘温涩肠之桃花汤非其所宜。叶氏善于巧悟，以人参、白芍代干姜，陈仓米代粳米，诃子皮代赤石脂配伍，一变为酸甘化阴止泻之方，与原方两两相对，殊途同归。

温中升阳安络方：苍术、厚朴、升麻炭、炙甘草、附子炭、炮姜炭、当归、煨葛根、新会皮、黄土。治疗脾胃阳虚，温运无力，络损出血，腹痛便溏，便血，神疲肢冷。

人参乌梅汤：人参、乌梅、山药、湖莲、木瓜、炙甘草。本方酸甘和合，敛养脾阴，治疗脾阴不足，口渴脘痞，纳谷不香，知饥少运。

叶氏养胃汤：沙参、麦冬、白扁豆、玉竹、石斛、粳米、生甘草。治疗胃阴不足，知饥少纳，口干咽燥，胃中嘈杂，便干燥热，舌红少苔。

通补胃阳方：人参、半夏、茯苓、益智仁、姜汁、干姜。温中和胃止呕，治脘中冷痛，呕吐清涎，食入不化。

竹茹半夏汤：鲜竹茹、半夏、金石斛、茯苓、橘白、枳实、姜汁。降逆和胃，清热养阴。治胃中郁热，邪热伤津，食入即吐。

人参黄连汤：人参、川黄连、半夏、姜汁、枳实、茯苓、橘白。辛开苦降，扶胃开痞。治肝经气火犯胃，不思饮食，脘痞呕吐，噎膈反胃。

培土泄木方：人参、白术、半夏、茯苓、甘草、广陈皮、丹皮、桑叶、姜、枣。治脾虚，肝木侮土所致痞满，寝食不适。

三、医案赏析

章太炎说："中医之成绩，医案最著。欲求前人之经验心得，医案最有线索可寻，循此钻研，事半功倍。"叶天士医案以《临证指南医案》为主，其中有徐灵胎批语可以参考，但有些过誉，有些过贬，当分析。其学生华岫云、邵新甫每病证后的总结非常好，初学者容易得出头绪。叶氏医案医理透彻，或宗经旨，或述新意，辨证精当，立法严谨，不大做文章，其遣方用药，大多简洁精纯，多数方子只六味药，少则三四味，最多七八味，结构严谨，变化灵活。程门雪曾评叶案云："选药味至精湛，一味之换，深意存焉。六味之中，涵泳不尽，每合古昔名方数种为一炉冶。加减变幻之美，从来所无。清真灵活，如思翁书法，渔洋绝句，令人意远。……天士用方，遍采诸家之长，不偏不倚，而于仲师圣法，用之尤熟。案中所载，历历可证。"诚为肯綮之言。

案 1：胃脘痛

席，经几年宿病，病必在络。痛非虚证，因久延体质气馁，遇食物不适，或情怀郁勃，痰因气滞，气阻血瘀，诸脉逆乱，频吐污浊而大便反秘。医见呕吐肢冷，认为虚脱，以理中加附子温里扶阳。夫阳气皆属无形，况乎病发有因，决非阳微欲脱。忆当年病来，宛是肝病，凡疏通气血皆效。其病之未得全好，由乎性情、食物居多。夏季专以太阴阳明通剂，今痛处在脘，久则瘀浊复聚。宜淡味薄味清养。初三竹沥泛丸仍用，早上另立通瘀方法。苏木、人参、郁金、归尾、柏子仁、琥珀、茺蔚，红枣肉丸，早服二钱。（《临证指南医案·胃脘痛》）

按：本案胃痛日久，前医不识久痛入络之理，以附子理中温里扶阳无益。今痛处在脘，久则瘀浊复聚，导致经气不通而痛，当以温通气血为要，叶天士常以辛润通络法治疗，如苏木、归尾、柏子仁、琥珀、桃仁等，若经络痹塞，则加用蜣螂虫、䗪虫等虫蚁类药搜风剔络，以增活血通络之效，由于久病难以很快奏效，常以丸药缓图其功。

叶氏治疗胃痛，强调以通为要，认为"夫痛则不通，通字须究气血阴阳，便是看诊要旨矣"。其理气和胃，通降和胃，温阳散寒，泄木扶胃，养阴和胃等法，不作讨论。这里介绍二点。一是通补阳明法，他说："始于伤阴，继则阳损……当理中焦健运二阳，通补为宜，守补则谬"，"病属厥阴顺乘阳明，胃土久伤，肝木愈横，法当辛酸两和厥阴体用，仍参通补阳明之阳，俾浊少上僭，痛有缓期"。一般用大半夏汤为主，并忌用白术，慎用甘草，防其壅滞，药用半夏、茯苓、生姜或姜汁、人参、柏子仁、桃仁等。

对病久入络，他分虚实二端，认为"久病胃痛，瘀血积于胃络，议辛通瘀滞法"，"数年痛必入络，治在血中之气"，"病经数载，已入胃络，姑与辛通法"，常用当归、桃仁、桂枝、蒲黄、五灵脂、郁金、柏子仁、苏木、蜣螂虫、䗪虫、韭白根、生鹿角等。对虚证，叶氏认为"营虚胃痛，进以辛甘"，"怀抱抑郁，营血受伤，入暮脘痛喜按，乃伤阴络，非实痛也"，常用当归桂枝汤加茯苓，以和营卫，或用当归身、柏子仁、龙眼肉、茯神、远志、广陈皮、黑芝麻、大枣、人参等。

案2：泄泻

叶，平素操持积劳，五志之火易燃，上则鼻窍堵塞，下有肛痔肠红。冬春温邪，是阳气发越，邪气虚内伏。夫所伏之邪，非比暴感发散可解，况兼劳倦内伤之体。病经九十日来，足跗日肿，大便日行五六次，其形黏腻，其色黄赤紫滞，小便不利，必随大便而稍通，此肾关枢机已废，二肠阳腑失司，所进水谷，脾胃不主运行，酿湿坠下，转为瘀腐之形。正当土旺入夏，脾胃主气，此湿热内淫，由乎脾肾日伤，不得明理之医，一误再误，必致变现腹满矣。夫左脉之缓涩，是久病阴阳之损，是合理也；而右脉弦大，岂是有余形质之滞！即仲景所云，弦为胃减，大则病进，亦由阳明脉络渐弛，肿自下日上之义，守中治中，有妨食滋满之弊。大旨中宜运通，下宜分利，必得小溲自利，腑气开阖，始有转机。若再延绵月余，夏至阴生，便难力挽矣。四苓加椒目、厚朴、益智、广皮。

又服分消方法五日，泻减溺通，足跗浮肿未消。要知脾胃久困，湿热滞浊，无以运行，所进水谷，其气变蒸为湿，湿胜多成五泻，欲使湿去，必利小便，然渗利太过，望六年岁之人，又当虑及下焦，久病入夏，正脾胃司令时候，脾脏宜补则健，胃腑宜疏自清，扶正气，祛湿热，乃消补兼施治法。晚服资生丸，炒米汤送下。早服人参、广皮、防已、厚朴、茯苓、生术、泽泻、神

曲、黄连、吴萸。(《临证指南医案·泄泻》)

按：久泻、腹胀、足肿、溺短，显系脾虚湿盛，脾阳不运，湿热内侵所致。叶氏先予治标，以四苓汤加味温通利气，以分消水湿。因水湿为阴邪，必温通乃去。复诊时，病已见减，乃转于治本，以人参、白术、茯苓、资生丸健脾，神曲、黄连、吴萸祛湿热而制木，广陈皮、厚朴理气，防己、泽泻、茯苓利湿。全方消补兼施，颇得要领。徐大椿曾评说："治泻之法，不过分清降浊利水通气，案中方亦平妥……当时此老名重，凡延诊者，想必病重而久。"

叶氏治泻特色鲜明，首重理气化湿，他说："大旨中宜运通，下宜分利，必得小溲自利，腑气开阖，始有转机。"喜用茯苓、泽泻、陈皮、厚朴，五苓散、藿香正气散、小温中丸、胃苓汤为常用之方。除此还常用风药，如防风、羌活、独活、升麻、柴胡、葛根、荷叶等。他提出扶土制木或扶土泄木法。其云："阳明胃土已虚，厥阴肝风振动内起，久病而为飧泄，用甘以理胃，酸以制肝。"常用乌梅、木瓜、白芍之酸以制肝，可养阴息风；又用人参、茯苓、白术、益智之甘以养胃，可健脾安胃。如有热邪，加芩、连之苦，可酸苦泄热；有寒邪，可加桂、椒、姜、夏辛温开气。

治疗久泻，他重视补养奇经法，他认为"久泻无有不伤肾者"，这类病人往往已经用过八味肾气丸或济生肾气丸等乏效，叶氏转用补养奇经法而愈。俞震在《古今医案按》中说："近惟叶案有云，久泻无不伤肾，食减不化，阳不用事，八味肾气乃从阴引阳，宜乎少效，用鹿茸、人参、阳起石、茯苓、炮附子、淡干姜。"叶氏补养奇经之法非常精到，有温润，用巴戟天、菟丝子、补骨脂、胡芦巴、杜仲、枸杞子、当归、肉苁蓉、益智等；有补肾升阳，用鹿茸、附子、小茴香、菟丝子等；有温涩，用紫石英、赤石脂、禹余粮等。

案3：痞满

尤，面垢油亮，目眦黄，头胀如束，胸脘痞闷，此暑湿热气内伏，因劳倦，正气泄越而发。既非暴受风寒，发散取汗，徒伤阳气。按脉形濡涩，焉是表证？凡伤寒必究六经，伏气须明三焦。论症参脉，壮年已非有余之质。当以劳倦伤、伏邪例诊治。滑石、黄芩、厚朴、醋炒半夏、杏仁、蔻仁、竹叶。

又，胸痞自利，状如结胸。夫食滞在胃，而胸中清气，悉为湿浊阻遏，与食滞两途。此清解三焦却邪汤药，兼进保和丸消导。淡黄芩、川连、淡干姜、厚朴、醋炒半夏、郁金、白蔻仁、滑石。送保和丸三钱。(《临证指南医案·痞》)

按：叶天士在《温热论》中提出了论治湿热的两法：一是"分消上下之势"法，以杏、朴、芩为代表。二是"开泄"法，以杏仁、白蔻仁、橘皮、桔梗为代表。本案症见面垢油亮，目眦黄，头胀如束，胸脘痞闷等，是典型的暑湿热郁结三焦证。一诊方用滑石、黄芩、厚朴、醋炒半夏、杏仁、蔻仁、竹叶，为三仁汤法以分消三焦湿热。二诊症见胸痞自利，状如结胸。此湿热阻遏中焦而弥漫上下。方用变通半夏泻心汤法，以淡黄芩、川连、淡干姜、醋炒半夏，苦辛开泄中焦湿热。另合分消法加白蔻仁、郁金芳香化湿宣上；加厚朴，合半夏苦温燥湿畅中；加滑石淡渗利湿渗下。因兼有食滞，故合保和丸消导。

案4：呕吐、胃痛（木乘土）

芮，前议肝病入胃，上下格拒。考《内经》诸痛，皆主寒客，但经年累月久痛，寒必化热。故六气都从火化，病机一十九条亦然。思初病在气，久必入血，以经脉主气，络脉主血也。此脏腑经络气血须分晰辨明，投剂自可入彀。更询初病因惊，夫惊则气逆，初病肝气之逆，久则诸气均逆，而三焦皆受，不特胃当其冲矣。谨陈缓急先后进药方法，气上撞心，饥不能食，欲呕，口吐涎沫。夫木既犯胃，胃受克为虚，仲景谓制木必先安土，恐防久克难复。议用安胃一法，予川连、川楝子、川椒、生白芍、乌梅、淡姜渣、归须、橘红。

《内经》以攻病克制曰胜，方补虚益体；须气味相生曰生，方今胃被肝乘，法当补胃。但胃属阳腑，凡六腑以通为补。黄连味苦能降，诸寒药皆凝涩，惟有黄连不凝涩。有姜、椒、归须气味之辛，得黄连、川楝之苦，仿《内经》苦与辛合，能降能通。芍药酸寒，能泄土中木乘，又能和阴止痛。当归血中气药，辛温上升，用须力薄，其气不升。梅占先春，花发最早，得少阳生气，非酸敛之收药，得连、楝苦寒，《内经》所谓酸苦泄热也。以气与热俱无形无质，其通逐之法迥异，故辨及之。

又，春分前七日，诊右脉虚弦带涩，左脉小弦劲而数。胃痛已缓，但常有畏寒鼓栗，俄顷发热而解，此肝病先厥后热也。今岁厥阴司天，春季风木主气。肝病既久，脾胃必虚。风木郁于土宫，营卫二气，未能流畅于经脉，为营养护卫，此偏热偏寒所由来矣。夫木郁土位，古人制肝补脾，升阳散郁，皆理偏就和为治，勿徒攻补寒热为调。今春半，天令渐温，拟两和气血，佐以宣畅少阳、太阴。至小满气暖泄越，必大培脾胃后天，合岁气体质调理。定春季煎丸二方。人参、茯苓、广皮、炙草、当归、白芍、丹皮、桑叶，姜枣汤法丸。间用煎方：人参、广皮、谷芽、炙草、白芍、黄芩、丹皮、柴胡。(《临证指南医案·木乘土》)

　　按：本案说理明晰，初诊呕吐、胃痛，上下格拒，乃因惊扰气逆，肝木犯胃所致，故以苦辛酸法泄肝安胃。二诊得效后其本之脾胃虚象明显，且肝邪仍郁于脾土之中，时及春季，故以治中法加桑叶、丹皮疏发宣畅少阳，用蜜丸缓图以培养后天。又以寒热时作，以煎剂取其速效，用小柴胡法和胃泄热，疏解已陷于脾胃之风邪。从本案可见叶氏治病构思慎密，理法相贯，明病理，参时令，熟药性，擅调剂。

第七讲　外感热病诊治经验述要

外感热病，是指感受外邪而引发的以发热为主症的一类疾病。古人称之为"伤寒"（广义），即《内经》所谓"今夫热病者，皆伤寒之类也"。后世又将其分为"伤寒"（狭义）和"温病"两大类。外感热病的范围包括西医的传染性疾病、感染性疾病、其他发热性疾病三个部分。

一、不拘寒温，病证双辨

外感热病发端于《内经》，仲景著《伤寒论》创六经辨证，但详于寒而略于温。金元时期刘河间首创"热病只能作热治，不能从寒医"之说，提出"善用药者，须知寒凉之味"。自制双解散、凉膈散诸方，以代麻桂之法。至明清，温病学说得以进一步发展，吴又可著《温疫论》，与戴天章、余师愚创温疫学说；温病大家叶天士提出卫气营血辨证，创立了外感热病辨证论治体系；吴鞠通师承叶氏学说，归纳了三焦辨证，九种温病学说；薛生白作《湿热病篇》；王孟英等人的整理、阐述，使温病学说自成体系。此外，喉、痧、痘、疹类专科发展，使中医论治温热、

温疫类疾病的能力获得长足的进步。之后医家多有寒温之争，20
世纪 80 年代初，以万友生、裘沛然、邓铁涛等为代表的医家，
相继发表了寒温统一的论著，积极主张寒温统一。我认为《伤寒
论》之六经辨证及温病学的三焦辨证、卫气营血辨证，都是从实
践中总结出来的，在临床上有实际指导意义，温病学的理论是
以《伤寒论》的思想体系为基础的，温病学说的发展，则使外感
热病的理、法、方、药更为完备，实可补《伤寒论》之不足，两
者密切相关，在临床实际运用上可互补互通。同时随着时代的发
展，一些新的急性外感热病及传染病的发生，以及现代医学实验
诊断方法的应用，使我们在对疾病的诊断与治疗上，需中西合
参，病证双辨，才能全面把握疾病的发展动态、预后转归，做到
有的放矢。

二、重视舌脉，四诊合参

外感热病辨治，张仲景重视脉证，以辨识脉象为先。叶天士
则在察舌验齿上积累了丰富的经验。我认为舌象的变化对判断外
感热病病邪的性质与病情的轻重非常重要，要仔细辨别，通过对
《温热论》与《临证指南医案》的研读，将叶天士察舌内容节录
于下，可供临床借鉴。

1. 察舌苔

舌苔薄白，多见外感风寒，宜辛散法；舌苔薄白而干，邪虽
在卫，而肺津已伤，宜在辛凉方中加入麦冬、花露、芦根汁等轻
清之品；苔白厚而干燥，属胃燥气伤，当在滋润药中加入甘草，
令甘守津还；白苔黏腻，吐出浊厚涎沫，口味甜，为脾瘅病，则

为湿热气聚所致，当用佩兰等芳香辛散之品；白苔绛底，为湿遏热伏，先泄湿透热；舌白如粉而滑，舌质紫绛，属湿邪入膜原，主病情凶险，须急急透解为要。黄苔不甚厚而滑者，热未伤津，仍可清热透表；苔薄黄而干者，属邪去而津液被劫，宜甘寒轻剂；苔黄而浊，脘腹痞痛者，可用小陷胸汤或泻心汤苦泄之；苔黄而光滑，为无形湿热中有虚象，但宜清利，不可投苦泻；若腹胀满疼痛，苔黄如沉香色、灰黄色、老黄色，或中有裂纹，皆当下之。若苔黑而滑者，是水来克火也，为阴证，当温之；若苔黑而干者，津枯火炽也，急予泻南补北；若黑燥而中心厚，属土燥水竭之象，急以咸苦下之。

2. 辨舌质

温邪入营，舌色必绛。初传营分，绛舌中心尚有黄白苔，是气分之邪未尽，犹可用泄卫透营两和之法；舌独中心绛干者，为胃热心营受灼，当于清胃方中加入清心之品；舌尖绛独干，系心火上炎，用导赤散；纯绛色鲜者，乃包络受病，宜水牛角、鲜生地黄、连翘、郁金、石菖蒲等；若平素心虚有痰，外热一陷，里络就闭，须用牛黄丸、至宝丹之类以开其闭；绛舌中心干者，为心胃火燔，劫铄津液，可在凉营方中加入黄连、石膏；若烦渴烦热，舌心干，四边色红，中心或黄或白，乃上焦气热铄津，急用凉膈散，散其无形之热；舌绛望之若干，手扪之有津液，属津亏湿热熏蒸，将成浊痰蒙蔽心包之证；绛舌上有黏腻似苔非苔者，为中夹秽浊之气，宜在清营方中加入芳香之品以逐之；舌绛欲伸出口，而抵齿难骤伸者，是痰阻舌根、内风扰动之证；舌绛光亮，乃胃阴亡，急用甘凉濡润之味；舌绛而干燥，为火邪劫营，凉血清火为要；舌绛而有黄白碎点，为生疳之兆，有大红点者为热毒乘心，用黄连、金汁；舌绛色不鲜，干枯而痿，属肾阴干涸，急以阿胶、鸡子黄、地黄、天冬等救之。

在注重舌脉同时，亦应四诊合参，才能正确地别寒温、明虚实、知表里，据此而治，则可不偏。

三、坚持辨证论治，注重三因制宜

当今外感热病的诊疗因对西医技术的过度依赖及对中医药技术的不自信，医疗市场严重萎缩。我从多年的临床实践中体会到，其实中西医各有所长，一些病毒感染、不明原因引起的发热，西医往往治疗方法不多，有的高热病人用西药退热，药效一过，又复如前。而中医药治疗则有其独到的疗效。对外感热病的诊治还是要重视辨证论治，过去推崇的清热解毒法不能不加辨证就使用。外感热病因季节、地域和个体的不同，即使同一种疾病，其临床表现也会有所不同，病机就会不同，要辨明病机，才能发挥中医的优势。运用中医药治疗必须贯彻因时、因地、因人制宜，这非常重要，否则疗效大受影响。蒲辅周在 20 世纪 50 年代两次据时辨证用不同方法诊治流行性乙型脑炎的经验已成典范。2018 年冬季宁波流感流行，据往年诊治经验以散寒解表、清泄里热即可，但其时阴雨绵绵，近两个月未见阳光，湿气过盛，以其发病多里热内灼、风湿袭表，治疗以祛风化湿、清热解毒，效果明显，多以浮萍、草果、羌活、荆芥、蝉衣与柴胡、黄芩、黄连、生石膏、金银花配伍应用，退热效果非常迅速。所以治疗外感热病必须重视疾病的个体性、动态性和整体性，才能提高临床疗效。

四、经方时方，择善而从

在治疗上我常遵循叶天士"在卫汗之可也，到气才可清气，入营犹可透热转气……入血就恐耗血动血，直须凉血散血"的治疗原则。对一般外感热病治疗要善于融合伤寒、温病学说，因势利导，清透并用，祛邪外出，伤寒以辛温发散为主，温病以辛凉发散为主，暑温以清暑透达为主，伏暑以清透伏热为主，秋燥以润燥宣肺化痰为主。同时根据病情，寒热并用，表里分消，充分考虑其季节与地理环境的致病特点，选方用药。蒲辅周先生提出的"明其天候"的观点很正确，掌握季节气候，先其所因，伏其所主。宁波地处沿海，湿热为病较多，要善于运用分消三焦法，从肺、脾、肾三脏论治，宣上、畅中、渗下，"或透风于热外，或渗湿于热下，不与热相搏，势必孤矣"。但对急重感染性疾病，亦可运用姜春华先生提出的"截断扭转"之论，采用果断措施，选用具有特殊功效的方药，阻止病邪深入，截断病势逆传。如用重剂葛根芩连汤苦寒直折治疗伤寒，用升降散加味治疗流行性感冒等。在方药运用上，要不拘"经方""时方"，择善而从，叶天士运用经方经验值得学习。如用麻杏石甘汤合银翘散治疗风温肺热证，用小柴胡汤加味治疗病毒感染性高热，用犀角地黄汤合升降散治疗流行性出血热等。一些经典名方一定要熟记于心，如表寒证可用麻黄汤、桂枝汤、荆防败毒散；表热证可用桑菊饮、银翘散；秋燥证温燥用桑杏汤，凉燥用杏苏散；表湿证可用羌活胜湿汤或藿香正气散。表里同病，如邪在半表半里，可用小柴胡汤、蒿芩清胆汤、大柴胡汤；邪伏膜原，用达原饮；表寒里热可用麻杏石甘汤；温疫发病可用升降散。里证，邪入气、营、血分，如气分热盛用白虎汤，热盛腑结用承气类；气营两燔，用清营汤或玉女煎；热入心营血分，病情较重，病变部位在肝、肾、心，可见动风、发斑、出血，热盛动风用羚角钩藤饮，痰热动风用紫雪丹，虚风可用大小定风珠，发斑用化斑汤，出血用犀角地黄汤。湿热内结，湿重于热用三仁汤或藿朴夏苓汤，热重于湿用连朴饮，湿热并重用黄芩滑石汤。

五、重视透清，创制新方

外感热病，无论风、寒、暑、湿、燥、热，总属外邪侵袭，祛邪外出，防止病邪传变，乃为治疗第一要务。祛除外邪，要善于运用透法。新感表透，阻邪内传，伏气表透，促邪外达，实启门驱贼之计，投之及时，能有效截断传变，祛邪挽危。叶天士有"在卫汗之可也""入营犹可透热转气"之论，近代著名医家丁甘仁善用透法，我常仿用，实为有效。外感初起，风温、暑温、风热感冒，邪在卫分，凡未得汗，或汗泄不畅，宜用辛凉透表，常用薄荷、桑叶、蝉衣、荆芥、银花；风寒外袭，宜用麻黄、桂枝、生姜、紫苏叶辛温解表；湿温壅遏卫气，弥漫三焦，内外合邪，宜用芳香宣透，常用藿香、佩兰、清水豆卷、白豆蔻；暑温或暑湿感受，常用香薷、淡豆豉、荷叶、清水豆卷。若病邪入里，寒邪化热，或温邪入气、营，则宜及时用清法，或用银花、连翘、大青叶、板蓝根、鱼腥草、蒲公英等清热解毒；或用黄芩、生栀子、黄连、黄柏苦寒清泄湿热；或用大剂量生石膏、知母清泄里热；或用生大黄通腑攻下；或用丹皮、赤芍、生地黄、水牛角凉血活血。务在快速截断病情，清解病邪。我在长期的临床实践中创制了几个治疗外感发热的有效验方：

（1）银翘清温汤：方由金银花、连翘、牛蒡子、薄荷、蝉衣、白僵蚕、生栀子、生甘草组成。治疗感冒或流感初起，发热，鼻塞流涕，头痛，咽痛，舌红苔薄黄，脉浮数。

（2）麻杏石甘合小陷胸汤：方由麻黄、杏仁、生石膏、黄连、全瓜蒌、半夏、鱼腥草、桔梗、芦根、生甘草组成。治疗风温肺热病。

（3）柴胡退热饮：方由柴胡、黄芩、半夏、黄连、青蒿、草果、生石膏、生甘草组成。治疗湿温或湿热（病毒或伤寒感染）引起发热。

（4）香薷清暑饮：方由香薷、淡豆豉、银花、连翘、竹叶、滑石、生石膏、生甘草组成。用于夏季感受暑湿引起的发热。

第八讲 难治性黄疸的诊治经验和体会

黄疸，中西医学皆有之，临床以目黄、身黄、小便黄为主症的一种病证。中医称其为"病"，西医视之为"征"，可见于多种疾病，一般分为溶血性黄疸、肝细胞性黄疸和阻塞性黄疸（胆汁淤积性黄疸）、先天性非溶血性黄疸四类。

一、难治性黄疸定义

临床上，凡黄疸反复或持续出现超过 3 个月以上者则称为难治性黄疸（或顽固性黄疸），其发病原理、病理变化、临床经过和转归各不相同，病机复杂，治疗棘手。临床常见的难治性黄疸有肝内阻塞性黄疸、淤胆型肝炎、药物性黄疸、原发性胆汁性肝硬化、肝内胆管结石、原发性硬化性胆管炎、病毒性肝炎，也见于其他疾病导致的长期性黄疸，各种遗传代谢性疾病、自身免疫性疾病、肿瘤、难治性病毒性高黄疸型肝炎。因血中胆红素长期升高，肝脏负担过重，发生肝硬化的概率比常人高 30 ~ 50 倍，因此消退黄疸是控制病情、改善预后的关键。

二、论病因，不囿于湿，重视热、毒、瘀、痰、虚

古今医家对黄疸的病因病机论述多注重于湿，认为湿邪为黄疸形成的关键。《金匮要略》黄疸病篇指出："黄家所得，从湿得之。"盖湿邪壅阻中焦，外不得越，内不得泄，困于脾胃，脾胃失和，影响肝胆的疏泄，以致胆汁不循常道，泛溢肌肤而发为黄疸。

难治性黄疸，其病因常错综复杂，多与湿、热、瘀、毒、虚有关，临床应辨病论机，以机推因。不论是外感湿热、疫毒，或酒食、劳倦所伤，终致湿热瘀毒内结，脾胃升降失司，肝胆疏泄不及，胆汁不循常道，久久发为黄疸。

久病多瘀：仲景曰："热不得越，湿不得泄。"湿热瘀阻，即所谓"瘀热在里，身必发黄"。瘀而不通以致黄疸难消。现代著名肝病专家关幼波先生说："黄疸一病，病在百脉。"明确指出，黄疸是由于湿热胶固之邪入于血分，阻滞血脉所致。

久病多虚：患病日久必损元气，往往肝、脾、肾受损，或化燥伤阴，或寒化伤阳，导致正虚邪恋，交争僵持。

久病多痰，肝脾同病：肝病传脾，肝脾失调，气血郁滞；脾气受损，着而为瘀，血瘀则痰易凝，痰凝则促血瘀，于是痰瘀互生，胶结难解，日积月累，深伏窍隧，瘀塞胆管，乃致黄疸久留不退。

本病发生多缘于湿、热、瘀、毒互凝肝络，脏气闭塞不通，形成瘀浊内阻、阴阳乖违、寒热并见、虚实相兼的复杂病机。根

据证候侧重及病程转归，顽固性黄疸我常分为湿热瘀阻型、肝郁脾虚型、痰瘀阻络型、阳虚痰凝型、肝肾亏损型。各型常相互兼夹。在临床治疗过程中，要抓主要病因病机，同时标本兼治，统筹兼顾。

三、明确诊断，不分阴阳，重视病证结合

汉·张仲景《伤寒杂病论》将黄疸分为黄疸、谷疸、酒疸、女劳疸、黑疸五种。《圣济总录》分为九疸、三十六黄。罗天益在《卫生宝鉴》中又进一步将阳黄和阴黄辨证论治系统化。目前各类教材中普遍将黄疸病按阳黄、阴黄、急黄辨证分类。阳黄、阴黄的分类是按证候分类，反映的主要是黄疸证候阶段的特征，不能够揭示黄疸病的整个病机变化及疾病演变规律。在临床诊治过程中许多黄疸也很难明确区分是阳黄还是阴黄，而且随着病情的变化，同一病人往往在某一阶段是阳黄，而过一阶段又演变成阴黄。面色晦暗为阴黄，色如鲜橘为阳黄。临床治疗黄疸不囿于阴黄、阳黄之分，应病证结合，先辨病，再辨证，在明确诊断的前提下，注重黄疸的病机关键、传变趋势及预后，这样才能有的放矢，不失机宜。

四、难治性黄疸治疗，因机立法，重视病情演变

仲景治疗黄疸的经验给我们启示有四：一是确立辨证施治，重视病证结合；二是重视湿邪致病，强调脾胃中焦；三是明确病机特点，瘀而不通，邪无出路，深入血分；四是通利立法，因势利导，给邪以出路，贯穿活血。

治黄疸宗仲景之法，兼参古今名家之论，结合当代研究成果，中西医结合。明确黄疸的类型并探讨其病因，明确黄疸发生的原发病灶；仔细观察黄疸色泽的变化，研判病情的进退；辨证与辨病结合，辨清证候性质与邪正盛衰，重视中医证型与黄疸生化、病理指标之间关系。治疗上要充分发挥中医药优势，根据黄疸病机特点，既要准确运用仲景创立的治疗思路及有效名方，又要不断探索新的治疗方法及有效方药。

1. 分型论治

湿热瘀阻型：治宜清热化湿、活血解毒法，方用茵陈解毒饮（茵陈、生山栀、大黄、赤芍、虎杖、郁金、赤小豆、广金钱草）。

肝郁脾虚型：治宜疏肝健脾、和营退黄法，方用四逆散加茵陈、郁金、生白术、生黄芪、田基黄、白芥子、升麻。

痰瘀阻络型：治宜祛瘀化痰、解毒退黄法，方用血府逐瘀汤加减（桃仁、红花、柴胡、赤芍、枳壳、葛根、茜草、白芥子、郁金、泽兰），阳虚者可酌加制附子、干姜。

阳虚痰凝型：治宜温阳化痰、健脾化湿法，方用茵陈术附汤加味（茵陈、炒白术、制附子、茯苓、白芥子、薏苡仁、车前草、白矾）。

肝肾亏损型：治宜养阴柔肝、和营退黄法，用二至柔肝饮（女贞子、旱莲草、生地黄、麦冬、炒白芍、茜草、泽兰、茵陈、赤小豆）。

2. 辨病论治

病毒性肝炎所致黄疸：以清化湿热、解毒和营为主，重在调治气分，结合疏肝理脾，因势利导，给邪以出路。避免过于苦寒，克伐脾土。若进展致肝硬化，当重"瘀热毒"，辨清寒热虚实，以凉血和营、解毒祛瘀为要，兼顾肝脾之损。

酒精性肝损伤引起的黄疸：以清化瘀毒为主，用自拟清化瘀毒方，方由桃仁、大黄、地鳖虫、炙鳖甲、赤小豆、莪术、生地黄等组成。

淤胆型肝炎所致重度黄疸：参302医院汪承柏教授所立之法，以大剂量赤芍（30～90g）、大黄（30g）为主加味，凉血活血，通利解毒。同时可加用一些虫类药。

胆囊炎、胆结石所致的黄疸：重在清化通利，通腑散结。习以大柴胡汤和茵陈蒿汤出入。

肿瘤或胆结石引起的阻塞性黄疸：重在通利解毒、消瘀散结，用自拟通瘀散结汤，由茵陈、郁金、穿山甲、刘寄奴、大黄、地鳖虫、鸡内金、赤小豆、莪术、白术组成，可据寒热虚实适当予以增损，且必须重视患者的体质状态。

硬化性胆管炎引起的黄疸：在辨证论治基础上加穿山甲粉吞服效果明显。

3. 辨证用药、四个同治

临床在辨证与辨病结合论治基础上，我提出四个同治，即内外同治、标本同治、通阳与化湿同治及痰瘀同治。

内外同治：实证黄疸用茵陈、瓜蒂研末醋调，敷内关穴。虚证黄疸以干姜、白芥子研末醋调，敷于脐中。

标本同治：健脾主以六君、理中，或兼温肾，补火生土，用制附子；养肝以四物、左归出入。临证健脾养肝，既有侧重，也相兼顾，同时祛除痰瘀毒，清泄湿热余毒。

通阳与化湿同治：湿浊及痰饮留结，阳气不展，黄疸久久不退，当通阳与化痰祛湿同治，常用药对有茵陈合附子，大黄合附子，桂枝合白术，桂枝合茯苓。我对病久之体喜用附子，有时可获意外之效。剂量宜从小量开始，逐渐加大。

痰瘀同治：配对用药，如僵蚕合姜黄，浙贝合茜草，白芥子合红花，硝石合大黄等。成方相合，如黛蛤散合白金丸，苓桂术甘汤合下瘀血汤等。气血并调，痰瘀合治。对顽痰死血潜藏不移者，则多用全蝎、山甲、蜂房、地鳖虫、水蛭、僵蚕、地龙等药，择其一二，入络搜剔，直捣顽坚。其中穿山甲疗效明显。

五、病案举例

病案1：乙型肝炎

杜某，男，23岁，电脑工作员。初诊：2013年7月31日。面目皮肤发黄、小便黄赤2个月，加重20天。2个月前因通宵工作出现乏力、纳差、尿黄等症状，6月8日去某医院检查，TBIL 146.8μmol/L，DBIL 86.1μmol/L，IBIL 60.7μmol/L，ALT 1948IU/L，AST 1781IU/L，ALP 153IU/L，GGT 99IU/L，TBA 322.8μmol/L，A 35g/L，G 32.5g/L，乙肝小三阳，HBV-DNA107，HCV、HEV病毒指标均阴性，无饮酒史。诊断为乙型病毒性肝炎急性发作，住院治疗。住院期间用抗病毒药、护肝药、调节免疫药及激素治疗，病情反复。20天前患者面目皮肤发黄加深，小便黄赤，恶心纳呆，脘腹胀满，皮肤瘙痒，乏力加重，下肢浮肿。7月15日复查：TBIL 272.6μmol/L，DBIL 143.9μmol/L，IBIL 128.7μmol/L，A 24.9g/L，ALT 224U/L，AST 183U/L，ALP 170U/L，ACEI 1672U/L。

予上述治疗后，未见好转，面目发黄逐渐加重，遂来中医院治疗。刻下见：患者面目深黄，色泽不鲜，面稍浮肿，形体偏瘦，精神萎靡，脘腹作胀，纳谷不香，时有嗳气，大便溏黏，小便黄赤，双下肢浮肿，按之凹陷，舌淡红稍紫，苔白滑，脉沉滑。复查肝功能：TBIL 301.9μmol/L，DBIL 163μmol/L，IBIL 138.9μmol/L，A 24.9g/L，ALT 291U/L，AST 163U/L，ALP 170U/L，ACEI 1672U/L。

西医诊断：慢性乙型病毒性肝炎伴肝内胆汁淤积。

中医诊断：黄疸。

辨证：患者宿有疫毒内伏，复因劳作过度急性发作，住院期间迭进抗病毒、免疫调节、保肝护肝、激素等治疗，虽肝酶下降，但用药太过，肝内胆汁淤积，肝功受损加重。综合脉症，证属疫毒内伏。脾运受损，肝失疏泄，湿、瘀、毒互结，气化失司，肝络瘀阻，发为黄疸。

治法：通阳化湿，活血解毒，疏肝理脾，利水消肿。同时停用原治疗药物。

处方：茵陈60g，猪苓10g，炒白术15g，泽泻15g，车前子20g（包煎），地耳草30g，赤芍60g，桂枝6g，郁金15g，滑石30g（包煎），赤小豆30g，制附子10g（先煎），大腹皮20g。14剂。

二诊：8月14日。药后患者面部皮肤色黄及目黄减退，双下肢浮肿减轻，腹胀好转，口渴但不喜饮，舌淡红稍紫，苔白，脉沉滑。复查肝功能：TBIL 121.7μmol/L，DBIL 82μmol/L，IBIL 39.6μmol/L，A 21g/L，G 52.9g/L，A/G 0.4，ALT 48U/L，AST

126U/L，ALP 133U/L。原法既效，上方继进，7剂。

三诊：8月21日。患者症状明显改善，目黄减少，面部发疹，小便色黄，神疲好转，面部及双下肢浮肿消退，大便尚调，舌转红，舌边紫消退，舌尖起芒刺，舌苔中稍黄，脉偏数。复查肝功能：TBIL 90.4μmol/L，DBIL 57.8μmol/L，IBIL 32.6μmol/L，A 26.5g/L，G 51.7g/L，A/G 0.5，ALT 140U/L，AST 53U/L。

辨证：患者阳气渐复，湿毒渐消，病邪有化热之势。

治法：清热化湿，活血解毒，养阴柔肝。

处方：茵陈60g，生地黄20g，丹皮20g，赤芍20g，麦冬20g，泽泻10g，猪苓10g，滑石10g（包煎），连翘15g，赤小豆20g，泽兰10g，田基黄30g，金钱草30g。7剂。

以上方加减治疗2个月，患者症状基本平复。复查肝功能：TBIL 20.4μmol/L，DBIL 7.8μmol/L，IBIL 12.6μmol/L，A 36.5g/L，G 31.7g/L，ALT 40U/L，AST 43U/L。HBV-DNA 低于检测值。

按语：患者宿有乙肝病毒寄伏，加之通宵工作，劳倦过度，正气亏损，伏邪扰动，邪正相争，病情急发。住院期间，过度治疗，致使肝功受损加重，肝内胆汁淤积。从中医分析，患者邪毒内伏，因劳作及治疗太过，元气耗损，邪从寒化，寒湿疫毒滞留，气血瘀阻，脾运失健，肝胆失于疏泄，面目深黄，色泽不鲜，属中医阴黄；腹胀，大便不成形，双下肢水肿，皆为阳气受伏、气化失司、脾运不健、水湿内阻之象。是以治疗时嘱停用所有抗病毒、保肝护肝及抗炎中西药物，治当通阳利湿、活血解毒、疏肝理脾、利水消肿。方中附子、桂枝、白术温阳化湿，振奋阳气；重用赤芍凉血和营，祛瘀退黄；茵陈、泽泻、猪苓、车前子、滑石清热利湿退黄；加用大腹皮取其下气宽中、行水消肿之效；配郁金、田基黄、赤小豆活血消瘀，清热解毒。全方合用，共奏温阳利水、祛湿泄浊、解毒活血的作用。患者阳气得振，水肿消退后，热象渐显，面部发疹，舌转红，舌边紫消退，舌尖起芒刺，舌苔中稍黄，脉偏数。皆为余毒化热之症，遂又以清热化湿，凉血解毒，养阴柔肝，缓图收功。

病案2：硬化性胆管炎

王某，女，75岁，退休工人。初诊：2013年9月7日。皮肤瘙痒，上腹胀痛、面目发黄3个月。患者于5月31日出现皮肤瘙痒，上腹疼痛，恶心呕吐，曾到当地医院诊治，B超检查为急性胆囊炎，肝内、外胆管扩张，右侧肝内胆管结石。6月11日行腹腔镜胆囊切除术＋腹腔引流术后，症状缓解。7月初皮肤瘙痒加重，同时面目皮肤发黄。7月26日做中上腹CT示：肝总管狭窄，肝总管及左右肝管周围组织肿胀，胆总管及肝内胆管结石。7月27日再行ERCP＋取石＋ENBD示：肝外胆管扩张1.2cm，胆总管上段可见多枚结石，右肝管显影不满意，取石后造影未见残留结石。术后黄疸有所减退，但瘙痒加重，纳谷不香，精神疲惫。8月2日开始用甲强龙针40mg，qd，至8月10日改口服强的松龙片30mg，qd，并加用思美泰针、口服优思弗等保肝退黄，患者黄疸加深，全身皮肤瘙痒难忍，纳差，小便深黄，乏力。8月22日前往上海进一步诊检，入住上海某医院，检查：血沉76mm/h。血常规：WBC $9.7×10^9$/L，N62.8%，L32.6%，HGB99g/L，PLT $342×10^9$/L。血生化：TBIL 227.0μmol/L，DBIL 129.1μmol/L，GGT 284IU/L，TP 59g/L，A 21g/L，A/G 0.55，AST 47IU/L，ALT

60IU/L，ALP 537U/L，HA109.5μmol/L，TG 5.20mmol/L，TC 7.31 mmol/L。免疫检测：铁蛋白760.7ng/mL，CA125 40.50 U/mL，CA199 1345.20 U/mL，AFP 2.46ng/mL，抗核抗体（−），线粒体抗体（＋）。MRCP检查示：胆囊未显示，胆总管明显扩张，管径约15.5mm，其下端明显局部狭窄改变，腔内显示不清；肝总管、左右肝管及肝内胆管分支显示模糊。诊断为硬化性胆管炎。给予醋酸泼尼松龙口服，对症予舒肝宁等退黄，谷胱甘肽、复方甘草酸苷保肝，马来酸氯苯那敏片止痒，延比尔调节免疫，白蛋白等支持治疗，病情未见明显好转，黄疸及瘙痒加重，家属要求回宁波。9月7日经人介绍来我院诊治。刻见：患者目深黄，全身皮肤发黄，色泽不鲜，瘙痒难忍，有明显抓痕，夜不安寐，头晕目糊，精神疲惫，言语低沉，纳谷不香，脘腹胀痛，时有反酸，口渴而不喜饮，大便欠畅，呈绿色，小便黄赤，舌深红苔花剥有腐腻，脉沉弦数。复查血生化示：AST 49IU/L，ALT 68IU/L，ALP 565IU/L，TBIL 246.9μmol/L，DBIL 157.3μmol/L，GGT 897IU/L，TP 68g/L，A 27.7g/L，A/G 0.7。

西医诊断：硬化性胆管炎。

中医诊断：黄疸。

辨证：患者胆囊疾病，前后手术2次，硬化性胆管炎诊断明确，该病至今尚无有效疗法，用大剂量激素治疗，效果不显。年逾古稀，病移日久，气阴不足，正气亏虚，瘀热内积，胆腑不利，肝络失和，发为黄疸。

治法：养阴清热，凉血活血，通腑利胆。

处方：茵陈60g，赤芍60g，生大黄15g（后下），金钱草

30g，郁金 15g，桃仁 10g，生地黄 30g，赤小豆 30g，地鳖虫 10g，丹皮 20g，制附子 6g（先煎），地肤子 20g。7 剂。

醋酸泼尼松龙片，每次 5 片，每日 1 次，仍照服。停用所有退黄、护肝中西药。

二诊：9 月 14 日。患者全身皮肤及目黄未见减退，瘙痒依旧，夜寐不安，目糊，大便次数增多，纳谷稍开，脘腹胀痛减轻，口渴，小便色黄赤，舌深红，苔花剥有腐腻，脉沉弦数。方证相应，但久病痼疾，非一时可效。宜守原法再进，上方加穿山甲 6g，研末吞服，7 剂。

三诊：9 月 21 日。服上方至第 3 天患者全身皮肤瘙痒减轻，夜能安睡，精神好转，自述发病至今从未感觉如此舒服，现见皮肤及目睛黄色稍退，纳谷尚可，口干而燥，大便通畅，小便色黄，舌光红苔少，脉沉细数。守上方减郁金，加麦冬 15g。7 剂。

四诊：9 月 28 日。药后患者症状明显好转，全身皮肤及目睛黄色明显减退，偶有瘙痒，双下肢浮肿，口干口燥，喜饮，夜寐安，精神较前明显改善，小便色黄，多泡沫，大便略溏，舌光红苔花剥，脉沉细数。复查肝功能示：AST 47U/L，ALT 51U/L，ALP 337U/L，TBIL 136.9μmol/L，DBIL 99μmol/L，GGT 397U/L，TP 71 g/L，A 34.2g/L，A/G 0.93。药已见效，瘀热渐退，胆腑渐通，但患者高年，气阴未复，肝肾不足。治宜养阴柔肝，扶元固本，清化瘀热，凉血通络。处方：茵陈 60g，赤芍 60g，金钱草 30g，麦冬 15g，桃仁 10g，生地黄 30g，赤小豆 30g，地鳖虫 10g，丹皮 20g，制附子 6g（先煎），水牛角 20g（先煎），鲜石斛 12g，炒麦芽 30g，穿山甲粉 6g（冲）。7 剂。醋酸泼尼松龙片，每次 3

片，每日 1 次。

七诊：10 月 22 日。以上方为主稍事加减治疗 3 周，面目皮肤黄色逐渐减退，巩膜呈浅黄色，皮肤无瘙痒，昨因受寒晚间发热，今体温 37.9℃，伴咽痛，咳嗽，痰色略黄，头痛，全身酸痛，稍恶心，神疲，舌光红苔花剥，脉弦细数。治宜疏风解表，宣肺清热，急则治标。处方：炙麻黄 6g，赤小豆 20g，连翘 15g，杏仁 10g，桑白皮 15g，黄芩 10g，银花 20g，芦根 30g，生石膏 30g（先煎），浙贝母 12g，生甘草 3g。5 剂。

八诊：10 月 27 日。药后第 2 天起发热退，今感冒已愈。面目皮肤黄色逐渐减退，巩膜呈浅黄色，皮肤无瘙痒，精神尚可，纳谷一般，大便日 1 次，质正常，小便色稍黄，口干喜饮，舌色偏红苔少，脉弦细。复查肝功能示：AST 41U/L，ALT 36U/L，ALP 125U/L，TBIL 35.2μmol/L，DBIL 14.6μmol/L，GGT 162U/L，TP 69.3g/L，A 35.1g/L，A/G 1.0。血沉 24mm/h，血常规：WBC 5.9×10⁹/L，N63.1%，L31.9%，HGB104g/L，PLT 317×10⁹/L。免疫检测：CA125 14.70U/mL，CA199 29.40U/mL，AFP 4.17ng/mL。MRCP 检查示：胆囊未显示，胆总管扩张。肝总管、左右肝管及肝内胆管分支显示尚清。治宜养阴柔肝，扶元固本，清化瘀热，凉血和营。处方：茵陈 30g，赤芍 20g，金钱草 30g，麦冬 15g，怀山药 20g，生地黄 30g，赤小豆 30g，生栀子 10g，薏苡仁 20g，炙鳖甲 20g（先煎），水牛角 20g（先煎），鲜石斛 12g，炒麦芽 30g。7 剂。醋酸泼尼松龙片，每次 2 片，每日 1 次。

以上方为主，随症加减继续治疗 2 个月，患者黄疸基本减退，无腹痛呕吐，复查肝功能基本正常。后间有发热来诊，均调治而愈，已停用激素，随访 1 年，病情稳定。

　　按语：硬化性胆管炎是一种由多病因引起的慢性淤胆型肝病。该病的特点是胆管树的弥漫性炎症与纤维化，常导致胆汁性肝硬化并发门静脉高压，甚至肝功能衰竭，至今尚无有效治疗措施。本例患者因面目发黄、皮肤瘙痒就诊，检查发现胆囊结石，前后手术 2 次，但病情未见好转，面目发黄及皮肤瘙痒加重，前往上海诊治，诊断为硬化性胆管炎，用大剂量激素及优思弗等治疗，效果不显。患者年逾古稀，加之手术损伤，病移日久，气阴不足，瘀热内积，胆汁瘀积，瘀毒壅塞肝胆，胆腑不利，肝络瘀阻，外溢皮肤而为黄疸。病机重在瘀热郁滞、肝络壅塞，治疗以养阴清热、凉血活血、通腑利胆为法。方中重用茵陈、赤芍清化湿热，凉血活血，利胆退黄；郁金、桃仁、丹皮、地鳖虫活血凉血，化瘀通络，疏肝和营；大黄通腑泄热，逐瘀退黄；佐以金钱草、赤小豆、地肤子清热解毒；生地黄滋阴清肝；用少量附子反佐，一减轻全方寒凉之性，二取其温阳活血通络之效。全方合用，共达逐瘀通腑、活血解毒、养阴柔肝的作用。但一诊药后效果未显，二诊时加用穿山甲 6g，研末吞服，穿山甲性微寒，善走窜，功专行散，内通脏腑，外透经络，直达病所，其通络消瘀之功非他药能达，药后效果立显。待黄疸逐渐消退后予养阴柔肝，扶元固本，清化瘀热，凉血和营，终使痼疾得以康复。

第九讲 "通法"治疗消化系统疾病探述

通法是我多年来参古考今，在临床实践中摸索出来的一种治疗大法。通法有广义、狭义之别。狭义之通法，乃指宣通郁滞、通利二便之法。北齐医家徐之才首发"通可去滞"之论，并将其列为十剂之一，后之医家多循其义。广义的"通法"，指凡能祛除病邪、消除气血津液运行阻滞、协调脏腑功能的方法都属"通法"范畴。它具有因势利导，祛除病邪，协调脏腑功能，疏通气血津液的作用，达到"五脏元真通畅，人即安和"的目的。我运用"通法"指导治疗消化系统难治性疾病多获良效，并在实践中总结出一整套具体治法与方药。

一、通降立法治胃病

胃为水谷之海，以通为用，以降为顺。叶天士云："脾宜升则健，胃宜降则和。"胃和的关键就在于胃阴的润泽，胃气的通降，降则纳食正常，生化有源，出入有序；不降则传化无由，壅滞成病，反升为逆。故通降是胃生理特点的集中体现，滞而不通是胃病理特征的高度概括。是以临床治疗胃病我多以"通降"立论。具体言之,一者理气通降:适用于气滞中脘,胃失和降,运化失司,胃脘胀痛,纳少嗳气,胸闷心烦,用自拟四逆八味,药用柴胡、炒白芍、枳壳、八月札、陈皮、苏梗、炒麦芽、生甘草。二者泄肝通胃法:适用于肝失疏泄,横侮胃土,"肝为起病之源,胃为传病之所",症见呕吐,脘胀胁痛,嗳气吞酸,口苦纳呆,仿用叶天士泄肝通胃法,泄肝用黄芩、黄连、川楝子、青皮、吴茱萸;若肝气升发太过,呕逆眩晕者,加桑叶、牡丹皮、钩藤以平肝;通胃用半夏、茯苓、陈皮、厚朴。三者降胃导滞法:适用于湿热蕴结、食积阻滞,症见胃脘胀满,嗳腐吞酸,口黏而苦,舌苔黄腻或厚腻,用越鞠导滞饮,药用苍术、生山栀、香附、川芎、六曲、瓜蒌皮、黄芩、莱菔子。四者通腑泄热法:适用于热积胃脘腑气不通,胃脘灼热,胀痛,大便秘结,用蒲公英清胃汤,药用蒲公英、黄芩、生大黄、枳实、全瓜蒌、大腹皮、竹茹。五者辛开苦降法:适用于寒热错杂,胃脘痞、满、呕、泄并见,用半夏泻心汤加减。六者化瘀通络法:适用于胃脘久痛,病久入络,瘀血内结,用丹香通瘀汤,药用丹参、香附、炒白芍、九香虫、生蒲黄、元胡、鸡内金。七者甘寒通降和胃法:适用于胃阴不足,胃失濡润,胃脘隐痛,易饥嘈杂,大便不畅,舌红少苔,用石斛养胃汤,药用石斛、北沙参、竹茹、炒白芍、炙甘草、瓜蒌皮、麦冬、炒麦芽。八者通补阳明法:用于胃气不足,中阳不振,消磨无力,胃脘隐痛,喜按喜暖,或脘痞纳少,食入即胀,呕吐清水痰涎,形寒神疲,遵叶天士之意,参仲景方化裁,或用大半夏汤加味,或用大小建中汤出入,或予桂枝人参汤。

病案1：沙某，男，41岁，农民，2009年6月21日初诊。

胃脘痞闷、嗳气、便溏2年余，加重1个月。

患者近2年来常感胃脘痞闷，嗳气频作，饮食稍有不慎即感恶心，甚则呕吐，肠鸣辘辘，大便稀溏，每日2～3次，口干而苦。当地医院曾用雷尼替丁、气滞胃痛颗粒等治疗，症状时有反复。近月来症状明显加重，遂来我院门诊，予做电子胃镜检查，报告示：慢性胃炎伴糜烂。刻见患者胃脘痞闷难忍，嗳气反酸，口干而苦，纳谷不香，大便稀溏，每日2～4次，舌红苔腻稍黄，脉弦细。西医诊断：慢性胃炎伴糜烂。中医诊断：胃痞，证属肝胃不和，寒热错杂，升降失司。治宜辛开苦降，疏肝和胃。予半夏泻心汤加味。处方：半夏15g，黄连6g，黄芩12g，党参30g，干姜6g，炙甘草6g，红枣5枚，炒扁豆20g，鸡内金15g，陈皮10g。7剂。

二诊（6月28日）：药后患者痞闷大减，大便成形，每日2次，嗳气亦少，纳谷稍开，舌红苔白，脉弦细。药已见效，宜原法再进。处方：半夏15g，黄连6g，黄芩12g，党参30g，干姜6g，炙甘草6g，红枣5枚，炒扁豆20g，鸡内金15g，炒白术15g，怀山药20g。7剂。

上方继进2周，患者症状基本平复，纳谷尚可，稍有嗳气，大便日1～2次，成形，舌淡红苔白，脉弦细。治宜健脾和胃，益气助运。处方：陈皮10g，半夏15g，党参30g，炒白术15g，茯苓15g，怀山药20g，炒扁豆20g，谷麦芽各15g，黄芪20g，米仁20g，炙甘草3g，红枣10枚。

以上方为主，继进1个月，患者脘无所苦，纳便调，精神可，病已康复。

二、通利立法治黄疸

　　细研仲景治黄要旨，我认为仲景辨治黄疸的最大特色在于"通利"立法，给邪以出路。无汗，小便不利，湿热瘀郁不解是产生黄疸的根本原因。无汗则热不得外越，小便不利则湿不得下泄，湿热合邪，郁积不化，便要产生黄疸，要点是"瘀热在里"。是以仲景论治黄疸虽八法皆备，但其要旨在于"通利"。我治黄疸宗仲景之法，兼参当今名家之论，病证结合，如病毒性肝炎引发的黄疸以清化解毒为主，重在调治气分；对淤胆型肝炎、肝硬化、重型肝炎等引起的黄疸，当重"瘀热"，以凉血活血为要，兼顾肝阴之损；其中淤胆型肝炎所致重度黄疸，参 302 医院汪承柏教授所立之法，以大剂量赤芍（30 ～ 90g）、大黄（30g）为主加味凉血解毒，散瘀利胆；对酒精性肝硬化引起的黄疸以清化瘀毒为主，方用桃仁、大黄、地鳖虫、炙鳖甲、赤小豆、莪术、生地黄；对胆囊炎、胆结石所致的阻塞性黄疸则重在通利，通腑散结以退黄，方用茵陈蒿汤合大柴胡汤加减。

　　病案 2：蔡某，女，56 岁，退休。2010 年 8 月 15 日初诊。身目黄染 3 个月。

　　患者有乙肝病史，于半年前曾觉乏力、纳呆、脘胀、皮肤发黄，当地医院检查乙肝三系阳性，肝功能异常。诊断为慢性乙型黄疸型肝炎，予苦黄注射液、甘利欣胶囊保肝治疗，病情好转。3 个月前患者感乏力、脘胀、皮肤黄、目黄、身痒，逐渐加重，经用苦黄注射液等治疗未见效验。身目发黄明显加重，皮肤瘙痒难忍，遂来中医求诊。刻见患者面目皮肤深黄稍暗，皮肤瘙痒，口干而苦，频饮不解，舌尖疼痛，小便黄赤，大便干结，脘胀，嘈杂，舌深红，苔薄黄，脉弦数。检查：乙肝三系大三阳。肝功能：TBIL 217μmol/L，DBIL 198μmol/L，ALT 172IU/L，AST 169IU/L，ALP 129IU/L，γ-GT 364IU/L。西医诊断：慢性乙型肝炎，淤胆型肝炎。中医诊断：黄疸。证属热毒内盛，毒瘀互结，肝阴不足。治宜清热解毒，凉血活血，养阴柔肝。处方：寒水石30g（先煎），滑石30g（包煎），茵陈30g，赤芍60g，丹皮20g，水牛角30g（先煎），麦冬15g，泽兰15g，北沙参20g，蛇舌草30g，全瓜蒌20g，赤小豆30g，茜草15g，垂盆草30g，晚蚕砂10g（包煎），7剂。

二诊（8月22日）：药后皮肤瘙痒减轻，身目发黄未见明显改善，纳一般，口干渴减轻，舌尖无疼痛，大便正常，舌红苔薄黄，脉数。治宜守原法出入，上方去全瓜蒌，加豨莶草30g，14剂。

三诊（9月6日）：药后面目皮肤黄色稍退，皮肤瘙痒减轻，口渴好转，小便黄，大便日1次，纳可，脘腹胀满减轻，舌红苔薄黄，脉弦数。治宜清热凉血，活血消瘀，养阴柔肝。处方：寒水石30g（先煎），滑石30g（包煎），茵陈30g，赤芍60g，丹皮20g，水牛角30g（先煎），麦冬15g，生地黄20g，北沙参20g，蛇舌草30g，玄参20g，赤小豆30g，茜草15g，垂盆草30g，豨莶草30g，14剂。

四诊（9月20日）：药后患者面目皮肤黄色明显消退，皮肤无瘙痒，口渴好转，小便晨起稍黄，大便调，纳谷正常，脘腹无胀，舌红苔少，脉弦数。检查：肝功能：TBIL 48μmol/L，

DBIL 36μmol/L，ALT 63IU/L，AST 48IU/L，ALP 45IU/L，γ-GT
115IU/L。治宜养阴柔肝，凉血消瘀。处方：茵陈 30g，赤芍
30g，丹皮 20g，水牛角 30g（先煎），麦冬 15g，生地黄 20g，北
沙参 20g，玄参 20g，蛇舌草 30g，垂盆草 30g，豨莶草 30g，赤
小豆 30g，茜草 15g，麦芽 20g，14 剂。

以上方为主加减治疗月余，症状消失，肝功能检查正常。

三、通腑利胆治胆病

胆病常见有胆囊炎、胆息肉、胆石症，多属中医"胆胀"范
畴。"胆为中清之府"，宜清不宜浊，以通为用，若湿热、饮食、
邪浊犯扰，或肝气郁结、气机不畅，则胆腑通降失司，而成胆胀
之病。故通腑利胆为本病的正治之法，临床我归结为治胆四法，
一者清热通腑利胆法：用于胆胃积热而致胆胀者，用大柴胡汤加
减。二者清化湿热利胆法：用于湿热蕴结肝胆而致胆胀者，用茵
陈柴胡饮（方由茵陈、生山栀、柴胡、黄芩、生大黄、赤芍、广
金钱草、郁金、生甘草组成）。三者疏肝利胆法：用于肝气郁结，
胆失通降之胆胀者，用四逆利胆汤（方由柴胡、炒白芍、枳壳、
蒲公英、黄芩、郁金、炒麦芽、鸡内金、八月札、生甘草组成）。
四者消瘀通腑法：用于瘀热郁结胆腑而致胆胀者，用茜草大黄饮
（方由茜草、制大黄、丹皮、赤芍、生山栀、赤小豆、广金钱草
组成）。

病案 3：赵某，男性，50 岁，农民。2010 年 9 月 27 日初诊。
右上腹疼痛反复发作 2 个月余。

患者 2 个月前开始右上腹疼痛，痛及肩背，曾在当地医院

就诊，给予胃药治疗（不详）症状未减，伴纳差，厌食油腻，尿黄，大便不调，时干时稀，夜寐欠安，舌暗红，边齿痕，苔黄腻，脉弦数。查体：皮肤巩膜未见黄染，胆囊区有轻度压痛，墨菲征阳性。B超检查示：胆囊3.6cm×5.4cm，胆囊壁欠光滑，壁厚0.4cm，胆囊内可见多个中强回声光团，为泥砂样，最大直径0.2cm。西医诊断：胆囊结石，胆囊炎。中医诊断：胁痛。辨证：湿热蕴结，煎熬成石，胆络不利。治法：清热利胆，化瘀排石，方以大柴胡汤加减。处方：柴胡20g，炒白芍30g，枳实30g，茵陈30g，黄芩10g，半夏10g，金钱草30g，鸡内金20g，郁金20g，生大黄10g（后下），石见穿30g，清甘草3g，7剂。

二诊（10月5日）：右上腹疼痛减轻，大便好转，饮食增加，夜寐转安，舌暗红，边齿痕，苔黄稍腻，脉弦，上方加炒山栀15g加强清热利湿之功，14剂。

三诊（10月18日）：右上腹无明显疼痛，大便略稀，饮食增加，舌暗红，边齿痕，苔黄稍腻，脉弦细数，上方减生大黄，加刘寄奴20g，薏苡仁30g，14剂。

四诊（11月20日）：上方连服1个月，右上腹疼痛消失，大便正常，夜寐安，B超复查：胆囊3.6cm×5.2cm，胆囊壁厚0.3cm，稍欠光滑，胆囊内未见结石。舌暗红，边齿痕，苔黄，脉弦细。治宜疏肝利胆，健脾化湿，以善其后。处方：柴胡15g，炒白芍20g，枳壳10g，郁金15g，鸡内金15g，炒白术15g，茯苓15g，薏苡仁30g，广金钱草30g，黄芩10g，陈皮10g，生甘草3g，7剂。

四、洁肠通腑治肠病

肠腑是机体消化食物、吸收养分、排泄糟粕的器官，是传导之官，大、小肠的生理特性是泻而不藏，动而不静，降而不升，实而不能满，若寒、热、湿、食、痰饮、瘀血等邪阻滞于肠道，则可使大、小肠升清降浊的功能失常而出现多种肠道病证，如腹痛、腹泻、便秘、痢疾、积聚等。治疗以通降洁净肠腑为总则，我于临床归纳为治腑六法。一者通泻肠腑法：用于肠热腑实，大便秘结，可参仲景大、小承气辈出入。二者消导积滞法：用于邪滞肠腑，腹胀便结，可予枳实导滞汤加减。三者清肠化湿法：用于湿热壅滞肠道，便泻骤起，或痢下不爽，腹胀或痛，用葛根芩连汤，或自拟黄芩秦皮汤（方由黄芩、黄连、黄柏、秦皮、生白芍、炒山楂、木香组成）。四者化瘀清肠法：用于瘀热壅结肠腑而成肠痈者，用大黄牡丹皮汤加味。五者温清并用法：用于痢下日久，泻而不爽，或夹黏液，诊为溃疡性结肠炎者，仿仲景薏苡附子败酱散加味。六者辛苦甘并用法：用于泻痢日久，常法无效，用自拟连柏姜附汤加减，取意仲景乌梅丸，该方"辛酸两和，苦寒直降，辛热宣通"，常能起肠道沉疴。

病例4：周某，女，53岁，工人，2011年11月4日初诊。

腹痛腹泻2年余。

泻时便不成形夹红白黏冻，每日2～3次，伴右下腹疼痛，里急后重。当地医院肠镜检查示：溃疡性结肠炎。曾用抗生素、柳氮磺吡啶及中药治疗未见明显好转，2007年10月26日赴上海某医院诊检，肠镜复查示：溃疡性结肠炎。刻见患者面色少华，形体偏瘦，大便不调夹黏液及红白冻，每日 3 次，左下腹压痛，肠鸣，口干而黏，夜寐欠安，神疲易倦，舌红苔黄稍腻，脉弦细。大便常规：白细胞（+），隐血（+）。西医诊断：溃疡性结肠炎。中医诊断：泄泻。证属湿热蕴于大肠，气血与之相搏结，气机郁滞，肠道功能失职，脉络受损致病。因病移日久，虚实互见，寒热错杂，思非常法可疗，拟从痛论治，予清化湿热、凉血和营，取仲景薏苡附子败酱散加味，处方：薏苡仁 30g，制附子（先煎）10g，败酱草 30g，马齿苋 30g，生地榆 30g，槐花 30g，炒白芍 30g，木香 10g，黄柏 10g，清甘草 3g，14 剂。

二诊（11 月 18 日）：服药后大便成形，黏液及红冻明显减少，腹痛轻，大便常规正常，舌红苔薄黄，脉弦细，原法既效，守方有恒，上方加乌梅 10g，14 剂。

三诊（12 月 2 日）：大便正常，每日 1 次，无黏冻，无腹痛，纳谷尚可，自觉神疲乏力，面色少华，口和，舌红苔薄，脉弦细。处方：薏苡仁 30g，制附子 10g（先煎），败酱草 30g，马齿苋 20g，炒白芍 20g，黄芪 30g，当归 15g，木香 10g，清甘草 6g，14 剂。

四诊：上方服用 1 个月，大便一直正常，腹无所苦。2008 年 1 月 5 日某医院电子肠镜复查：未见器质性病变。时有神疲，夜寐欠安，舌淡红苔薄，脉细，予健脾益气、养血和营，处方：黄芪 30g，薏苡仁 30g，山药 20g，乌梅 10g，太子参 30g，百合 20g，炒白芍 20g，当归 15g，淮小麦 30g，炙甘草 6g，红枣 10 枚。

上方服用两个月，大便一直正常，症状平，体健如初。

第十讲 膏方处方的原则与经验

我开膏方门诊已十多年，积累了近万份膏方脉案，从不断实践与学习中积累了一些经验，特别是膏方的处方原则、用药配伍，对膏方效用的发挥起着至关重要的意义。

膏方是中医学的重要组成部分，在我国有着悠久的历史，长期以来，在临床实践中不断发展，在祛除疾病、改善体质、补益虚羸方面发挥着独特的功用，是最能体现中医辨证论治和理法方药传统特色的中医制剂。

一、整体观念，辨体、辨病、辨证三结合

膏方与一般的治病处方不完全相同，膏方更注重全面的、整体的调理。有经验的中医师必定会对患者详细询问、诊察，将望、闻、问、切四诊合参，综合既往病史和身体现状，辨证论治。在此基础上，立方遣药，君臣佐使，合理配伍，构成一剂全面考虑体内气血阴阳变化的调理处方，充分体现了中医整体调理的用药特色。

笔者多年来于膏方门诊发现就诊的人往往无明显的疾病，临

床上常无证可辨，因此从整体上了解其体质、采用体质辨证具有重要临床指导意义。中医体质辨证自《黄帝内经》提出后，历代医家多有阐发，王琦教授做了系统总结，将体质分为九型，即平和体质、气虚体质、阳虚体质、阴虚体质、痰湿体质、湿热体质、血瘀体质、气郁体质及特禀体质。体质是由人体先天禀赋，后天的环境、气候、习性等综合影响形成的。不同的体质易感不同的疾患，感受同一外邪常见不同的证型。个人体质的减弱，是病邪得以侵袭、导致疾病产生的主要原因，而体质每因年龄、性别等不同而异，故选方用药也不尽相同。如老年人脏气衰退，气血运行迟缓，膏方中多佐活血行气之品；妇女以肝为先天，易于肝气郁滞，故宜辅以疏肝理气之药；小儿为纯阳之体，不能过早服用补品，14岁之后也仅宜六味地黄丸之类。调补之谓，即是调整体质，使阴平阳秘，趋于健康。

现代中医治病不仅强调辨证，也非常重视辨病。如糖尿病、更年期综合征、亚健康状态，中医辨证可能都属气阴两虚，但由于疾病不同，用药就有所区别，对糖尿病患者，在辨证的基础上可选用一些具有调节血糖的中药，同样对更年期综合征患者可在辨证的基础上选用一些具有调节性激素的有效中药，亚健康患者可以兼调其情志。这种膏方更适合患者的个性特点，由于针对性强，所以疗效也更显著。所以膏方处方应该辨体、辨病、辨证三结合，才能充分发挥它的优势与特色。

二、调畅气血阴阳，以平为期

利用药物的偏性，来纠正人体气血阴阳的不平衡，以求"阴平阳秘，精神乃治"，是中医养生治病的最基本的主体思想，也是制定膏方的主要原则。临床所及，中老年人由于脏气渐衰，运血无力，而呈现出虚实夹杂的病理状态，对此若一味投补，补其有余，实其所实，往往会适得其反，所以膏方用药，既要考虑"形不足者，温之以气，精不足者，补之以味"，也应根据患者的症状，针对瘀血等病理产物，适当加以理气活血之品，疏其血气，令其条达，而致阴阳平衡。

三、运脾健胃，以喜为补

膏方因其滋补特性，处方内多含补益气血阴阳的药物，此类药物其性黏腻难化，每每会影响脾胃功能，阻碍气血运行，于健康无益，故配伍用药，至为关键。

清代名医叶天士曾说："胃以喜为补。"口服膏方后，胃中舒服，能消化吸收，方可言补，故制定膏方，总宜佐以运脾健胃之品，或用谷麦芽、六曲、鸡内金消食健脾，或加苏梗、陈皮、佛手以醒脾开胃，或用桔梗、枳壳，一升一降，以升清降浊。临床尤其喜用苍术、砂仁粉，其气辛香，为运脾胃要药，加入众多滋腻补品中，则可消除补药黏腻之性，而助脾胃吸收之功。对一些脾胃虚弱，消化不良，或湿困脾胃，运化不健之人，可在膏方进补前，服用一些开路药，或去除外邪，或消除宿滞，或运脾健胃，处处照顾脾胃功能，确具至理。

四、通补相兼，动静结合

民间常见用人参、阿胶、虫草等进补，造成腹胀便溏等不良反应，因其不符合"通补相兼，动静结合"的原则。膏方进补，以通补为宜，或通补阳明，或温柔通补下焦，不能一味呆补，坚持"通补相兼，动静结合"的原则，补品为静药，必须配合走窜之"动药"，动静结合，才能补而不滞。叶天士曾说："胃虚益气，而用人参，非半夏之辛，茯苓之淡，非通剂矣。"而老年人的病机特点为多虚、多瘀，下元亏虚，痰瘀内积，常见心脑血管疾病，如高血压、高血脂、冠心病、脑梗死、糖尿病等，补虚同时，必须辨证选用"动药"，例如用桂枝、附子温寒解凝，振奋心阳；大黄、决明子通腑排毒，降低血脂；葛根、丹参、桃仁活血化瘀，通络和营等，与补药相配，相使相成，而起到固本清源的作用。

五、重视膏方脉案书写，充分体现中医文化

一份上好的膏方医案，不仅是一个医案，实际上也是一个艺术品，作为一个中医师，应该提高医案的文字书写质量，而对广大中青年中医师来说，似乎尤其应该从这方面加以努力。

膏方的脉案，过去习用毛笔书写，这既是中华文化的艺术佳品，又能体现中医辨证论治的内涵。由于膏方不仅是滋补强壮的药品，更是治疗慢性疾病的最佳剂型，所以膏方的制订，首当重视辨证论治。医家应从患者错综复杂的症状中，分析其病因病位、正气的盛衰、病邪的深浅，探求疾病之根源，从而确定固本清源的方药，这套理法方药的中医特色，必须充分体现在膏方的脉案中。膏方的主要功用在于燮理阴阳，补五脏，养气血，达到正气充盛，五脏元真通畅，人自安和，"膏剂滋之，不专在补，

并却病也"。在每张膏方前面都有一篇脉案，脉案的内容包括引经旨、述主症、析病机、立治则。写脉案需文采简朴，字迹秀丽，因此，作为一个中医，既要具有扎实的理论基础与丰富的临床经验，还必须要具备深厚的文学功底，并练就好书法。

书写脉案的方法通常有三种：其一，先述脉舌神态，依此推断病因病机，进而论述症状，点出治疗原则。其二，先论以往病证、体质特点，继述当前主要症状，然后点出治疗法则。其三，先述病因，如劳力劳心、失饥伤饱、膏粱厚味等，然后述症状，分析病机，最后指出治疗原则。膏方用药的照顾面广，一张处方中采用的成方往往超过两种，因此只写治则，不写方名。

脉案后接着书写药物，分两部分，前面写药物，后面部分书写果品类、冰糖、黄酒等，在处方最后还可以写上制药方法与饮食宜忌等。例如：以上药，多加水，煮取三汁，然后浓缩；另用黄酒烊化胶类，待药汁浓缩后，最后加入冰糖、胶类收膏；冷却后，收贮待用；从冬至日起，每日早晨取膏药一汤匙，开水冲，空腹服；服药期间忌食萝卜、芥菜；感冒发热、食积暂时停药几日。

现在不少医生开膏方不重视脉案的书写，既无病证的叙述，又无辨证分析，直接堆砌几十味中药，"头痛医头，脚痛医脚"，若用这种方法开出来的膏方，既无理法方药的内容，又无君臣佐使的规律，患者服用后，肯定弊多利少。

六、膏方应用举例

根据多年的临床实践，我认为膏方适应的人群其实很广泛，可根据男、女、老、幼各个不同的年龄阶段的生理特点，或针对大病后、产后、术后、慢性病或肿瘤康复阶段的阴阳气血的盛衰状况，通过辨其虚实、论其体质、损其有余、补其不足、调和气血、平衡阴阳而达到防病治病、健体强身、益寿延年的目的。但是对一些急性病患者，或身体健康的人，则不适宜或不需要服用膏滋药。随意滥服膏方，反而会引起不适或不良反应。现将笔者几年来服用膏方取得较好效果的患者举例以证。

例 1：不寐案

方某，男，33 岁，干部。2017 年 12 月 1 日就诊。

禀赋薄弱，脑力工作，曲运心机，思虑劳倦，耗伤心脾，心神失养，夜不能寐，迁移时久，虽多方调治，终不释怀。刻下入睡困难，寐而多梦，面色少华，头发早秃，头晕目眩，目涩眼胀，胸闷心烦，神疲乏力，心悸健忘，纳便尚调，舌淡红苔薄，脉弦细。予补益心脾，宁心安神。嘱膏方调治同时，移情山水，劳逸结合，适当运动，以增体质。

黄芪 200g，炒白术 150g，党参 200g，当归 200g，炙甘草 100g，茯苓 150g，炙远志 60g，广木香 100g，龙眼肉 100g，炒枣仁 200g，莲子肉 100g，川连 30g，天竺黄 100g，淮小麦 150g，百合 150g，红枣 100g，柏子仁 100g，佛手 60g，制香附 100g，青龙齿 200g，煅龙骨 300g，天冬 100g，麦冬 100g，枸杞子 120g，菊花 60g，天麻 120g，夜交藤 150g，合欢皮 100g，木瓜 100g，杜仲 150g，上药浓煎。珍珠粉 30g，三七粉 30g，另冲入。曲白参 50g，生晒参 50g，另煎汁对入。鹿角胶 200g，龟板胶 200g，烊化对入。蜂蜜 200g，麦芽糖 200g，溶化收膏。早晚各服1匙，开水冲服。

按：不寐是临床常见之疾。此患者因工作压力大，睡眠时间不规律，长期熬夜，暗耗阴血，劳伤心脾，心失所养，心神不安，从而导致失眠。《景岳全书·不寐》云："凡人以劳倦思虑太过者，必致血液耗亡，神魂无主，所以不眠。"又云："血虚则无以养心，心虚则神不守舍，以致终夜不寐，及忽寐忽醒，而为神魂不安等证。"《类证治裁·不寐》云："思虑伤脾，脾血亏损，经年不寐。"血少不能上奉于脑，气弱清阳不能上升，故见头晕目眩；肝藏血，开窍于目，气血亏虚，血不养肝，肝阳偏亢，故见目涩眼胀；气血亏虚，四肢肌肉失养，则肢倦神疲；思虑过度，劳逸失调，耗伤阴血，心阴亏虚，日久内生虚热，热扰胸膈，则心烦胸闷；心脾两伤，气血不足，心失所养，则心悸健忘。综观脉舌形症，乃劳伤心脾、气血生化之源不足之候。故以归脾汤为主方心脾同治，气血双补，脾旺则气血生化有权，气旺更易于生血。另予天冬、麦冬养心阴，莲子肉、川连、天竺黄清心火，枸杞子、菊花、天麻平肝阳，香附、佛手疏肝郁，酌加青龙齿、煅龙骨、夜交藤、合欢皮加强宁心安神之功。曲白参、生晒参、鹿角胶、龟板胶以加强益气养血之效。如此诸药相伍，心脾同治，使气旺脾健，则气血生化有源，心神得以滋养而神安则寐。

例2：虚劳案

马某，男，61岁，退休。2015年11月27日就诊。

年逾甲子，下元趋亏，肝肾不足，神疲易倦，腰背酸楚，夜尿频多，耳稍失聪，须发皆白；真阴不足，肝阳上亢，下虚上实，血压升高，头晕目眩；亢阳上扰，心肾不交，夜寐不安，心悸时作，动则胸闷，舌淡红苔薄，脉弱。予滋补肝肾，以固其本；平肝潜阳，宁心安神。

明天麻150g，天麦冬各150g，五味子60g，熟地黄200g，怀山药200g，山萸肉60g，粉丹皮100g，沙苑子100g，桑椹子100g，枸杞子100g，厚杜仲100g，补骨脂100g，益智仁100g，桑螵蛸100g，桑寄生150g，宣木瓜100g，五加皮100g，红景天100g，生黄芪150g，白茯苓100g，紫丹参150g，白菊花100g，嫩钩藤150g，夏枯草60g，北秫米150g，野百合150g，佛手干100g，炒麦芽150g，制香附100g，龟板120g。上药浓煎。紫河车粉50g，三七粉30g，砂仁粉30g，另冲入。曲白参50g，生晒参30g，另煎汁对入。鹿角胶100g，龟板胶200g，黄酒200mL，溶化对入。蜂蜜250g，麦芽糖200g，溶化收膏。早晚各服1匙，白开水冲服。

按：本例老年患者，肝肾不足，元气已亏，又兼肝阳上亢，上扰心神，予服膏方一料后觉精神振作，血压平稳，夜寐亦安。

例3：代谢综合征案

郭某，男，45岁，企业管理者。2016年12月15日就诊。

痰湿之体，形体肥胖，应酬频仍，又喜饮酒，湿浊内生，生活不规律，起居失常，兼之思虑劳心，脾虚失运，神疲乏力，肢体困倦，头胀且重，口黏不适，脘胀便溏。血生化检测：血脂、血尿酸偏高，肝功能异常，血糖临界状态，B超示：脂肪肝。血压145/92mmHg，舌淡胖，苔白腻，脉濡缓。治宜健脾助运，化痰泄浊，疏肝和营，清热利湿。

陈皮60g，半夏100g，潞党参200g，苍术150g，白茯苓

200g，泽泻200g，丹参200g，生山楂150g，薏苡仁300g，柴胡100g，淡黄芩100g，生黄芪200g，绞股蓝150g，红景天100g，郁金100g，冬葵子200g，川萆薢100g，炒扁豆200g，广木香100g，怀山药200g，决明子100g，茺蔚子150g，明天麻100g，木瓜100g，五加皮100g，生栀子100g，龙胆草50g，车前子200g，丹皮150g，平地木200g。上药浓煎。灵芝孢子粉30g，三七粉30g，砂仁粉30g，另冲入。鲜铁皮石斛150g，生晒参100g，西红花15g，另煎汁对入。龟板胶150g，鳖甲胶100g，溶化对入。木糖醇250g，溶化收膏。早晚各服1匙，白开水冲服。

按：本例患者，素体肥胖，又兼生活不规律，嗜食膏粱厚味，加之饮酒，饮食失节，湿浊内生，代谢失调，疾病丛生，故治宜健脾助运，化痰泄浊，疏肝和营，清热化湿。服用膏方后随访，精神好转，实验室检测生化指标基本正常。代谢综合征发病率逐年增高，与肥胖、饮食不节、运动量少等有关，其发展可引起糖尿病、痛风、高血压、脂肪肝、冠心病等疾病，故必须引起高度重视，膏方调治可以起缓图其效的目的。

膏方是在中医辨证论治原则指导下，正确运用中药，并经特殊的加工制成半固体的内服剂型，具有祛邪治病、扶正补虚、增强体质的功能，可以达到防病治病、强健机体、延年益寿的目的。

下篇

学术传承录

第一章　学术钩玄

一、非志无以兴邦，立学方可广才

余读本科之时，曾随王邦才老师抄方，得以受老师指点，引入中医之门，慕其宣畅曲解之才，敬其仁恕博爱之德。其教严，省病问疾，不能仿佛；其学谨，一方一理，无得参差；秉岐黄之古训，承长沙之遗风。然终因工作琐事，未能深学。去岁考研，十年后得重沐师恩，随其跟方左右，不甚感怀欣喜。期间王师赠余由中国中医药出版社出版《经典心悟与临证发微》一书，是书为老师三十余年从医之心得、体会、感悟。吾反复读之，于心有戚戚，若有所得，作此书评，为彰师之医道，冀能为同道后辈明理解惑。又恐吾之粗学鄙陋，未能全达师意，见笑于大方。全书三十余万言，录经典心悟廿九篇，阐《内经》、仲景之道，以彰其理；名家探隐三十三篇，述名医大家之论，以言其学；临证发微六十五篇，记实践真知之悟，以传其德。理奥趣深，曲径通幽，探微索隐。其义达，审阴阳开阖之机，发经文奥衍之隐；其治明，辨脉色神通之疑，察精气常变之妙。若能通读此书，反复揣摩、推敲，必能有所收获，正如王庆其教授为本书作序中所言："此书对广大有志于医者可以启迪思路，提高疗效，获益殊多。"

1. 志于经典，根于国学

古之立大事者，不惟有超世之才，亦必有坚韧不拔之志。百学须先立志。师少时学医，时值文革之后，百废待兴。中医学博大精深，师沉浸其中，如痴如醉，将《内经》《伤寒论》等经典，反复诵记，熟练于心。在舟山工作五年，更是潜心学问，将所得工资，多以购书。今年过年，吾随师姐看望老师，师语重心长，提醒我们趁年轻强记，多背多读，并将他少时做的笔记拿来给我们看，彼时纸张匮乏，纸页往往是半张废弃的处方纸，老师将其裁成手掌大小，做成风琴页，可供随时翻阅，时隔三十年，纸页已经泛黄，如片片杏叶，散落人间，然字迹清晰隽永，笔力遒劲，可见其心坚智苦，用思之精。青衿兹典，白首握卷，师现年近花甲，然跟师侍诊时，论及某方某条文，王师随口拈来，只字不差，让吾等后辈汗颜。王孟英云："苟非读书多而融会贯通于心，奚能辨证清，而神明化裁出其手，天机活泼，生面别开，不愧名数一家，道行千里也。"三十年来值此精勤不倦，乃为今之誉满杏林。

读经典，跟名师，做临床，为现今中医的学习深造指了一条明路，而王师又在此后加入"重国学"一句。中医之道之于国学，如参天之树之于土壤，非广袤肥沃不能育养；又如乘风之帆之于大海，非辽阔浩大不能承载。孙思邈云："若不读五经，不知有仁义之道；不读三史，不知有古今之事；不读诸子百家，则不能默而识之；不读《内经》，则不知有慈悲喜舍之德；不读庄老，不能任真体运，则吉凶拘忌，触涂而生。……若能具而学之，则于医道无所滞碍，而尽善尽美者矣。"王师在文、史、哲、经各方面都有涉猎，曾函授学习中国人民大学文史哲经专业三年，又酷爱书法，认为"书法最能修身养性，练心气，端行为"。所谓博观而约取，厚积而薄发，正因有雄厚的积累沉淀，王师才能在第二批全国优秀中医人才的选拔中，以浙江省第二名的成绩入选。而对国学的吸收应用，则要去伪存真，取其精华，弃其糟粕。

（1）道可道，合术数阴阳

以具而言，道家阴阳五行之说，为中医理论之基础；以象而言，老庄道法自然之治，为务虚求和之精髓。如《伤寒论》中，当归四逆汤中大枣用二十五枚，炙甘草汤中大枣用三十枚，乃其和于阳数、和于阴数之别，而后世历代医家鲜有注解此术数之义，盖此阴阳术数之理，小儿亦懂，无需注解。又如《列子·汤问》中所记两小儿辩日，以大小、温凉而推日之远近，正是古中医学阴阳的雏形。古之小儿，犹能解术数之义、辨阴阳之论，而现代之人，丢弃古训，反因其晦涩难懂而妄加批判，其悲也，其无知也。

（2）儒可教，修明德精诚

古有"不为良相，则为良医"之说，古之医学大家，多为当代大儒，宋以后更有儒医一说。明代徐春甫言："儒识礼义，医知损益。礼义之不修，昧孔孟之教，损益之不分，害生民之命。"儒家对医学的影响，在于仁德。医之大者，为国为民。医圣出而《伤寒》作，疗君亲而救贫贱；药王隐而《千金》传，彰大道而显精诚。张仲景、孙思邈博通百家，去礼教之束缚，存仁德以爱人，故能名传后世，芳德永馨。至于后世，喻昌归医律而倡自讼，濒湖谱本纲而行千里，更有朱肱、钱乙、许叔微、吴鞠通、王孟英，以至近代岳美中、秦伯未、程门雪，无不是儒医大家，前辈之修德仁爱、大医精诚，方使中医流传千古，踵事增华。

2. 勤于临证，重于实践

许勤勋在《勉斋医话》中云："有学识而无经验，则为纸上谈兵，无补实际，虽优亦劣；有经验而无学识，则为知其然而不知其所以然，刻舟求剑，必难化裁，虽优亦劣。故予谓学验并富，始得为国之秀者也。"王师尤重临床，多年来日诊百余人，不曾间断。每遇疑难杂症，必博极群书，参各方医考，之后反复揣摩，总结疗效。也是在长年的临床经验积累下，王师才能感悟先贤之理，推陈而致新。

王师学术思想，根源于《内经》《伤寒论》经典理论，传承于脾胃派学说，发挥于叶天士的学术思想，体悟于当代名医经验心得，在临床的反复实践中不断创新，自成王氏一派。王氏脾胃学说，其中心在于"致和"和"治中"两点。

（1）通为用，理升降致和

《内经》云："上古之人，其知道者，法于阴阳，和于术数，饮食有节，起居有常，不妄作劳，故能形与神俱，而尽终其天年，度百岁乃去。"《内经》养生的基本观点在于一个"和"字。王师在"生病起于过用""气增而久，夭之由也"两篇中也指出了疾病的生成在于"和"的破坏，并进一步提出中医治疗之根本在于"致和"。故以寒热调阴阳，阴阳和，则精神治；以补泻调气血，气血和，则生化衍；以引经调升降，升降和，则郁滞通；以五味调五脏，五脏和，则元真全。王师以《内经》"五脏元真通畅，人即安和""疏其气血，令其条达，而致和平"为基点，发微通法，认为人体以通为用，真气流通保持动态平衡以"致和"。而对于一些疑难杂症，王师擅用反激逆从法，以此衍化出的温清并用法、通补兼施法、气血同调法、升降相因法则是致和的更深入应用。

（2）柔为体，调阴阳治中

"脾为五脏之使""欲求阴阳之和者，必于中气""上下交损治其中"，王师重视脾胃功能，特别是对于一些疑难杂症，多从脾胃论治。尝遇一肿瘤患者，化疗后他医过投苦寒药及虫类毒药，甚者一方五十余味，来时纳差恶心，不进盐米，悲悲戚戚，感天怨地，自以为癌毒所致，诸药无用，觉时日无多，抱必死之志。师诊后，察疾病之变化，明症结之所在，不在于病而在于药，人以胃气为本，今以孱弱之躯，而受诸毒之侵，犹燎原之火之于朽木枯枝，铁骑大军之于残垣之城，皮之不存，毛将焉附，仓廪不在，谈何兵将。遂投以六君子加味，以顾护脾胃，寥寥数药，不足十味，而显效彰彰。患者初见药少，不甚信服，然一月过后，形如常人，胃口大开，诸痛皆消，遂不再言生死。

长沙之后，以至金元，治中多以温中、建中、补中之法，概因战乱四起，民生多艰，民病中气虚寒者多见。而太平盛世，南北互通，临海之人，多喜肥甘，甬地之民，嗜好烟酒，辛燥厚味，伤及胃阴者多矣，王师受启于刘完素"胃中润泽"理论，发微叶氏胃阴学说，创立"柔法"以完善仲景、李杲之脾胃学说。王师运用柔法，多用轻灵之品。益胃而不逆其通降之性，以石斛、沙参、瓜蒌皮、知母等育津液，养阴而不滋腻；以佛手、白芍、芙蓉叶、生麦芽等疏肝气，理气而不伤阴；以九香虫、生蒲黄、桃仁等通胃络，辛柔而不郁滞。其法本于临床实践，辨证施治，随症加减，效果卓然。

3. 贵于师教，馨于德风

《吕氏春秋》言："学者师达而有材，吾未知其不为圣人。"中医之道，在于传承。叶天士师十七人，王师早年师从甬上名医黄志强、钟一棠、王晖等老先生。黄老融通中西，经验丰富，在甬家喻户晓；钟老医术精湛，医德高尚，为宁波中医的发展做出了杰出的贡献。老师敬其严谨的态度、执着的精神，在《跟师心得》诸篇中多有论及，其中除对其学术思想的体悟，还有对其治学态度、仁心爱人精神的继承。后在优才培训期间，师又得以受路志正、朱良春、陆广莘、郭子光、王琦、王庆其等诸大家指点，深受启迪。特别是王庆其教授，他的博学广识、技精效实、仁爱厚德对老师的影响很大，曾往返沪甬二地跟师学习经年。

善之本在教，教之本在师。王师重视经验的传播和精神的传承，从事科教工作多年，桃李满天下，不少早年的学生现都已独当一面。师为人和善，然治学严谨，一丝不苟。教导学生临诊，必书籍贯、职业以知性情；形体、精神以求体质；嗜好、习惯以解病由。列寒热虚实，罗理法方药，前后相应，理据相考。闻师之教，沐春风以化雨，结桃李自成蹊。师言："医乃性命攸关之事，不得马虎，当避五过从四德，精通医术，审明人事，才能术业渐进。"而吾辈亦将通过老师，将这先辈的技艺和精神一代代传承下去。

王师处方用药，往往寥寥数味，价不过百余，然以效显而闻名，在甬有口皆碑，不少外地患者，如舟山、台州、温州等地，乃至外省、港台及外国患者，不辞路远劳顿，只为求一号，老师加班加点，无论多晚，都会一一接诊。王师胆大心细，敢于实践，用心精微，德风浩浩。尝遇患者治疗得需马钱子一味药，平常医院皆无，王师为其四处告求，又因其药毒性大，磨粉装袋，皆一手而成，用药之时，又反复叮嘱称量仔细，如遇不适，则要即刻致电。这种用思精而认真的精神使我们深受感动。

王师受先贤之教，慕范氏之风，常叹："但愿世间人无病，何妨架上药生尘。"师常言当今之世，过度医疗，过度用药，屡见不鲜。有病不治，是为中医。穷苦之人，散尽钱财而治病，病不深而心怨深；而富贵之人，常贪杯而乱服药，病不重而药害重。故师对贫苦困顿者，必低声切切，将心慰之，以去其病根；对于贪杯嗜物者，必当头棒喝，数列危害，以断其祸源。病根祸源已去，故不药而能愈矣。

究天人之际，通古今之变，成一家之言。王师对于经典的理解及其脾胃学说体悟，一言难以概全。即使细枝末节之处，若能细细体味，定能令人豁然开朗。吾辈同仁当研究经典、博览群书、随师临证、积累经验，方不负前人开路。在此与君共勉！

二、形神共治致中和学术特色钩玄

王邦才教授是全国优秀中医临床人才，浙江省名中医。他从事中医内科临床、科研与教学工作近 40 年，王教授立足于《内经》《伤寒论》等经典思想理论，致力于中医心理、心质学的研究，在临床实践中擅治各种身心疾病和内科疑难杂症，用药辨证精确，并配合中医情志疗法以达到机体的调和状态，具有形神共治特色。

1. 以和为期——形神一体的健康观念

形神一体的观点起于《黄帝内经》，是中医整体观的重要组成部分。形，指形体，包括人体的脏腑、皮肉、筋骨、脉络及充盈其间的精、气、血、津液；神，除了指人体的精神意识思维活动，包括神、魂、意、志、思、虑、智等，还包括了一切生理、心理活动的外在的体现。形与神互根互用，一损俱损。《内经》言："主明则下安，主不明则十二官危。"一个健康的人应达到形与神俱，除了脏腑、器官没有损伤，气血调和，还应达到心智健全、思想健康、社会关系和谐。《灵枢·天年》云："血气已和，营卫已通，神气舍心，魂魄毕具乃成为人。"形神一体的健康观念指实现形神的和谐，使之达到"和"的状态。正如《灵枢·本脏》对健康人的定义："血和则经脉流行，营复阴阳，筋骨劲强，关节清利矣。卫气和则分肉解利，皮肤调柔，腠理致密矣。志意和则精神专直，魂魄不散，悔怒不起，五脏不受邪矣。寒温和则六腑化谷，风痹不作，经脉通利，肢节得安矣，此人之常平也。"人之常平即健康的人，须气血和、脏腑和、志意和、寒温和。

气血和是人体动态平衡的体现，指的是气机顺畅、血脉调和。气机不畅、血脉不和，一方面致使人体的精微物质无法濡养五脏，另一方面导致病理产物壅滞机体，而产生各种病证。朱丹溪云："气血冲和，万病不生，一有怫郁，诸病生矣。"王师十分重视人体的气血调畅，他认为："流水不腐，户枢不蠹。人体的生命活动贵在气血流通。气血畅达，则脏腑经络、肌腠百骸、五官九窍的功能正常，才能保持'六脉匀平，九候若一'的健康状态。"正如张志聪曰："盖血气流通，而形神自生矣。"

脏腑和指以五脏为中心的身体机能的协调共济，相互为用。脏腑和体现了两方面的内容：一方面脏腑得到充分的滋养，能发挥各自的生理功能；另一方面各脏腑之间互相协调制约，气机通畅，以达到动态的平衡。张仲景云："五脏元真通畅，人即安和。"气血和是脏腑和的前提，只有气血充足，脏腑才能得到充分的濡养；只有气脉流畅，才不至于各种病理产物壅滞于脏腑。而同样，脏腑安和，五脏六腑各司其职，才能保证机体正常的生理功能，使精元充足、气血通畅。

志意和指的是人体的精神、意识、思维活动的正常。志意和与脏腑和的关系密切，《灵枢·本神》云："肝藏血，血舍魂……脾藏营，营舍意……心藏脉，脉舍神……肺藏气，气舍魄……肾藏精，精舍志。"脏腑功能正常强健，则精神活动正常，神志清晰，思维敏捷，反应灵敏，意志坚定，睡眠安和；而精神意志反过来也能影响脏腑功能，如七情变化可损及各自的脏腑，影响脏腑气机。这也反映了形神关系的密不可分。

寒温和指人体能够适应外界环境的变化，并做出适应性的调整。身体达到寒温调和，首先要正气充足，气血调达，才能抵御六淫外邪。如感受风寒后，机体奋起发战，腠理开，使邪从汗出，以恢复平衡。若正气不盛，不耐寒热，易受外感、内伤之邪，人体则失于"和"的稳态。其次，做到寒温和还要懂得顺时养生，趋利避害，如《灵枢·本神》曰："故智者之养生也，必顺四时而适寒暑，和喜怒而安居处，节阴阳而调刚柔，如是则僻邪不至，长生久视。"《素问·四气调神大论》则提出"春夏养阳，秋冬养阴"的四时养生原则。

王师认为健康的本质是和谐，即"阴平阳秘，精神乃治"。这个和谐，需要脏腑阴阳的寒热共济，需要气血形神的动静相求，内和于五脏气血，外和于天地自然，顺应四时，谨和五味，才能形与神俱，达到真正的健康。

2. 治形理偏——师古不泥的用药特色

"形"为神之舍。人的身心活动、思维意志均离不开"形"的支持和充养，只有脏腑功能正常、气血充盈、经络通畅，才能使志意安和。《灵枢·平人绝谷》曰："气得上下，五脏安定，血脉和利，精神乃居。"张景岳云："凡欲治病者，必以形体为主。"故治形是调治疾病的基础。王师在治形上，有丰富的经验，我将其核心思想概括为以下两点。

（1）纠偏求和

导致形体发生疾病的原因有很多，《黄帝内经》中用了一句话来概括，即"生病起于过用"。或有外界环境的六淫之过，或有人体自身的七情之过，加之饮食不节、起居无常，以至于人体失去了"和"的状态，引起阴阳平衡的失常，而导致各种疾病。而医者利用药物、针灸等治疗，就是为了调节平衡，使之重新回到"和"的状态，即《内经》所言："谨察阴阳之所在而调之，以平为期。"

历代许多医家在辨证论治的原则下，积累了丰富的经验。王师精研经典和各家学说，兼收并蓄，圆机活法。他认为各学术流派都有其特色，如朱丹溪的"阳常有余，阴常不足"，刘完素的"六气皆从火化"，李杲的"内伤脾胃，百病由生"，张从正的"汗、吐、下三法""攻邪论"等，都是在特定的时代背景与地理环境中形成的，各有特色。但也存一定偏颇，我们在运用上则应选择性地继承，而不能盲目推崇，取其所长而避其不足。并不是说滋阴派就不用温药，火神派就不用寒药，必据证而治，因证而变，以和为期。李中梓言："子和一生岂无补剂成功？宁斋一生宁无攻剂见效？"叶天士所言："剂之寒温，视疾之凉热。"中国地大物博，地理环境、气候不一，古人尚可以偏安一隅，墨守一方，但现代人信息极为畅通，饮食习惯、生活规律都有了很大的改变，丰盛的物质，激烈的竞争，环境的恶化，高精尖诊疗设备的引入，传染病及感染性疾病得到有效控制，人类平均寿命显著延长，伴随而至的是疾病谱、死因谱发生了改变，与经济、社会、环境、生活方式、个性等因素相关的肿瘤、心脑血管病、代谢病等非传染性疾病成为人类健康的首要威胁，单纯生物医学模式面对这类疾病显得苍白无力。其次，对抗性治疗思路下过度治疗的危害日益凸显，最典型的是抗生素滥用致害与药物不良反应的增加，恶性肿瘤过度放化疗、过度手术反致患者生存期缩短等，这些都给医学带来了新的挑战。

王师临床强调三因制宜，辨体、辨病、辨证结合，重经典而融合历代医家之长，善用经方，也吸收时方，辨证为先，审因论治，毫无成见，择善而从，惟以疗效为指归。重视体质对人体

的影响，养形为先，师古不泥。不少医案中都可见其辨证精确独
到，用药灵活应变。如治外感热病，风温肺热证常用麻杏石甘汤
合小陷胸汤加味；伤寒（沙门氏菌感染）常用大剂葛根芩连汤获
效；病毒感染性发热则用小柴胡汤加味以治；湿温病惯用三仁汤
与黄芩滑石汤；夏季暑温发热则常用新加香薷饮与白虎汤，经方
时方融汇一炉。治内科杂病，如一老翁头晕目糊经年，耳鸣，夜
寐不安，尿频尿急，神疲乏力，脘腹作胀，纳谷不香，稍有不慎
即腹痛腹泻，舌淡红苔稍腻，脉弦细，老师采用叶天士"上下交
损，当治其中"之训，用附子理中汤加味取效。又如治一中年女
性，患泄泻十余年，肠镜检查无明显异常，遍用中西药治疗，用
时有效，过后即泻，日泻 3～6 次不等，泻而不爽，便夹黏液，
形寒怕冷，月经不调，夜寐不安。老师仿刘完素"末治久泄法"
用乌梅丸加减，药取黄连、黄柏、附子、干姜、乌梅、炒白芍、
仙鹤草、生甘草，经治而愈。又治一中年男性，私营业主，自述
近年来极度疲劳，几不能工作，全身困倦，动则气喘，坐则昏昏
欲睡，开车不出 10 分钟即哈欠连连，曾住院检查治疗，除血脂、
尿酸偏高外，余无异常，服用多种补品如人参、铁皮石斛、冬虫
夏草等，未见效验，亦用中药调治，疲劳有增无减。老师观其形
体偏胖，舌红苔略腻，脉弦滑，知非虚证，乃工作操劳，生活不
规律，酒食不节，湿热内积，加之误补致害，径用重剂龙胆泻肝
汤，正本清源，反起奇效。

　　运用反激逆从，理偏求和也是王师用药的一大特色。因临
床所见疑难杂症，往往寒热错杂，虚实并见，升降失常，开阖失
司。纯攻纯补，纯寒纯热，单向治疗，往往难以奏效，此时老师

通过采用相反、相逆的药物配伍，达到相激相成、理偏求和的治疗作用。老师指出经方之所以能治疗复杂疑难疾病，在于经方配伍的最大特点是相反相制配伍，古人有云："杂合之病，必须以杂合之药治之。"仲景组方中常根据药性（四气、五味）、功效及作用趋势（升降沉浮）对立配伍，以起相反相成、理偏求和之功。如治胃热脾寒的栀子、干姜相伍，治外寒内热证的麻黄、石膏配伍，治上热下寒证的黄连、干姜相伍，更有用猪胆汁之寒配附子之热等。五味中有辛、酸相伍，以辛能散开、酸能收敛，使散中有收，如桂枝与芍药、细辛与五味子等；有辛开苦降，如半夏、干姜、黄连、黄芩；苦甘合化，如黄芩、黄连、芍药、阿胶；酸苦辛合，如乌梅、黄连、黄柏、细辛、川椒；辛甘润同施，如当归、芍药、桂枝、细辛；温凉润相济，如半夏、石膏、麦冬。仲景更是针对复杂的病证，采用相互掣肘的治疗方法而取效，如石膏与人参，清热祛邪与益气生津扶正同用；芍药与附子，养阴与温阳同用；麦冬与半夏，滋阴与燥湿并用；厚朴与人参，行气与补气并用等。王师深悟其理，临证遇疑难重症，每能深思用巧。如治一男性，患伤寒（沙门氏菌感染）反复发热50余天，下利无度，遍用抗生素无效，邀中医会诊，诊时患者寒战高热与下利无度并存，大便培养霉菌生长，老师嘱停用抗生素，用大剂葛根芩连汤加西洋参、陈仓米，二剂而泻止，复用上方合白虎汤，5剂而热退、身凉，后予竹叶石膏汤加味调治而安。辨证准确，用药丝丝入扣，令西医大夫为之折服。王师取升降相因之意创立加味升降散治疗神经痛等，能达到出奇制胜的效果。王师强调，寒热并用、通补兼施并不是将所有的药一锅混杂，须要审证求机，辨清主次。如用补中益气汤加竹叶、栀子治疗口疮病，补消兼施，但以补为主、消为辅；又如用加味薏苡附子败酱散治疗溃疡性结肠炎，重点在清化湿热、理血和营，然"湿为阴邪，非温不化"，故用附子反佐，剂量宜小。

（2）以通致和

盖人体是有机的整体，气血津液只有正常流通，如环无端，才能内溉脏腑，外濡肌腠，以供生生不息之机，保持"六脉匀平，九候若一"的健康之态。举凡外邪侵袭、情志失调、饮食失节等犯扰人体，必致气血凝滞，阴阳失调，脏腑功能紊乱，而诸疾蜂起。正如朱丹溪所说："气血冲和，万病不生，一有怫郁，诸病生矣。故人身诸病，多生于郁。"气、血、痰、火、湿、食几乎涵盖了临床疾病致病因素的全部。人体脏腑经络、气血津液遇病邪侵袭，导致郁滞不通是疾病产生的根本。对此，清代名医王孟英有一段十分精辟的论述："夫人，气以成形耳，法天行健，本无一息之停。而性主疏泄者肝也，职司敷布者肺也，权衡出纳者胃也，运化精微者脾也，咸以气为用者也。肝气不疏则郁而为火，肺气不降则津结成痰，胃气不通则废其容纳，脾气不达则滞其枢机。一气偶愆，即能成病。推诸外感，理亦相同。如酷暑严寒，人所共受，而有病有不病者，不尽关乎老少强弱也。以身中之气，有愆有不愆也。愆则邪留著而为病，不愆则气默运而潜消。调其愆使之不愆，治外感内伤诸病无余蕴矣。"短短200余字，阐明了不通是人体病理之本。由此王师在张仲景"五脏元真通畅，人即安和"的基础上，受叶天士"凡病宜通"思想的启迪，提出了"以通致和"的观点，并创立"通法"。本法针对

"郁滞不通"病机而设，凡具祛除病邪、协调脏腑、疏通气血、疏布津液、通经活络之功的方法都属"通法"范畴。同时根据人体郁滞不通的不同机理又可细分许多具体治法，中医文献中有关宣通、通泄、通利、通腑、通乳、通阳、通经、通窍等都属"通法"范围。《医学真传》中云："夫通则不痛，理也，但通之之法各有不同。调气以和血，调血以和气，通也；下逆者使之上行，中结者使之旁达，亦通也；虚者助之使通，无非通之之法也，若必以下泄为通，则妄矣。"正如《医学心悟》中所说："一法之中，八法备焉，八法之中，百法备焉。"

现代人的生活水平不断提高，各种代谢性的疾病发病率逐渐升高，而许多人处于高紧张、高压力的工作环境下，却缺乏运动，饮食上则务快于口舌之欲，多食肥甘厚腻。《素问·奇病论》云："肥者令人内热，甘者令人中渴。"而这些人群表现出形丰、身重、疲劳、乏力、纳差、口干等症，必用通法取效，既能祛除病邪，又能疏通人体脏腑气血，王师常用越鞠四逆散、龙胆泻肝汤、小柴胡汤、逍遥散、血府逐瘀汤等清通之剂，化裁古方，而为新用，切不可妄投滋腻之品，更加导致气血壅滞不通。王师也倡导鼓励患者养成良好的生活习惯，多做有氧运动，如打乒乓球、打太极等，以保持气血舒畅，防患于未然，则体格强健，百病不得而生。

"以通致和"不仅仅体现在祛邪上，而在补法之中，也应刚而不燥，柔而不腻。如王师曾治一例下肢动脉硬化闭塞症患者，用方取阳和之意，而用黄芪、附子代熟地，益气温通之品易厚味滋腻，提高了温通络脉之功。又如王师化裁理中汤，自拟复方治中汤，在原方基础上加入青陈皮、玫瑰花、薏苡仁，补中寓通，补中而不至痞胀，通降而不至伤气，故称"治中"。

3. 治神养真——专一契心的医匠精神

《灵枢·九针十二原》提出："粗守形，上守神。"治神，是中医学整体观念的体现，也是中医精髓之所在。《素问·汤液醪醴论》云："精神不进，意志不治，故病不可愈。"形神关系是辩证统一的，形是神之体，神为形之主，统领形体一切生命活动，同时，神也是人体生命连接社会环境的自然枢纽。治神内容包括调治医者之"神"和调治患者之"神"。治医者之神，即要求医者做到"魂魄不散，专意一神，精气不分，毋闻人声，以收其精，必一其神"，"凡刺之真，必先治神"。在注重医生自身修养的前提下，了解和掌握病人的心理和精神状态，重点治疗病人心理、精神层面的"神"并充分调动患者的"元神"，发挥患者元神主宰的整体调控作用，从而达到形与神俱、阴阳和谐的健康状态。

（1）安和志意

王师认为，心理因素对人体的影响不可忽视。早在先秦时期，古人就提出了七情致病的病机。七情所伤易损伤气机，使气血失和，故调节情志是治神的关键。现代人因为社会节奏增快、工作压力增大的一系列问题，导致精神疾病及心理相关性疾病的发病率逐年上升。人体处于社会之中，是微小的个体，容易受环境所影响，而人的心理活动则主导了人的整体，贯穿疾病的始终，所以针对患者的情志因素，除了通过药物来治疗，还应该通过整体情志调节来治疗。《圣济总录·治神》曰："凡以形体之乖和，神先受之，则凡治病之术，不先致其所欲，正其所念，去其所恶，损其所恐，未有能愈者也。"《医方考·情志门》云："情志过极，非药可愈，须以情胜。"王师总结了历代中医情志疗法，创建了气机互调法、阴阳相胜法、五行情志相胜法、祝由疏导法、移情易性法、内调自省法、暗示解惑法等心理疗法。在治疗过程中辅以顺应自然、移情易性、突然刺激以及针灸等调神法，针对不同工作背景、不同文化程度、不同经济条件的患者采用不同沟通方式，减少患者痛苦，提高生活质量。

　　但治神不仅仅是调节情志，中医学对人心、神、形的认识远比现代心理学所涵盖的内容更加丰富。中医学认为神包括两个层次，广义的神是指一切生理、心理活动的主宰，又包括生命活动外在的体现，狭义的神是指精神、意识、思维活动。李良松等认为心质的概念最接近神的概念，提出中医心质学不仅包括西方心理学的内涵，还包括人的道德层面、气质层面、品格层面和灵性层面的特质。王师指出："广义的神内涵更为广阔，所以中医治神除了调节心理情志、提升道德修养、培养气质品格、发展灵性智慧，还包括生命在时间和空间上的协调，而'神'则是内外联系的纽带。"《黄帝内经》提出了养生的法则是"法于阴阳，和于术数"。在时间上，应"春夏养阳，秋冬养阴"，"先立其年以明其气，金木水火土运行之数"，在空间上应"处天地之和，从八风之理"，在饮食上应"谨和五味，食饮有节"，在精神上应"内无眷慕之累，外无伸宦之形"，在心性上应"恬淡虚无，真气从之"。所以王师经常和患者强调要适度运动，调畅情志，修养心性，树立健康的生命观。

（2）医患相得

医生在医疗过程中对患者产生的影响是巨大的，可是说是直接作用于患者的情志活动，所以和谐的医患关系，需要医患共同建立。医生不能剥离患者，作为一个旁观者高高在上地俯视患者，也不能委顺其意，任其好恶。医患相得需要医生和患者共同"治神"，但医患关系中，起主导作用的还是医生。《大医精诚》言："凡大医治病，必当安神定志，无欲无求，先发大慈恻隐之心，誓愿普救含灵之苦。"王庆其说过："当前医患关系存在着诸多矛盾……医学要有人的温度，而不是机器的冰冷。如果医生盲目依赖崇拜技术，而把病人仅仅当成一个疾病的载体，一个病菌的载体，那就背离了医学的根本。"建立患者的信任感和权威感是"治神"的关键。"拘于鬼神者，不可与言至德；恶于针石者，不可与言至巧。病不许治者，病必不治，治之无功也。"患者信任医生，必然事半功倍。

《素问·疏五过论》中提出了医生在诊病过程中的具体规范，即医生应精通医术，审明人事。患者的社会地位、饮食嗜好、生活习惯、既往经历等这些看似与疾病毫无关系的因素其实正是疾病产生的原因，也是影响"神"的重要因素。王师曾诊治一例儿童转换性癔症，该患儿发作时胸腹剧痛，双手扶胸，气喘，时作尖叫，汗出，肢体抖动，目睛上翻，涕泪俱出，持续 10 ～ 40 分钟，曾多次去各大医院住院检查无明显器质性问题，患者家长否认有精神刺激等因素。王师胆大心细，治病之始，首先建立了患者信任感，在与该患儿的沟通中，王师所用的语气皆是肯定语气，在患儿心中树立了威信。治病之时，他留患儿在一旁侍诊，便于随时观察，从蛛丝马迹中，发现患儿聪慧、敏感、早熟，且多次陪同就诊住院、代述病情的一直是其父亲，后询问得知患儿母亲刚生了二胎。由此已知患儿心结所在，后王师多次鼓励、劝慰，祝由疏导，并用针灸刺激、情志相胜法配合中药养血平肝，平冲降逆，治疗一月后，患者病情稳定，随访半年未发。在功能性胃肠病的治疗中王师非常重视形神共调，指出当今精神刺激、情志不遂、心理障碍是脾胃病重要的致病因素，现代医学亦认识到本病的发生是"脑－肠轴"互动异常。故王师治疗或安养心神调治脾胃，或疏肝理气调治脾胃，且医患相得取效明显。

4. 结语

中医的形神观可追溯到《黄帝内经》时期，《灵枢·阴阳二十五人》就把人体的躯体形态和心理素质相结合，现代医学也逐渐认识到这一点，将诊疗模式从生物医学模式向生物－心理－社会模式发展。王师形神共治致中和的学术思想，是对传统中医的继承，是对中医源流的返本，也是现代医学的发展方向，是对未来医学的开新。只有形神共治，才能使躯体和心理真正达到"和"的状态，才能"形与神俱，尽终其天年"。

三、"治病宜通"学术观点构建

王邦才主任在长期临床实践中，考古参今，受张仲景"五脏元真通畅，人即安和"思想启发，提出了"治病宜通"的学术观点，并在临床上形成了一整套以通为用的治疗方法，获得了很好的效果，现将其这一学术观点作一探述。

1. 通是人体生命活动的基本形式

《易经》云："天行健，君子以自强不息。"自然界，流通是永恒的，人的生命亦然。人体以五脏六腑为核心，通过经络将四肢百骸、五官九窍等各个组织器官有机地联系在一起，人体各脏腑、组织器官都是在畅通的条件下，进行着环流不息的运动变化和新陈代谢，保证了各自的生理功能和人体健康。

（1）五脏元真通畅，人即安和

张仲景在《金匮要略》的首篇即开宗明义地指出："若五脏元真通畅，人即安和。"心主血脉，必须以心气的充沛和脉道的通畅为基本条件，脉道通利，血液才能在脉中循环不息，心脏才能主神志成五脏六腑之主。肺主气，司呼吸，主宣发肃降，肺气必须通畅舒展，内外气体才能得以交换，水道才能通利，皮毛才能开阖。脾位居中焦，通达上下，主运化，升清降浊，为人体气机升降之枢纽，脾气散精，化生水谷精微，"洒陈六腑而气至，和调五脏而血生"，使水津四布，五经并行。肝主疏泄，具升发之性，肝气疏通畅达，则气机调畅，情志安和，血运正常，胆汁疏通，助胃消化。肾主水液，藏精，肾精既要藏又要通泄，才能有生殖发育，而肾中阳气的通畅与气化调节水液的代谢。人体不但自身以五脏为中心组成一个有机的整体，而且与自然界亦是一个有机的整体，所以五脏又通五腑、五官、五体、五志、五音、五行、五气、五色、五味。如《灵枢·脉度》说："心气通于舌，心和则舌能知五味矣；肺气通于鼻，肺和则鼻能知香臭矣；脾气通于口，脾和则口能知五谷矣；肝气通于目，肝和则目能辨五色矣；肾气通于耳，肾和则耳能闻五音矣。"

（2）六腑以通为用

六腑包括胆、胃、小肠、大肠、膀胱、三焦，六腑主管饮食物的受纳、消化、吸收，以及代谢物的传导、排泄。《素问·五藏别论》言："水谷入口，则胃实而肠虚，食下则肠实而胃虚。"《素问·灵兰秘典论》云："大肠者，传导之官，变化出焉。小肠者，受盛之官，化物出焉……三焦者，决渎之官，水道出焉。膀胱者，州都之官，津液藏焉，气化则能出矣。"因此六腑的特性是以"传化"为主，以通为顺。正如《素问·五藏别论》所说："六腑者，传化物而不藏，故实而不能满也。"同时还特别指出三焦是运行人体元气、水谷精微和水液代谢的通路，《中藏经》说："三焦者……总领五脏六腑，营卫经络，内外左右上下之气也。三焦通，则内外左右上下皆通也，其于周身灌体，和内调外，荣左养右，导上宣下，莫大于此者也。"它代表了多渠道、多功能系统，但总以通行为主。

（3）气血津液以流通为贵

气血是构成人体和维持人体生命活动的基本物质，是人体功能活动的动力所在，它在体内不停运行，以通为运。气的基本运动形式是升降出入，《素问·六微旨大论》云："升降出入，无器不有。"说明人体各脏腑均在进行着气的升降运动，是生命活动的表现，如运行止则生命息。《素问·六微旨大论》云："非出入，则无以生长壮老已。非升降，则无以生长化收藏。"而气又有元气、宗气、卫气、营气等之别，其升降出入的通路各异。元气由先天之精所化生，又赖水谷精微的不断滋养，依赖三焦的通达而运行全身，维持脏腑、经络、生殖、发育等生理功能。"宗气者，积于胸中，出于喉咙，以贯心脉，而行呼吸矣。"营气由水谷精微所化生，通过血脉而运行周身，发挥滋养作用，《素问·痹论》云："营者，水谷之精气也，和调于五脏，洒陈于六腑，乃能入于脉也，故循脉上下，贯五脏络六腑也。"卫气其性慓悍滑疾，活动力强，行于脉外，遍布全身，发挥"温分肉，肥腠理，司开合"的功能。故人之所生，气行为先，气之所行，无处不到，内而脏腑，外至皮腠，始终处在运行之中。血液是由多种物质所化生的一种红色流动的液体，主要来源于水谷精微，《灵枢·决气》说："中焦受气取汁，变化而赤是为血。"血液循行于脉管之中，流布全身，内至五脏六腑，外达皮肉筋骨，灌溉全身，无处不至，以营养全身。《素问·举痛论》说："经脉流行不止，环周不休。"说明血液在经脉中不是静止的，而是流动的。

津液是水谷经过脾胃运化吸收，再经三焦气化作用分别转化而成。《素问·经脉别论》云："饮入于胃，游溢精气，上输于脾，脾气散精，上归于肺，通调水道，下输膀胱，水精四布，五经并行。"说明津液的化生，源于水谷，通过脾的转输，肺的宣降，三焦水道的通调来完成。津液对人体主要起着滋润、濡养的作用。因津能渗透，浸润于肌肤组织之间，滋养肌肉，充养皮肤，调节体温，维持正常的生理功能；液则流行，输注于关节脑髓之间，以濡润孔窍、枢利关节。《灵枢·决气》说："腠理发泄，汗出溱溱，是为津……谷入气满，淖泽注于骨，骨属屈伸，泄泽，补益脑髓，皮肤润泽，是为液。"说明津液必须在流通的情况下，才能发挥滋养、濡润作用。

（4）经络以通为畅

经络是由经脉和络脉组成，《灵枢·海论》说："夫十二经脉者，内属于脏腑，外络于肢节。"经络是运行全身气血，沟通表里上下，联络脏腑器官，濡养脏腑组织的通路，具有感应传导和调节体内各部分功能活动的作用，《灵枢·经水》说："经脉者，所以决生死，处百病，调虚实，不可不通。"所以经络通畅才能把人体的五脏六腑、四肢百骸、五官九窍、皮肉筋脉等组织联结成一个有机整体。气血通过经络运行在各脏腑组织起濡养作用。经络通畅，经气才能畅行，才具备协调各脏腑组织器官的功能。故经络以通为常，不通则病。

2. 郁滞不通是人体病机所在

盖人体是有机的整体，气血津液只有正常流通，如环无端，才能内溉脏腑，外濡肌腠，以供生生不息之机，保持"六脉匀平，九候若一"的健康之态。举凡外邪侵袭，情志失调，饮食失节等犯扰人体，必致气血凝滞，阴阳失调，脏腑功能紊乱，而诸疾蜂起。正如朱丹溪所说："气血冲和，万病不生，一有怫郁，诸病生矣。故人身诸病，多生于郁。""郁"非专指情志之郁，其本意为"芳草繁盛""气味浓烈"，引申为集聚不得散发。因此，"郁"字又有积、聚、滞、塞等意。王安道《医经溯洄集》有言："郁者，滞而不通之义。"故《内经》有"五郁"之说，丹溪有"六郁"之论，戴思恭在《金匮钩玄》中说："郁者，结聚而是不得发越也。当升者不得升，当降者不得降，当变化者不得变化。此为传化失常，六郁之病见矣。"可见郁为"通"态改变的一种语言表达形式。《内经》五郁缘于运气太过与不及而发生，显然属于外感病范围。丹溪六郁（气、血、痰、火、湿、食）几乎涵盖了临床疾病致病因素的全部。是以王师认为："人体脏腑经络、气血津液遇病邪侵袭，导致郁滞不通是疾病产生的根本所在。"对此，清代名医王孟英有一段十分精辟的论述："夫人，气以成形耳，法天行健，本无一息之停。而性主疏泄者肝也，职司敷布者肺也，权衡出纳者胃也，运化精微者脾也，咸以气为用者也。肝气不疏则郁而为火，肺气不降则津结成痰，胃气不通则废其容纳，脾气不达则滞其枢机。一气偶愆，即能成病。推诸外感，理亦相同。如酷暑严寒，人所共受，而有病有不病者，不尽关乎老少强弱也。以身中之气，有愆有不愆也。愆则邪留著而为病，不愆则气默运而潜消。调其愆使之不愆，治外感内伤诸病无余蕴矣。"短短 200 余字，阐明了不通是人体病理之本。魏念庭亦云："脏腑有实邪积聚，则血脉所有之隧道，气行血走之营卫，津注液输之支系，皆凝滞格阻而为患矣。"证之临床，气机不通，则致气滞、气逆、气结、气闭、气郁，血运不畅则生瘀滞，水运不通则生痰、生湿、留饮。六腑以通为用，以降为顺。胃失和降，则生痛、胀、便秘，或呕吐、呃逆、嗳气；大肠失于通畅，则传导变化功能失调，致排便不畅，便秘；胆腑失于通降，则胁肋胀满疼痛、腹胀、呕吐、黄疸；小肠失于通降，则影响二便排泄和食物的消化吸收；膀胱失于通降，则排尿不利，出现尿痛、涩、频、急、潴留。心主身之脉，血脉不通畅，则生胸痹心痛、心悸、怔忡；肺主气司呼吸，主宣发肃降，失于通畅则为喘咳、痰饮、肺胀、肺痈；脾运不通畅，则生痰、湿、饮，为痞满、胀痛、呕恶；肝主疏泄，气机不通畅，则将致气血津液郁滞不达，情志郁滞不舒；肾失于通畅，则水道不利为肿，气失沉降为喘。古代医家还认识到疾病严重出现死候，皆是隔塞不通而成，《素问·热论》云："三阴三阳，五脏六腑皆受病，荣卫不行，五脏不通，则死矣。"《素问·生气通天论》云："病久则传化，上下不并，良医弗为。故阳畜积病死，而阳气当隔，隔者当泻，不亟正治，粗乃败之。"文中"上下不并"，王冰注云："病之深久，变化相传，上下不通，阳气否隔。""当隔"即"挡隔"也，"阳气当隔"乃"三阳畜积，怫郁不通"之意。阳热蓄积于内，壅塞升降之机，上下不得转旋，内外不得交通，不惟粗工败亡，即便良医也难免为之束手。经络气血运行周身上下内外，何处郁滞何处为病，郁甚不通则难免败亡。由此可见，郁滞是普遍存在的病理因素和病理基础，是疾病发病的共同规律和实质，在此基础上疾病呈现寒热虚实的不同表现。

3. "治病宜通"思想的内涵

王师指出："治病宜通，但通之之法，则有广义、狭义之别。"狭义之通法，乃指宣通郁滞、通利二便之法。北齐医家徐之才首发"通可去滞"之论，并将其列为十剂之一，后之医家多循其义。刘完素云："留而不行为滞，必通剂而行之。"张从正则进一步阐述其义，指出："所谓通剂者，流通之谓也。通因通用。虽通与泻相类，大率通为轻而泻为重也。凡麻痹郁满，经隧不流，非通利莫能愈也。"李时珍在十剂释义中指出："滞，留滞也，湿热之邪留于气分……宜淡味之药上助肺气下降，通其小便，而泄气中之滞，木通、猪苓之类是也。湿热之邪留于血分……宜苦寒之药下引，通其前后，而泄血中之滞，防己之类是也。……故淡味之药，谓之通剂。"可见这里的通法主要是指祛除湿热滞留，通利二便的一种治法。

广义的"通法"，凡能祛除病邪，消除气血津液运行阻滞，协调脏腑功能的方法都属通法范畴。为此，在治疗上，早在《内经》就发"谨守病机，各司其属……必先五脏，疏其血气，令其条达，而致和平"之论，《灵枢·终始》云："和气之方，必通阴阳。"《灵枢·邪客》指出，"补其不足，泻其有余，调其虚实，以通其道而去其邪"，以"决渎壅塞，经络大通，阴阳和得"。《内经》在提出五郁时，并提出了五郁的治法："郁之甚者，治之奈何？岐伯曰：木郁达之，火郁发之，土郁夺之，金郁泄之，水郁折之。"（《素问·六元正纪大论》）归纳这五种治法的实质，不外一个"通"字。无怪乎张从正指出：《内经》一书，惟以气血流通为贵。"后张仲景提出了"五脏元真通畅，人即安和"的观点，其所创旋覆花汤散结通络治疗肝着，实开"通法"之先河。《备急千金要方》云："凡疗诸病，当先以汤荡涤五脏六腑，开通诸脉。"张子和治病力主"陈莝去而肠胃洁，癥瘕尽而荣卫昌"，"使上下无碍，气血流通，并无壅滞"。叶天士在这些观点的启发下，演绎推广前贤"通法"之义，在临床实践中提出了"凡病宜通"的治疗学思想。叶氏认为百病之生，皆因郁滞痞塞、凝结不通而成。因此治疗必须突出一个"通"字，指出"大凡经脉六腑之病，总以宣通为是"，"六气客邪，可通可泄"，并提出了一整套以"通"为主的治疗方法，赋"通"以新义，指出"通非流气下达之谓，作通阴、通阳训则可"，"通字须究气血阴阳，便是看诊要旨矣"，又云："至于气血虚实之治，古人总以一'通'字立法，已属尽善，此'通'字，勿误认为攻下通利讲解。"可见其所述通法已大大超越了徐之才原义。其后医家又各抒己见，多有发挥。清代李宗源在《医纲提要》中指出："通之义有三：一曰宣通……二曰攻通……三曰旁通。"韦协梦在其《医论三十篇》中亦云："人身三百六十五窍，窍通则气顺……故治病以理气为先，而用药以通络为主。"而高士宗则对前人通法运用经验作了总结，在其《医学真传》中云："夫通则不痛，理也，但通之之法各有不同。调气以和血，调血以和气，通也；下逆者使之上行，中结者使之旁达，亦通也；虚者助之使通，无非通之之法也，若必以下泄为通，则安矣。"故王师明确指出："广义的通法其外延概念较广。它是针对郁滞不通病机而设。凡具祛除病邪、协调脏腑、疏通气血、疏布津液、通经活络之功的方法都属通法范畴。"同时根据人体郁滞不通的不同机理又可细分许多具体治法，正如下法有攻下、温下、润下一样，其实汗、吐、下、温、清、和、消、补八法之中皆寓"通法"，中医文献中有关宣通、通泄、通利、通腑、通乳、通阳、通经、通窍等都属通法范围。正如《医学心悟》中所说："一法之中，八法备焉；八法之中，百法备焉。"

4. 以通为主治法举要

（1）宣通玄府法

宣通玄府法是金元四大家之首刘完素提出的一种独特的治疗方法。刘氏认为，玄府不仅仅是《内经》所述的汗孔概念，所谓"玄府者，无物不有，人之脏腑、皮毛、肌肉、筋膜、骨骼、爪牙，至于世之万物尽皆有之，乃气出入升降之道路门户也"。玄府是人体各种组织腠理的统称，是气液运行的通道。如果玄府通畅，则气液流行无阻，四肢、耳目、脏腑、肌肤、骨髓、毛发皆得营养而维持其正常功能。若玄府闭塞则气液不通，而诸病由作，诸如痞塞、郁结、肿满、泻痢、水肿、淋证、耳聋、目盲以及中风等多种病证，都与玄府气液不通有关。宣通玄府法，就是针对不同病证，选用辛苦之药，或寒或热，辛开苦降，发散开郁的治法。郁结开通，气液得行，邪积自除。刘氏认为"辛热能发散开通郁结"，但又同时指出"非谓辛甘热药属阳，能令汗出"，"石膏、滑石、甘草、葱豉之类寒药，皆能开发郁结"，其宣通玄府之郁结，善用辛苦寒药，"盖辛能发散，开通郁结，苦能燥湿，寒能胜热，使气宣平而已"。如其创制的防风通圣散，既用辛苦温之防风、麻黄、荆芥、葱白、生姜等宣散发越开通之品，又用辛凉或辛苦寒之薄荷、连翘、桔梗、滑石、栀子等疏利宣透泄越之品，也用苦寒或咸寒之大黄、黄芩、芒硝等导滞除积、通降之药，佐以调和气血之味，共达宣通玄府、解表泄里、祛风散寒、清热除湿、散结导滞、通行气血之效，而被广泛用于临床多种病证。

（2）通阳法

通阳法主要治疗寒湿、阴浊、痰饮等阴邪僭逆，阳气受蔽，不得舒展而致的伤寒、胸痹、肿胀、呕吐、泄泻、痹证、湿阻、痰饮、胃痛等疾。正如叶天士所云："欲驱浊阴，急急通阳。"王师用药一般以辛温宣通阳气为主，随机化裁。如阴寒上乘胸阳，心阳阻遏而成胸痹之证，仲景以瓜蒌薤白白酒汤或瓜蒌薤白半夏汤等通阳宣痹，叶氏每以"辛润苦滑通胸中之阳，开涤浊涎积聚"，药用薤白、桂枝、姜汁、瓜蒌皮、半夏、茯苓、厚朴、石菖蒲；若邪热与寒、痰、湿等互结中焦，中阳受困，升降失司，浊气痞塞，症见胸脘胀闷或疼痛、呕吐、嗳气、腹胀、肠鸣下利者，其"病在肝胃，当通阳泄浊"（叶天士语），予半夏泻心汤或生姜泻心汤辛开苦降；若寒湿痹阻脉络，气血不得周流而成痹痛者，宜遵叶氏"通阳宣行以通脉络"之旨，用附子、桂枝、白术、薏苡仁、防己、茯苓、桑枝等。饮为阴邪，阳虚少运，津不化气而为饮，而饮邪一成，又必阻遏阳气，是以治疗痰饮仲景有"当以温药和之"之教，叶氏参研仲圣，治疗痰饮必"先予通阳撤饮，俾阳气得宣，庶可自安"，否则必致"阴霾冲逆肆虐，饮邪滔天莫制"。如外寒引动伏饮，阳气不得宣展，用小青龙汤意，开太阳以导阴浊，其云："太阳司开，阳明司阖，浊阴弥漫，通腑即是通阳。"对支饮咳逆，悬饮酸痛，以小半夏加茯苓汤为基础，加桂枝、杏仁、薏苡仁、柏子仁、花椒等辛通阳气，降逆驱饮。若胸中清阳少旋，痰饮日多者，仿仲景治胸痹之法，用瓜蒌薤白半夏汤合小半夏加茯苓汤，且加桂枝以通阳逐饮治痹。而于痰饮中阻，脾阳不运者，习用外台茯苓饮，且常去白术、甘草之守，加半夏之温通。对阳气衰微，浊阴固聚，自下上逆，喘不着枕者，用真武汤，且每去守中不通阳之白术，加人参温通补阳以撤饮。若饮伏经络，背痛彻心，或肢体痹痛，宜温经通络，用桂枝、白术、川乌、蜀漆、厚朴、茯苓等。

（3）通腑法

六腑是胃、胆、小肠、大肠、膀胱、三焦的总称。六腑的功能是受盛和传化水谷，《素问·五脏别论》云："六腑者，传化物而不藏，故实而不能满也。"六腑宜通，通则传化顺畅，而无壅塞之虞。若六腑传化失职，水谷停滞不化，糟粕不出，则郁滞而为病，故叶天士有"六腑以通为用"之说，运用通法能顺应其传化功能，有消胀、除满、祛滞、开塞、启闭、通淋的作用，可治六腑壅滞不通的病证。如仲景三承气汤是荡涤腑实、通里攻下的代表方剂，对烦、满、燥、实、坚证用之效若桴鼓；应用"六腑以通为用"理论，可采用通里攻下法治疗急腹症；著名老中医董建华提出治胃病突出一个"通"字，仿效其法，多有效验；用通腑利胆法治疗胆囊炎、胆石症可达消炎、排石之效。通剂利尿通淋，则自古有之，徐之才"通可去滞，通草、防己之属"即属此例。八正散是治疗湿热下注膀胱的有效之剂，若伤阴者，可用知柏地黄汤加减。对淋浊一证，叶天士还阐发了"房劳强忍精血之伤，乃有形败浊阻于隧道"的病机，指出"徒进清湿热，利小便无用"，议进通瘀腐一法，用虎杖汤，或用"麝香入络通血，川牛膝亦开通血中败浊"，或用牵牛子、当归须、桂枝木、桃仁、小茴香、薤白汁等辛通之剂，王师仿效其法治疗前列腺增生症多有良效。余如五苓散是通利三焦、利水消肿的有效方剂。

（4）疏通气血法

人体生命活动贵在气血流通、气血畅达，则脏腑经络、肌腠百骸、五官九窍的功能正常，无邪可驻。一旦血气壅滞，难以布散畅行于全身，则脏腑经络、五官九窍可因血气宣通障碍而发病，故元代危亦林所著《世医得效方》中指出："人之有生，血气顺则周流一身，脉息和而诸疾不作。血气逆则运动滞涩，脉息乱而百病从生。"金代张从正则认为："《内经》一书，惟以血气流通为贵。"其著名的汗、吐、下治法的主旨即在"使上下无碍，气血宣通，并无壅滞"。叶天士治疗积聚、癥瘕、郁证、妇女月经病等气血郁滞而致之病，提出"宣通可以却病"，"投药仍以通法，苟非气血周行，焉能却除宿病"，其调治经来腹痛、经色紫黑或经闭、月经延期者，用"逍遥散减白术，加山楂、香附，不欲其守中，务在宣通气血耳"。王清任《医林改错》一书创制的血府逐瘀汤、补阳还五汤等著名方剂，亦是以宣通气血为第一要旨。

（5）通络法

本法是指运用活血通络药物，如辛味或虫类走窜之品以促使血液周流、络脉畅通的一种治法。汉代张仲景用旋覆花汤治疗肝着，鳖甲煎丸治疟母，开创了通络法之先河。清代叶天士提出"久病入络"的病理特点，扩大了仲景通络法的范围。叶氏运用通络法，多取辛润、虫类药物，辛润之品多能滋润阴血，宣通脉络，松透病根，追拔沉混气血之邪。本治法一般用于治疗病久入络或努力伤络以致脉络瘀阻，气血沉混，隐伏幽深，出现癥瘕、积聚、噎膈、偏瘫等一类久病顽疾，多伴有脉涩、舌色紫暗等。临床上，凡血管性头痛、雷诺病、类风湿关节炎、中风偏瘫、脑震荡后遗症、心绞痛、肝炎、肝硬化、术后肠粘连及肿瘤等顽固性疾病王师皆用之。药物既可用旋覆花、新绛、归尾、桃仁、丹皮、泽兰等辛润宣通脉络，也可用蜈蚣、全蝎、地龙、水蛭、蛴螬虫、露蜂房、穿山甲等虫类搜剔络中瘀滞。方如旋覆花汤、当归四逆汤、下瘀血汤、鳖甲煎丸、大黄䗪虫丸等。

（6）通补法

王师认为通法治病又非限于祛邪一面，对虚者，因虚而补亦不可过于腻滞，须予通补，寓通于补，以顺脏腑之性。《读医随笔》谓："东垣谓参、术补脾，非以防风、白芷行之，则补药之力不能到；慎斋谓调理脾胃，须加羌活以散肝结。此皆发表散气之品，是能运补药之力于周身，又能开通三焦与经络之滞气也。"《医论三十篇》也指出："泻药之通络不待言，而补剂如四君子必用茯苓，四物必用川芎，六味地黄必用丹皮、泽泻，皆以通为补。"叶天士更是运用通补法之高手，其通补阳明与通补奇经之法可谓别出心裁。叶氏认为，胃为阳土，司纳谷之职，喜润恶燥，以通降为顺，胃实宜下，理固其然，而胃虚用补，则非滋腻所宜，亦非东垣补中益气可疗，必补中寓通，刚而不燥，柔而不腻。如治胃阴亏虚之证，叶氏每以甘平或甘凉濡润以养之，务使津液来复，使胃气下行，自然通降；若胃气亏虚，消磨无权，叶氏每以大半夏汤，以人参为主，半夏为辅，且去白蜜之缓润，加茯苓之淡渗；胃阳之伤，叶氏认为"阳腑之阳，非通不阖"，"胃阳式微，法当温通阳气"，常用人参、半夏、益智仁、茯苓、姜汁等，胃阳大伤者，少少酌加附子，或与粳米同煎，以阳土不耐辛热也；若胃之阴阳齐损，叶氏常用建中汤柔剂通补阳明；若胃损及脾，叶氏常健脾补胃并施，养脏以助腑之通，疏腑以助脏之运，常用资生丸，该方能补能运，补中寓通，脾胃双调。"八脉隶于肝肾"，奇经八脉得肝肾精血充养则功能正常，若肝肾精血亏损，不但肝肾失养，奇经八脉也潜阳交损，"下元之损，必累八脉"，"是劳伤肾精，而八脉皆以废弛失职"，出现腰膝酸软、少腹隐痛、遗精崩漏、下肢痿痹无力等。其治法"议温通柔润剂，从下焦虚损主治"，"益下必佐宣通脉络"，用药每于柔润之中佐以温通，辛润通补，喜用"柔剂阳药，通奇经不滞，且血肉有情，栽培身内之精血"，药如鹿角、鹿茸、当归、羊肉、河车、龟板、阿胶、巴戟肉、肉苁蓉以填养，同时予茯苓、小茴香、降香、生姜等辛香流动之品，使补而不滞，恢复八脉功能。

5. 结语

王师"治病宜通"学术思想是在《内经》"疏其气血，令其条达，而致和平"及仲景"五脏元真通畅，人即安和"思想指导下建立起来的，它是针对"郁滞不通"病机而设。凡具祛除病邪、消除气血津液运行阻滞、协调脏腑功能作用的方法都属通法范畴。历代医家对其多有发挥，形成了一整套完备的理法方药，纵观通法之用，旨在因势利导，邪实者，疏而导之，令其通达；不足者，补而行之，复其通畅。务使祛邪而不伤正，养正而不腻滞，旨在通郁滞、宣邪气、安五脏。其实汗、吐、下、温、清、和、消、补八法之中皆寓"通法"，中医文献中有关宣通、通泄、通利、通腑、通乳、通阳、通经、通窍等都属通法范围。正如《医学心悟》中所说："一法之中，八法备焉，八法之中，百法备焉。"王师在临床实践中将"通法"思想贯穿于对疾病治疗整个过程，如通降立法治胃病、通利立法治黄疸、清通膏浊治脾瘅获效明显。因此，从某种意义上说，"治病宜通"是中医的治疗原则，它比"十剂"以及程钟龄提出的"八法"具有更为深层的含义和更为广泛的涵盖力，对中医理论与临床的发展和创新有重大的研究价值，以通为用的理论与方法对指导我们临床实践具有重要意义。

第二章　治则治法

一、同病异治验案举隅

同病异治法的灵活运用是王师临证辨治疾病的一大亮点，笔者有幸从师侍诊，试就老师运用同病异治法治疗疾病的经验整理总结如下。

1. 同病异治思想起源及应用

"同病异治"，是指同一病证，可因人、因时、因地的不同，或由于病情的发展，病型的各异，病机的变化，以及用药过程中正邪消长等差异，治疗时采取不同的治法。早在《黄帝内经》一书已有论述。《素问·病能论》曰："帝曰：有病颈痈者，或石治之，或针灸治之，而皆已，其真安在？岐伯曰：此同名异等者也。夫痈气之息者，宜以针开除去之，夫气盛血聚者，宜石而泻之，此所谓同病异治也。"《素问·五常政大论》言："西北之气，散而寒之，东南之气，收而温之，所谓同病异治也。"《素问·异法方宜论》亦曰："圣人杂合以治，各得其所宜，故治所以异而病皆愈者，得病之情，知治之大体也。"此临证常变之道，体现了中医辨证论治原则性与灵活性的高度统一。

汉代张仲景所著《伤寒论》及《金匮要略》是最早在临床应用上体现这一治则的医学典籍，指导临床实践，并以此启示后人。如《金匮要略》论述胸痹一病，证属上焦阳虚，下焦阴盛，方用栝蒌薤白白酒汤通阳散结，豁痰降气；证属胸阳不振，痰浊壅盛，方用栝蒌薤白半夏汤逐其痰饮、降其逆气；若胸阳不振，痰浊上乘，兼夹气滞、气结在胸，实证者用枳实薤白桂枝汤通其痞实之气，若久病而发属虚证，用人参汤养复阳气以除阴邪；水饮停留于胃，偏重于气滞，用橘枳姜汤以和胃理气，化饮除满；若水饮停胸膈，饮邪犯肺，则用茯苓杏仁甘草汤以宣肺化饮；若阳虚寒邪客犯上焦，起病或缓或急，用薏苡附子散温里散寒，除湿宣痹，使寒湿去，阳气通，则胸痹自除。

同病异治是中医重要的治疗原则之一，对疾病辨证、立法方药及预后转归十分重要，体现了中医辨证施治的精髓，反映了中医学诊治疾病着眼于对证候的辨析和因证候而治的特点，是中医学辨治疾病的一大特色。王师在临证中立足于当今生活方式、饮食结构、社会自然环境变化的实际情况，遵循整体观念辨证论治，结合临床实际，四诊合参将"同病异治"的原则运用于临床实践，取得良好的治疗效果。

2. 典型案例

案 1

李某，女，47 岁，初诊 2014 年 2 月 8 日。

四肢冰冷，关节麻木疼痛伴口眼干燥反复数年。

刻见形寒怕冷，神疲乏力，脘腹时作胀，头晕目糊，纳谷欠佳，腰背酸痛，大便稍干，小便调，面色少华，舌红苔中剥，脉沉细。查 ENA（+），抗 SSA（+），抗 SSB（+）。西医诊断：干燥综合征。中医诊断：燥痹。证属阴津亏耗，脾肾亏虚，络脉痹阻。治宜补益脾肾，蠲痹通络。处方：山药、生地黄各60g，山茱萸、肉苁蓉、当归、炒麦芽、柏子仁各20g，桃仁、苏梗、炙甘草各10g，巴戟天、鸡内金各15g，制附子6g（先煎）。

患者以上方为主连服药3个月余，口眼干燥明显减轻，双下肢时有抽筋，仍形寒怕冷，肢体关节疼痛依然，纳谷尚可，大便偏稀，舌淡紫苔中剥，脉细。治宜温柔通补。处方：鹿角片10g（先煎），制附子（先煎）、杜仲各15g，菟丝子、巴戟天、肉苁蓉、沙苑子、当归各20g，熟地黄、生地黄、生牡蛎（先煎）、炒白芍各30g。

7月26日复诊：双下肢抽筋、口眼干燥已愈，肢体关节冰凉疼痛明显好转，二便尚调，效不更方，继守原方加味，加地龙10g，制附子改为30g（先煎），继续服药，临床随访，病情稳定。

按：干燥综合征的主要症状是口、眼干燥和关节痛，中医认为本病多因先天禀赋不足，肝肾阴精亏虚，精血不足，阴津亏耗，不能濡润脏腑、四肢百骸，或因情志失调，肝郁化火，火热伤津成燥，用药多甘寒凉润之品。然王师认为证型不可截然划分。王师强调临证最忌刻舟求剑，生搬硬套。要知病有殊变，证可兼夹，型可分合。干燥综合征的临床辨治要因人而异，因证而异，或一法独用，或两法兼施。患者以四肢冰冷、关节麻木疼痛伴口眼干燥反复数年为主诉，干燥综合征固然有阴津亏耗，燥热内生，然伴肢寒怕冷症状，王师认为有阴损及阳之病机，故在大队滋阴润燥药中配伍附子，遵"善补阴者，必于阳中求阴"之理，取"阳生阴长"之妙，用药注意阴阳协调。考虑后期患者以肢体冰凉麻木为主，故治疗改予通补下焦固本调治。

案2

朱某，男，57岁，初诊2014年8月13日。

四肢冰凉10余年，阑尾炎术后加重数周。

刻见神疲乏力，形寒怕冷，夏季仍需穿棉花衣裤，入睡需盖厚被，夜寐欠安，口干喜饮，夜尿频多，纳谷尚可，舌红苔黄腻，脉弦细。西医诊断：慢性疲劳综合征。中医诊断：虚劳。证属枢机不畅，外寒内热，营卫失调。治宜疏调气机，清宣郁热，调和营卫。方用柴胡桂枝汤合栀子豉汤加味。处方：柴胡12g，黄芩、党参、桂枝、生栀子、淡豆豉各10g，半夏15g，炒白芍20g，炙甘草3g，红枣5枚，煅龙骨（先煎）、生牡蛎（先煎）各30g，7剂。服药后，口干、小便好转，形寒怕冷，神疲乏力，大便调，舌红苔薄，脉弦细。上方减去生栀子、淡豆豉，加制附子10g（先煎），7剂。

复诊（9月6日）：以上方为主服用两周后，口干而燥已愈，形寒怕冷、小便偏多仍存，舌红苔薄，脉细数。思患者内热已解，现以脾肾阳虚为主导证型，故治疗改用补益脾肾，通阳化气。处方：巴戟天、菟丝子、仙灵脾、补骨脂各20g，黄芪、山药、熟地黄、淮小麦各30g，杜仲15g，制附子（先煎）、陈皮各10g，以上方加减调理1个月余，肢体冰凉愈，症状均平。

按：慢性疲劳综合征是现代医学新近认识的一种疾病，1987年美国疾病控制中心（CDC）根据其临床特点，正式命名。慢性疲劳综合征并不是体内某脏器的实质性损伤，而是协调人体内部整体状态能力的失常。对于本病的病因可归纳为劳役过度、情志失调及外感邪毒。王师认为，本病的发病与脏腑气化功能失调有关，主要是肝、脾、肾功能。本病多为虚实夹杂，本虚标实，治疗宜疏调气血、扶正祛邪为主。患者以四肢冰凉 10 余年、阑尾切除术后加重为主诉，虽怕冷严重，但口干喜饮，夜寐欠安，舌红苔黄腻，乃素体亏虚，久病正气受损，枢机不畅，郁而化生内热，营卫失调，而致外寒内热，属虚实夹杂、本虚标实之证。方中小柴胡汤疏调气机，栀子豉汤清宣郁热，桂枝汤调和营卫，待内热清解后，仅存四肢冰凉、小便多等脾肾阳虚症状，后续以补益脾肾、通阳化气调治其本虚之证。

案 3

金某，男，52 岁，初诊 2014 年 8 月 18 日。

双下肢冰凉伴腰背疼痛 1 年。

刻见双下肢冰凉，腰酸背痛，活动受影响，神疲乏力，面色少华，气短，易汗出，纳谷一般，二便尚调，舌淡红苔薄，脉细。中医诊断：血痹。证属气虚血瘀，经络痹阻。治宜益气和营，通阳行痹。方用黄芪桂枝五物汤加味。处方：黄芪、熟地各30g，桂枝、制附子（先煎）、鹿角片（先煎）、细辛、地鳖虫各10g，炒白芍 20g，牛膝、当归、杜仲各 15g，7 剂。

服药后，双下肢发冷减轻，腰背部略僵硬不适，纳谷尚可，舌淡红苔薄，脉细。上方减去地鳖虫，加地龙 10g，巴戟天 20g，附子、鹿角片各改为 15g（先煎），当归改为 20g。再服药 7 剂后，双下肢发冷好转，腰背部僵硬疼痛减轻，原方既效，守方有恒，继续上方加减调治 1 个月，诸症均平。

　　按：血痹一病，首见于《灵枢·九针论》，乃邪入血分而成的痹证。由气血虚弱，当风睡卧，或因劳汗出，风邪趁虚侵入，使血气闭阻不通所致。《金匮要略·血痹虚劳病脉证并治》言："问曰：血痹病从何得之？答曰：夫尊荣人，骨弱肌肤盛，重因疲劳汗出，卧不时动摇，加被微风，遂得之。"患者症见双下肢发冷，腰背酸痛乏力，活动受限，气短，易汗出，舌淡红苔薄，脉细。患者年过半百，乃素体气血不足，腠理疏空，邪气乘虚入侵，流注于筋骨血脉，而成气虚血瘀、经络痹阻之血痹。方中桂枝合白芍调和营卫，黄芪合当归生化气血，细辛、地鳖虫搜风通络，熟地黄、牛膝、杜仲补肾壮腰，附子、鹿角片通阳行痹，全方共奏益气和营、通阳行痹之功。

3. 讨论

　　王师常教导学生："医道在乎识证、立法、方药。此为三大关键，一有草率，不堪为医矣，然三者之中，识证又尤为重要。"法之所定，决于证候。证者，乃病因、病机、病位、体质、气质、气候诸因素之高度整合也，具有多元本质的特性。中医治病的治则，不是着眼于病的异同，而是着眼于病机证型的区别。同病异治，既决定于病因病机，更决定于病证，关键在于识别同种疾病及同种疾病不同阶段所属的证型，证型不相同则采用不同的治法。以上述验案为例，其主诉症状均有四肢冰凉，或伴口干喜饮，苔黄，或以肢体麻木不仁偏重，甚则怕冷症状持续长达十余年之久。因均有怕冷症状，根据其不同的临床兼证表现及发病时间长久，可判断怕冷的病机证型各不相同，故而采用不同的治疗方法。辨证论治是重要的治疗原则之一，同病异治是其具体运用，然当今医疗实践中拘泥于一方成为普遍现象，故注重同病异治有现实而迫切的意义。

二、从脾胃论治内科杂病经验

案 1：眩晕

陆某，女，58 岁，退休公务员。2017 年 9 月 6 日初诊。

主诉：反复头痛眩晕 3 年余，再发半月。

现病史：患者近 3 年来头痛眩晕反复发作，发时头晕目眩，视物旋转，如坐车船，时欲呕吐，卧床转侧时更甚，喜闭目。曾多处求医，予西药治疗可缓解，但时有反复。近半月因劳累后眩晕再发，每天均发作，每次持续约数分钟，伴呕吐痰涎，时有心悸，纳少，口不渴，夜寐欠佳，二便尚调。舌淡红，苔白稍腻，脉弦滑。中医诊断：眩晕。证属中阳不足，健运失职，痰饮停聚，清阳不升。治宜温中健脾，燥湿化痰。方用苓桂术甘汤加减。处方：茯苓 20g，桂枝 10g，炒白术 20g，陈皮 10g，半夏 15g，炙甘草 6g。7 剂，每日 1 剂，水煎服，早晚分 2 次温服。

2017 年 9 月 13 日二诊：服用上药后诉眩晕好转，发作频率减少，恶心未作，自觉脘腹时胀，舌淡红，苔薄白，脉弦滑。效不更方，原方加木香 10g，六神曲 10g，7 剂。

2017 年 9 月 20 日三诊：药后眩晕未作，纳谷亦可，诸症悉除，舌淡红，苔薄白，脉细。后以益气健脾之剂调理善后，病情稳定，眩晕未复发。

按：眩晕一证，前人多有"无虚不作眩""无痰不作眩"之说。盖痰生于湿，湿归于脾。《素问·至真要大论》曰："诸湿肿满，皆属于脾。"吾师在辨治眩晕时非常重视脾胃，本例患者，年过半百，脾胃中阳素虚，健运失职，气化不利，水湿内停，湿滞而为痰为饮，痰饮随气升降，上犯清窍而致眩晕。《金匮要略》载"病痰饮者，当以温药和之"，"心下有痰饮，胸胁支满，目眩，苓桂术甘汤主之"。故投予苓桂术甘汤加味，以温药和之，助阳而胜湿，中阳得以运化，则痰饮自化。方中茯苓为君，健脾祛湿，治痰饮，渗水道；桂枝通阳气，和营卫，开经络，痰湿得温则行，为臣药；白术健脾燥湿化痰，佐茯苓彰健脾化饮之效；炙甘草合桂枝辛甘化阳，以温补中阳；合白术崇土制水，以益气健脾，兼调和诸药，为佐使药；陈皮辛苦而温与半夏相配，共祛湿痰，调畅气机。全方合用药简力宏，共奏温阳健脾、燥湿化痰之效，取得满意疗效。

案 2：不寐

郑某，女，43 岁，职员。2017 年 10 月 11 日初诊。

主诉：失眠近 5 年，加重 1 个月。

现病史：患者生活作息不规律，工作强度大，患失眠 5 年余，因反复发作，缠绵难愈，甚为痛苦，曾服用多种市场上所谓的"补益"药物及各种保健品，但疗效均不显著。近 1 个月因工作压力骤增，每晚睡前服用 1 粒安定片后仍感入睡困难，甚则彻夜难眠，心烦多梦，且形体偏胖，精神疲惫，倦怠乏力，头晕头胀，烦躁易怒，胸闷脘痞，口苦黏腻，大便每日 1～2 次，质偏稀，纳谷不香，舌红苔黄腻，脉滑数。中医诊断：不寐。证属痰热扰心，心神不宁。治宜清热化痰，和胃安神。以黄连温胆汤加减。处方：黄连 6g，竹茹 20g，枳壳 10g，陈皮 10g，半夏 15g，茯苓 15g，炙甘草 3g，远志 10g，淮小麦 30g，酸枣仁 20g，石菖蒲 20g。7 剂，每日 1 剂，分 2 次煎服，午后及晚上临睡前各服 1 剂。

2017 年 10 月 18 日二诊：服药后睡眠较前有改善，时好时坏，西药已减量至隔日服用半粒安定片，头晕头胀、烦躁易怒症状减轻，大便仍偏稀，舌质红，苔薄黄，脉滑。予上方加夜交藤 15g，煅龙骨 30g（先煎），木香 10g。14 剂，服法同前。

2017 年 11 月 1 日三诊：患者已停服安定片，睡眠趋于正常，且入睡较快，每晚能自然入睡 4～5 小时，精神好转，心情愉悦，纳谷正常，大便成形，舌红，苔薄黄，脉数。予上方加入百合 20g，莲子肉 20g。又续服 2 周后，睡眠正常，诸症消失。

按：不寐在古医籍中称为"目不瞑""不得眠""不得卧""不寐"等，是目前临床常见而棘手的内科疾病。受"胃不和则卧不安"思想的启示，吾师治疗失眠时尤为重视中焦脾胃调治。《景岳全书·不寐》曰："痰火扰乱，心神不宁，思虑过份，火炽痰郁而致不眠者多矣。"王师分析，本例患者，作息不规律，工作压力大，滥用"补益"之品致使脾胃受损，不足以运化水湿，酿成痰火，上扰心神，神不守舍而导致睡眠障碍。正所谓"寐本乎阴，神其主也，神安则寐，神不安则不寐"。投以黄连温胆汤加减，方中黄连苦寒以清热燥湿、泻火清心，半夏辛温以燥湿化痰、降逆和胃，共为君药；竹茹甘寒以清热化痰、除烦止呕，为臣药；与半夏配伍，倍增化痰除烦之功；枳壳辛苦微寒，以理气宽胸、破气消痰；陈皮辛苦性温，善燥湿化痰，理气和胃，既可协枳壳行气，又可助君臣祛痰；茯苓甘淡，健脾渗湿，以杜绝生痰之源，又可宁心安神；酸枣仁酸甘宁心，合石菖蒲化痰开窍安神，远志辛苦微温，淮小麦甘凉，共奏养心安神之功，俱为佐药；使以甘平之甘草，取其益气和中、清热祛痰、调和诸药之功。全方共奏健脾理气、清热化痰、和胃安神之效，标本兼顾，灵活运用，临床治疗失眠疗效显著。

案3：口疮

患者，范某，男，22岁，高校学生。2017年8月16日初诊。

主诉：口疮反复发作4年余，再发1周。

现病史：患者近4年来口腔溃疡反复，时愈时发，常自服多种解毒降火类中西药制剂及贴口腔溃疡贴，均疗效不佳。近半年每周必发，1周前因找工作奔波劳累，加之饮食失节，口疮又作，舌尖及两颊内侧可见数个散在的、大小不等的溃疡，疮口色淡白，周围有红晕，说话、进食时疼痛剧，伴见形体偏瘦，神疲乏力，脘腹胀满，食少便溏，夜寐欠安，舌质淡，苔薄白，脉弦细。中医诊断：口疮。证属脾胃气虚，虚火上炎。治宜甘温益气，清心泻火。以李东垣补中益气汤加减。处方：黄芪15g，党参10g，炒白术10g，陈皮10g，柴胡10g，升麻10g，当归10g，炙甘草3g，山药20g，黄连6g，淡竹叶10g，生山栀10g，7剂，每日1剂，水煎服，分2次温服。

2017年8月23日二诊：服药后病情好转，溃疡面减少、缩小，部分已愈合，疼痛减轻，乏力纳差、夜寐不安、脘腹胀满均有改善，大便成形，舌淡苔白，脉细。效不更方，守上方继服2周后，口腔溃疡面已全部愈合，诸症消失。随访3个月，未复发。

按：口疮，即复发性口腔溃疡，又称阿弗他性口炎，是一种常见的口腔黏膜疾病。脾胃居中为五脏六腑之枢，脾胃与口、经脉相连，功能相属。吾师认为，该病病位虽在口，但与五脏关系都较为密切，而最为密切的当属脾胃。该患者病情反复发作4年之久，缠绵不愈，观其脉症，乃脾气虚弱，中气不足，水湿运化失常，清阳不升，脾湿蕴久化热，导致口疮。《丹溪心法》谓："口疮服凉药不愈者，因中焦土虚，且不能食，相火冲上无制。"故其关键为脾虚，相火上炎。李东垣《脾胃论》曰："脾胃气衰，元气不足，阴火内生发生口疮。惟以辛甘温之剂补中益气汤，补其中而升其阳。"方中黄芪补中益气，升阳固表；党参、白术、炙甘草补气健脾，以增加黄芪补益中气之功；当归养血和营；陈皮理气和胃；升麻、柴胡既能升阳举陷，又可疏肝解毒；山药补脾益肾；黄连、竹叶、栀子清心胃之火，泻阴火而坚脾胃。全方合用益气健脾，清阴火解热毒，药证合拍，标本兼顾，故收效甚捷。王师常用本方加减治疗反复发作，遇劳即作的口舌诸疾。

三、从痈论治溃疡性结肠炎经验介绍

1. 从痈论治的理论依据

溃疡性结肠炎是一种主要累及直肠、结肠黏膜和黏膜下层的慢性非特异性炎症，属于炎症性肠病范畴。临床主要表现为腹痛、腹泻、黏液脓血便等。本病病因复杂，治愈难度大，复发率高，具有癌变的风险，占所有结肠癌的1%～2%，被世界卫生组织列为现代难治病之一。近年来中医药对本病的诊治进行有益的探索，取得了一定的进展。

中医根据本病的症状及证候，可将其归入"泄泻""肠澼""休息痢""久痢"等病名范畴。王师通过总结多年临床经验，发现本病多因素体正气不足，且饮食失节，情志不遂，湿热外侵，使脾运失职，随疾病发展，久之肠腑受累，脉络受损；或脾胃虚损，或过用苦寒克伐中阳，以致中阳不足，湿热留结，肠络受损，热胜肉腐，化为痈疡。《诸病源候论》言："邪气与营气相干，在于肠内，遇热加之，血气蕴积，结聚成痈，热积不散，血肉腐坏，化而为脓。"说明本病下痢脓血为湿热蕴于大肠，气血与之相搏结，血败肉腐所致。如《沈氏尊生书》所描述"大抵痢之疡根，皆由湿蒸热壅，以至气血凝滞，渐至肠胃之病"。本病在夏秋季节好发，湿热当令。湿热之邪既可由脾虚而湿蕴内生所致，也可由外感火热之邪夹湿引起，加之患者平素偏好厚味油腻、辛辣刺激之品，或误食酸腐变质食物，酿生湿热，脾运不健，通降不利，湿热下注，内蕴大肠；或湿热熏蒸肌表，邪困脾土，湿热相结，如油入面，胶结难解，熏蒸肠道，以致肠道传导失司，通降不利，气滞血阻，肠络受损，血行瘀滞，肉腐血败，从而出现腹泻、下痢、便血等表现。瘀血不去，新血不生，脉络受损，瘀血更甚，气血愈虚，故导致病程迁延，缠绵难愈。

2. 从痈论治方药概述

王师根据历代医家对该病的阐述，结合自己多年的临床经验，取仲景之法，又结合现代医学，观察到内镜之下，肠道黏膜糜烂。伴随脓性分泌物附着，甚者黏膜粗糙易出血、有假性息肉形成，正是内痈学中热盛肉腐、寒凝血泣的表现，故从"内痈"

论治，确立了清化湿热、理气和营、温清并用的治疗大法，在临床治疗上取得了满意的疗效。自拟加味薏苡附子败酱散，由薏苡仁 30g、制附子 10g（先煎）、败酱草 30g、生黄芪 15g、秦皮 20g、白槿花 10g、炒白芍 30g、清甘草 3g 组成。方中生薏苡仁性味甘淡，入肺、脾、肾经，具有健脾渗湿、除痹止泻、清热排脓的功效，为君药。《本草纲目》云："苡仁属土，阳明药也……土能渗水除湿，故泻痢水肿用之。"《名医别录》中记载了薏苡仁可以利肠胃、消水肿。《景岳全书》中详述了薏苡仁的药味药性，并指出其能祛湿利水。《本草备要》中介绍了薏苡仁的药用，并指出"薏苡祛湿要药，因寒因热，皆可用也"。败酱草辛散苦泄，入胃、大肠、肝经，有清热解毒、消痈排脓的作用，为治疗肠痈腹痛的要药。《名医别录》记载了败酱草主除痈肿。《神农本草经》中言该药味苦，主治火疮。《本草蒙筌》中记录了败酱草的命名由来，并述其作用为："除肿排脓散血，破瘀结，催产落胎。"《本草纲目》记载："（败酱）善排脓破血，故仲景治痈及古方妇人科，皆用之。"秦皮性苦、涩、寒，有清热燥湿、收涩止痛的功效。《汤液本草》中述其"主热痢下重，下焦虚"。《本草纲目》记载："秦皮，色青气寒，味苦性涩，乃厥阴肝、少阳胆药也……治下痢、崩带，取其收涩也。"白槿花又名木槿花，味甘苦，归脾、肺、肝经，有清热利湿、凉血解毒的功效，主治肠风泻血，赤白下痢，痔疮出血，肺热咳嗽，咳血，白带，疮疖痈肿，烫伤等病证。生黄芪甘温，益气扶元，敛疮生肌，是外科治疗疮疡用补托法的首选之品。附子辛、甘，大热，有毒，有回阳救逆、补火助阳、祛寒止痛的功效。《神农本草经》述其主治"寒湿痿躄，拘挛膝痛"。《本草从新》言附子治"一切沉寒痼冷之证"。附子本为温里药，金元之后，因其温补脾肾，成为火神派的代表药物，而此处认为取其温散作用，以行气散郁，为反佐之药。诸多苦寒药中一味热药，是温清并用的代表药，其用量小而作用特殊，体现了"用寒远寒"的用药思想。《本草正义》称其"为通十二经纯阳之要药"。《金匮要略心典》言："附子则假其辛热以行郁滞之气尔。"概括了附子在本方中的作用。芍药、甘草为芍药甘草汤的组成成分，《注解伤寒论》云："酸以收之，甘以缓之。"《医方集解》言："气血不和，故腹痛。白芍酸收而苦涩，能行营气，炙甘草温散而甘缓，能和逆气。"故两药合用有调和肝脾、和营安络、缓急止痛的功效。全方合用，寒温并用，补消兼施，补脾肾之正气，清肠道之湿热，扶正祛邪，安络和营，生肌敛疮，正合溃疡性结肠炎发病之机，故临床应用多有效验。

加减：湿热较重者，加马齿苋、黄柏、黄连、地锦草；便中有红色黏冻者，加生地榆、槐花；气滞明显者，加木香、槟榔；排便不畅、黏滞不爽者，加制大黄、枳实；便溏稀次多，寒湿较显者，加羌活、防风、炒扁豆；气血亏虚者，加炒白术、当归；脾胃虚寒者加干姜，加重附子用量；津液不足者加乌梅；病程较短，未损及中阳，以实证表现为主者去附子。

3. 验案举隅

王某，女，25岁，2018年7月3日初诊。

反复黏液脓血便2年。患者2年前无明显诱因出现腹痛、腹泻，伴脓血便，至当地医院就诊，查肠镜示：直肠广泛糜烂，结肠多发溃疡。胃镜示：食管乳头状瘤，胃体少许点状小溃疡。先后予柳氮磺吡啶片口服、美沙拉嗪片口服、美沙拉嗪栓外用、糖皮质激素灌肠等治疗。治疗后好转，停药后又复发。2年来上述症状反复发作，饮食不慎即腹痛腹泻。患者就诊时仍服用美沙拉嗪片，刻下见：大便日1～2次，质溏黏，伴红色黏冻，便后里急后重明显，小腹略胀，胃脘尚舒，时有嗳气，无反酸，形羸怕冷，面黄消瘦，神疲乏力，胃纳可，夜寐不安，舌淡红苔白稍腻，脉细。西医诊断：溃疡性结肠炎（轻度活动期，慢性复发型）。中医诊断：肠风痢疾。辨证：湿热内积，脾肾亏虚。治清化湿热，补益脾肾，和营安络。方用加味薏苡附子败酱散加减：薏苡仁30g，附子10g（先煎），生黄芪20g，川柏10g，秦皮20g，败酱草30g，炒白术20g，木槿花10g，乌梅10g，地锦草20g，生地榆20g，7剂，水煎服，每日两次分服。

2017年7月10日二诊：前症好转，大便日1次，无便血，仍有黏冻，月经现行，痛经，四肢冷，不耐寒热，舌红苔稍腻，脉细。守原法，去秦皮，加莲子20g，继续服用7剂。

2017年7月17日三诊：患者大便日1次，成形，已无便血，夜寐不安，多梦，舌淡红苔薄白，脉细。上方加合欢皮15g，茯苓15g，淮小麦30g，炙甘草3g，继续服用14剂，并嘱停用美沙拉嗪片。

2017年7月31日四诊：患者诸症缓解，大便无便血黏冻，每日1次，舌淡红苔薄白，脉细。缓则治本，又以补中益气汤加减益气健脾。治疗两个月后，随访至今，未曾复发。

按：该患者为年轻女性，办公室工作，平时缺乏运动，形瘦纳差，气血不盛，禀赋不足，因饮食不洁，加之情怀不遂，以致湿热壅结大肠，病程日久，病邪入络，久之气滞血阻，虚实互见，寒热错杂。脾运不健，通降不利，湿热下注，内蕴大肠，气血塞滞不通，不通则痛，故见腹痛；肠络受损，血行瘀滞，肉腐血败，则见腹泻、黏液血便；素体气血亏虚，又因长期服用大量西药，克伐中阳，故见畏寒。王师认为本病属本虚标实，"理气则后重自除，行血则便脓自愈"，故治疗以健脾扶阳与清化湿热、和营安络互施。元气渐复，肠道湿热渐清，则络安症缓。二诊之时，便血已除，经来腹痛，故可知湿热邪气已清大半，此时去秦皮易莲肉，恐苦寒之药伤及中阳。四诊以后，患者大便正常，已无脓血便，故施以补中健脾，以求其本，徐徐图之。王师用药，量大力专，直达根本，而对证候的转化、阴阳平衡的把握又心细如发，故随证治之，每起沉疴。

四、通降法治疗胃食管反流病经验

胃食管反流病主要是指胃及十二指肠内容物反流入食管引起的一种胃食管动力障碍性疾病。西药治疗主要是以质子泵抑制剂为主，但对有些患者效果不佳，且停药后容易复发，需要长程维持治疗，加重病人的经济、心理负担。王邦才主任擅长运用"通法"治疗消化系统难治性疾病，屡获验效。本人有幸随师临证，受益匪浅，现将其运用通降之法治疗胃食管反流病的经验总结如下，以飨同道。

1. 中医对胃食管反流病的认识

该病无特定的中医病名，多根据其临床症状归类，与中医学"吞酸""嘈杂""反胃""呕逆""胃痞"等病类似。明代唐守元《医林绳墨》曰："吞酸者，胃口酸水攻激于上，以致咽嗌之间，不及吐出而咽下，酸味刺心，有若吞酸之状。"《古今医统》曰："倏尔腹中如火发，腔内空空若无一物，似辣非辣。"《金匮要略·呕吐哕下利病脉证治》描述："朝食暮吐，暮食朝吐，宿谷不化，名曰胃反。"都是古人对以上病名的详细论述。张景岳在《景岳全书·吞酸》中言："腹满少食，吐涎呕恶，吞酸嗳气，谵语多斯者，病在脾胃。"刘完素在《素问玄机原病式·六气为病·吐酸》中说："酸者，肝木之味也，由火盛制金，不能平木，则肝木自甚，故为酸也。"可见古人对该病的病位病机也有一定的认识。

2. 通降之法治疗胃食管反流病的生理、病理基础

本病在食管，属胃所主。胃属腑，主受纳、腐熟水谷，主通降，以降为和，以通为用。脾属脏，主运化水谷精液，主升清。脾胃同居中焦，交通上下，灌溉四旁，为全身气机升降的枢纽，脾气不升则气壅不畅，胃气不降则传化无由。脾胃气机升降失调，直接导致胃气上逆、浊气不降，脾的升清功能亦受到影响。同时脾胃的升降与肝胆的疏泄功能也有着密切关系，根据五行制化学说，肝胆属木，脾胃属土，"见肝之病，知肝传脾"，肝木克脾土，脾土侮肝木，肝气疏泄正常，脾胃才能升降有序；脾运化功能正常，亦有利于肝气的疏泄条达。《血证论》曰："木之性主于疏泄，食气入胃，全赖肝木之气以疏泄之，而水谷乃化。"若肝失疏泄，气机郁滞，则脾气不升，胃气不降而壅滞为病；若肝疏泄太过，则可横逆犯胃，胃失和降，二者均可导致呃逆、嗳气、呕吐、脘腹胀满等症的发生。《灵枢·四时气》云："邪在胆，逆在胃，胆液泄则口苦，胃气逆则呕苦，故曰呕胆。"则是对该病中医病机的确切描述。肺主宣发肃降，有助于胃气下降，若肺气升降失调，则可使胃失和降。随着疾病的演变，脾运失职，胃气不降，水湿不化，或聚为痰浊，上渍于肺，出现咳嗽、哮喘等证，或酿生湿热，久之火热伤阴，气虚血瘀，最终导致病情反复发作，缠绵难愈。因此，胃食管反流病的核心病机是胃失和降、气逆于上，与脾、肝、胆、肺关系密切，任何一脏腑生理功能失常，均可致使中州升降失司，胃气上逆，胃及十二指肠内容物反流至食管而发病。疾病发展过程中产生的病理产物亦可作为致病病因，损伤正气，加重气机逆乱。故该病的治疗当以通降之法贯穿疾病始末。

3. 通降法在胃食管反流病中的应用

通法有广义、狭义之分。狭义之通法，乃宣通郁滞、通利二便之法，以通降攻泄为主。广义之通法，即祛除病邪，消除气血津液运行阻滞，协调脏腑功能的方法。《灵枢·邪客》云："补其不足，泻其有余，调其虚实，以通其道而去其邪。"表明通法非单纯攻下，需辨证论治，因势利导，补虚泻实，使脏腑气血调和。根据脾胃升降的生理特点及病理特性，王师推崇应用"通降"之法治疗该病，以恢复脾胃的正常生理功能。胃气上逆是本病发生的关键病机，胃气以降为和，"降"的发生与"通"密不可分。胃食管反流病可表现反酸、烧心、嗳气、呕逆、腹胀等症状，"酸者，肝木之味也"，故本病与肝、胃关系密切，且与脾、胆、肺相关，有虚实寒热之分。病情发展可产生水湿、湿热、痰饮、瘀血等病理产物，治法繁多，但均可以"通"字立法，使气血调和、五脏得安。根据不同临床表现、疾病进程与多年临证经验，该病分为六型：

肝胃不和证：肝失疏泄，横逆犯胃，胃失和降，症见反酸、烧心、嗳气、纳差，治宜疏肝和胃、理气通降，方用自拟四逆八味，药用柴胡、炒白芍、枳壳、八月札、陈皮、苏梗、炒麦芽、生甘草。

肝胃郁热证：气机郁滞，郁而化热，症见嗳气、反酸、烧心明显，伴腹胀胁痛、口苦纳呆，治宜泻肝通胃，方用左金丸合化肝煎加减，泻肝用黄芩、黄连、川楝子、青皮、吴茱萸、丹皮，和胃用半夏、茯苓、陈皮、厚朴。

脾胃湿热证：气机郁滞，水湿不化，郁而化火，湿热内蕴，症见嗳腐吞酸，胸骨后灼热感明显，脘腹胀满不适，口苦黏腻，大便不通，舌苔黄腻，治宜降胃导滞，方用越鞠导滞饮，药用苍术、生山栀、香附、川芎、六曲、瓜蒌皮、黄芩、莱菔子、生大黄、枳实。有些患者反酸、烧心症状严重，甚至影响到正常的生活、工作，本着"急则治标"的原则，合用旋覆代赭汤以加强降逆和胃之功，并予海螵蛸、煅瓦楞子、煅牡蛎等药物制酸止痛。幽门螺杆菌阳性者，选用白花蛇舌草、蒲公英、芙蓉叶、黄连、黄芩、丹参、红花等。

寒热错杂证：随着病情发展，各种热证失治误治，可转变为寒证，同样，各种寒证迁延不愈，气机不畅，郁而化热，可表现为寒热错杂证，症见呕吐、嗳气、反酸、胃脘胀满不适、肠鸣下利，舌苔腻而微黄，当予辛开苦降法治之，方用半夏泻心汤加减。

血络瘀阻证：久病入瘀，清代医家王清任有"顽病从瘀论治"之说，胃食管反流病后期可能发生 Barrett 食管，此时，应以化瘀通络法治之，方用丹香通瘀汤，药用丹参、香附、炒白芍、九香虫、生蒲黄、元胡、鸡内金。

胃阴不足证：疾病后期，耗气伤阴，胃阴受损，患者表现为胃脘隐痛，易饥嘈杂，形体消瘦，口干欲饮，舌红少苔，当予养阴和胃法调之，方用石斛养胃汤，选用甘寒凉润之石斛、玉竹、麦冬、北沙参、竹茹，加炒白芍、炙甘草酸甘化阴，以利胃中阴液的恢复。

病久脾胃必虚，在治疗该病时需注意时时顾护脾胃之气。叶天士有云："上下交阻，当治其中。"且脾主肌肉，胃食管反流病的主要发生机制与食管下括约肌功能障碍有关，而这与中医的肌肉类似，因此，补益脾胃尤为重要。气虚者常用四君子汤、补中益气汤等。中阳不振者，予大小建中汤，或桂枝人参汤化裁。

4. 验案举隅

案 1

钟某，女，45 岁，于 2012 年 9 月 26 日初诊。

主诉：反复反酸、口苦 1 年，加重 1 周。

现病史：患者 1 年前出现反酸、口苦，伴腹胀，饮食不节或情绪不佳后上症加重，饮食生冷后即腹泻。曾于 2012 年 8 月在外院行胃镜检查提示：反流性食管炎、慢性浅表性胃炎伴糜烂。服用"奥美拉唑肠溶片"等治疗，效果一般。1 周前反酸加重，伴嗳气、口苦、胸骨后烧灼感，情绪较为焦虑，纳呆，夜寐欠安，时有腹泻。舌红苔白腻，脉弦细。西医诊断：反流性食管炎（LA-A）、慢性浅表性胃炎伴糜烂。中医诊断：吐酸。辨证：脾胃虚弱，寒热错杂。治法：辛开苦降，健脾益气。方药：半夏15g，黄连6g，黄芩10g，干姜6g，党参10g，炙甘草3g，苏梗10g，代赭石30g（先煎），旋覆花10g（包煎），煅瓦楞子30g（先煎），瓜蒌15g，枳实10g，14剂。每日1剂，分2次温服。

复诊：服药后反酸、口苦、烧心等症状减轻。遂予上方加减，连续服用2个月。随访1年，上症未作。2013年10月复查胃镜：食管黏膜光滑，齿状线清晰，未见糜烂、出血。

按：半夏泻心汤出自《伤寒论》，为调和肝脾名方："伤寒五六日，呕而发热者……但满而不痛者，此为痞，柴胡不中与之，宜半夏泻心汤。"《金匮要略》亦提到："呕而肠鸣，心下痞者，半夏泻心汤主之。"反流性食管炎的主要病机为肝胃失和，气机升降失调，久病往往出现脾胃气虚，日久气虚及阳，终至寒热错杂，若从阳化热，则出现胸骨后灼热不适，从阴化寒，水谷不化则出现泄泻。本例患者以反酸、嗳气、胸骨后灼热感、腹胀、腹泻为主症，与半夏泻心汤主症"上呕、中痞、下肠鸣"符合。故须将苦寒和温补结合起来，辛开苦降，调和阴阳，使寒去热清，升降复常。方中半夏辛温，降逆止呕，辛开散结；黄连、黄芩苦寒，泄热开痞，清降上逆之胃火。半夏、黄连、瓜蒌合用为小陷胸汤，清热化痰，宽胸散结，缓解患者胸骨后烧灼不适。干姜辛热，与芩、连配伍，辛开苦降，散寒除痞，调和寒热。党参、炙甘草性甘温，益气健脾。基础方中加入枳实调降胃气，旋覆花、代赭石重镇降逆，煅瓦楞子制酸止痛。全方有消有补，辛开苦降，寒温并用，使中焦脾升胃降之功能恢复，则诸症消失。

案2

李某，男，60岁，2010年10月13日初诊。

主诉：反复反酸嗳气2年，再发伴加重1周。

现病史：患者2年来反酸、嗳气时作，夜间烧心明显，伴口干、咽部不适。曾于2010年5月行胃镜检查：反流性食管炎，慢性浅表性胃炎。服用西药后症状稍缓解，但停药症状再发。现患者时有反酸、嗳气，胸骨后烧灼样疼痛，形体消瘦，情绪焦虑，纳差，夜寐欠安，大便难解，舌红苔少有裂痕，脉弦细。西医诊断：反流性食管炎、慢性浅表性胃炎。中医诊断：反酸。辨证：胃阴不足，肝胃不和。治法：甘寒养阴，柔肝和胃。方药：石斛12g，麦冬12g，北沙参20g，山栀10g，炒白芍20g，浙贝母10g，海螵蛸20g，瓜蒌皮20g，百合20g，生甘草6g，炒麦芽20g。7剂。

二诊：10月20日。服药后患者反酸、胸骨后灼热不适减轻，进食后感腹胀，予上方加苏梗10g，八月札20g。

三诊：10月27日。服药后诸症减轻，口干缓解，二便调，舌红苔薄白，脉细。治宜养阴和胃，疏肝安神。方药：石斛12g，麦冬12g，北沙参20g，炒白芍20g，生甘草6g，浙贝母10g，海螵蛸20g，绿梅花6g，百合20g，苏梗10g，八月札20g，怀山药20g。7剂。上方服用1个月余，患者反酸未作，情绪平和。

按：本例患者病程较长，反复难愈，导致耗气伤阴，胃阴受损，胃失和降，气逆于上。《临证指南医案·脾胃》说："太阴湿土，得阳始运；阳明阳（燥）土，得阴自安。以脾喜刚燥，胃喜柔润也。"《灵枢·营卫生会》说："中焦如沤。"均指出胃喜润恶燥，只有胃液源源不断地濡润滋养，才能维持其正常的功能。方中石斛甘凉生津，滋阴养胃；麦冬、北沙参养阴清热润燥；炒白芍、甘草酸甘化阴，以利于胃液的恢复；浙贝母、海螵蛸和胃降逆，制酸止痛；瓜蒌皮宽胸散结；百合养阴润燥，安心养神；山栀清心除烦躁。诸药合用，全方共奏养阴和胃、制酸止痛、疏肝安神之效。对于肝郁兼有阴虚之证的患者，王师一般不用柴胡、香附、木香等疏肝理气之品，恐其辛燥伤阴，多选用玫瑰花、八月札、佛手、苏梗、香橼等品理气而不伤阴。

5. 结语

纵观王师治疗胃食管反流病，始终着眼于"通降"二字。结合脏腑辨证、八纲辨证，灵活运用经方，随症加减。运脾疏肝，复其升降之力；降逆通腑，顺其下行之势；养阴化瘀，防其病势沉痼。由于本病容易复发，治疗时间较长，故在中西医结合治疗同时，王师时刻提醒患者，静心待效，切勿"稍安即弃"，应作适当的维持治疗，一有反复，应及时用药，并戒烟酒、忌辛辣、节饮食、勿过饱、控体重，努力消除诱发因素，睡前适当抬高床头，也可减轻反流对食管黏膜的刺激。

五、柔法治疗胃痛临床经验撷菁

"柔弱胜刚强"是老子提出的哲学观点，道出了柔能克刚之真谛。《内经》中虽无明确的论述，但把柔刚与阴阳等观。"柔法"即运用柔和之品以制脏腑刚燥之性，可起到相反相成之效。历代医家对柔法多有运用，其中以叶天士最能曲尽其妙。王邦才主任师古而不泥，在长期临床实践中，根据胃"喜润恶燥""阳明阳土得阴自安""阳土喜柔，偏恶阳燥"的生理特点，运用"柔法"治疗胃痛，或取甘寒柔养津液，或用柔肝敛木缓急，或施辛柔通络和中，效果卓然。

1. 甘寒柔养胃阴法

华岫云云："太阴湿土得阳始运，阳明阳土得阴自安，以脾喜刚燥，胃喜柔润也。"可见胃为阳土，性燥喜柔，只有津液充足，胃体柔和才能恪守纳谷之职。一旦津液受耗，胃阴亏虚，燥土不司其任，症见胃脘隐痛，或有灼热，嘈杂不适，口渴喜饮，大便干结，五心烦热，舌红苔少，脉细数。对此王师认为需用叶氏养胃育阴之法。叶天士认为："九窍不和，都胃病也，此刚补不安，阳土不耐辛热矣。"从而提出"胃为阳明之土，非阴柔不肯协和"的主张。柔养津液，复育胃阴，其用药则莫若甘寒，以甘入胃，胃喜凉润。甘寒凉润之品，既可"除肠胃激烈之燥，济身中津液之枯"，又可使胃气下行，顺其通降之性。此可谓寓通于柔润之中。王师常用自拟石斛竹茹汤，方中石斛味甘淡，性凉，养胃阴，育津液，滋而不腻；配北沙参、麦冬增甘润养阴之力；竹茹可清肺胃之热，和胃止呕；瓜蒌皮性柔理气养阴；合酸甘之白芍缓急止痛；炒麦芽顾护胃气；炙甘草甘润养阴，调和诸药。全方用药以甘寒养阴为主，佐以理气和胃，缓急止痛，对胃阴不足之胃痛疗效显著。若胃中阴阳齐损，张仲景创立建中一法。正如尤在泾在《金匮要略心典》中所说："欲求阴阳之和者，必于中气；求中气之立者，必以建中也。"小建中汤由饴糖一升，芍药六两，桂枝三两，大枣十二枚，甘草三两，生姜二两组成。分析其药物配伍，滋阴药与温阳药并用，但滋阴药的药味和剂量均超过温阳药。方中重用饴糖、芍药为君，甘柔育阴，补虚养血，缓急止痛。明代方有执《伤寒论条辨》载："饴糖者，甘以润之，土润则万物生也。"芍药长于酸甘和营，敛营养阴，故二药相伍甘缓柔和；配大枣益气生血，以滋脾阴；少佐桂枝、生姜辛温通阳化气，有阳生阴长、以刚济柔之意；再以甘草补中益气，使脾气恢复，中气自立，故名建中。老师每师法仲圣，善用小建中汤加减化裁，治疗胃脘隐痛、绵绵不止、喜温喜按、神疲易倦、面色少华、纳谷不香之症，认为胃以通为补，寓补于通，予甘缓柔和之剂，使胃阴渐复，胃气条畅，脾运得健，胃痛辄止。

案1

张某，女，57岁，工人，2011年11月2日初诊。

反复胃脘隐痛灼热2年，再发1个月。患者近两年来胃脘部隐痛灼热反复发作，嘈杂不适，纳谷不香，口干而燥，大便偏干，舌红苔中剥，脉细数。1个月前胃镜检查示：糜烂性胃炎。病理切片提示：（胃窦）中重度浅表性胃炎，局灶慢性萎缩性胃炎伴中度肠上皮化生。诊断：糜烂性胃炎。西药予质子泵抑制剂、胃黏膜保护剂治疗后两周，效果不显。诊见：神疲易倦，形体偏瘦，胃脘隐痛灼热，口干而燥，大便偏干，2～3日一行，舌红苔中剥，脉细数。中医诊断：胃痛，胃阴亏虚型。西医诊断：糜烂性胃炎。治宜养阴益胃，和中止痛。予王师自拟石斛竹茹汤加味，处方：石斛12g，北沙参30g，麦冬10g，竹茹10g，瓜蒌皮10g，炒白芍20g，炒麦芽15g，炒谷芽15g，炙甘草3g，苏梗10g，八月札20g，玫瑰花6g，7剂。

二诊（2011年11月9日）：服药1周后胃脘隐痛缓解，灼热感明显减轻，胃纳稍增，大便正常，神疲仍存，舌淡红苔少，脉细数。效不更方，原方去苏梗，加佛手 10g，黄芪 20g。7 剂。

三诊（2011 年 11 月 16 日）：服药后胃痛症状已止，无灼热感，嘈杂明显好转，口干好转，纳便调，舌淡红苔薄，脉细，继予上方 7 剂。

上方加减服用 1 个月余，诸症均平。

按：本例患者，反复胃痛日久不愈，耗伤胃阴，阴虚不荣，胃失濡养，故见胃脘隐痛；津液失于亏虚，不能上承濡养，故口干舌燥；趋下不足故见大便干结。综合脉症，乃胃阴亏虚之证，故治宜柔养津液、复育胃阴、和胃止痛，方选王师石斛竹茹汤加味。全方用药以甘寒养阴为主，佐以理气和胃，缓急止痛，诸药相合使胃阴复，津液生，胃得濡养而痛止。

2. 柔肝敛木和胃法

胃痛病位在胃，但与肝、脾关系密切。在生理上，肝与脾胃相辅相成。脾胃升降枢纽功能的正常发挥，有赖于肝气的条达。若肝疏泄不及，土失木疏，气壅而滞；若疏泄太过，横逆脾土，则致肝、脾、胃不和。在病理上，肝木相乘乃胃痛发生的主要病机，如恼怒不息，情怀忧郁，均能使肝气怫郁，疏泄失司，横侮胃土，导致气机阻滞，胃失和降，正如叶天士所云："肝为起病之源，胃为传病之所"，"风木过动，必犯中宫。"因此，胃病之治，治肝则胃安和而痛自止，即所谓"治肝可以安胃"。是以疏肝理气为临床习用之法。但肝为刚脏，以血为体，以气为用，体阴用阳，体柔而性刚。所以老师在运用疏肝理气法时提出两点：一是不可过用、久用；二是用药避免药性燥烈、辛香走窜、损伤肝体之品，且在理气药中加入如白芍、丹皮、木瓜等甘酸之品，以柔肝敛木。若肝阴不足，刚亢之性失其柔和之体，则阳亢为害，甚或化而生风，横侮胃土而致病。叶氏云："肝为刚脏，非柔润不能调和也。"王师临床用药遵叶天士"忌刚用柔"之说，多选用香橼皮、佛手片、玫瑰花、绿梅花、代代花、八月札、芙蓉叶等理气而不伤阴之药，以调肝和胃；同时，酌加乌梅、炒白芍、甘草、丹皮、桑叶、生山栀等药，酸甘化阴，柔肝敛木，缓急止痛。

案2

李某，女，46岁，银行职员，2009年6月13日初诊。

胃脘部疼痛不适4年余。患者素体较弱，多思善感，4年前始觉胃脘部疼痛不适，伴有胀闷，胃镜检查3次，均示慢性浅表性胃炎。病理报告示：轻度肠上皮化生，Hp（−）。曾用质子泵抑制剂、胃黏膜保护剂、胃动力药及中药治疗未见明显效果。诊见：形体消瘦，胃脘疼痛，胀闷，食少纳呆，大便偏干，小便短赤，时有嗳气，胸闷心烦，夜寐不安，口干而苦，头晕目眩，全身走窜疼痛，舌质红苔少，脉细数。中医诊断：胃痛，肝气犯胃型。西医诊断：慢性浅表性胃炎。治宜柔肝敛木，和胃止痛，予自拟五花芍草汤加减，处方：玫瑰花6g，代代花6g，绿梅花6g，佛手10g，百合20g，生地黄10g，淮小麦30g，瓜蒌皮10g，炒白芍20g，炙甘草3g，7剂。

二诊（2009年6月20日）：服上方后，患者胃脘疼痛减轻，胀闷、纳食好转，头晕、胸闷、嗳气诸症均减轻，惟夜寐尚欠安，手足心热，舌红苔少，脉细数。原方既效，守方有恒，予上方加入石斛 12g，麦冬 10g，7 剂。

三诊（2009 年 6 月 27 日）：药后患者夜寐好转，胃痛止，大便尚调，余症均减，舌红苔薄，脉细。以原法出入。上方加党参 20g，7 剂。

上方继续服用 2 周后诸症均安。

按：本例患者，病来已久，素体薄弱，生性多虑，肝气不疏，脾气受损，胃阴不足。治当调肝为主，"肝为刚脏，非柔润不能调和"，方选自拟五花芍草汤合百合地黄汤加减。方中玫瑰花、代代花、绿梅花、佛手理气而不辛燥伤阴，可柔肝理气；百合、地黄滋阴润燥；淮小麦养心除烦；瓜蒌皮质润理气；炒白芍味酸敛肝育阴；炙甘草调和诸药。诸药相伍，共奏养阴柔肝、疏肝和胃、缓急止痛之功，使肝得滋荣，肝木得抑，不能横逆犯土，则胃自安，痛自止。此不治胃而胃病得愈。

3. 辛柔通络和中法

络病学说肇始于《黄帝内经》，汉代张仲景《伤寒杂病论》首创络病治疗方药，至清代叶天士提出"久病入络""久痛入络"的学术观点。王师认为胃痛日久不愈者，胃镜下可见胃黏膜呈红白相间，病理切片多提示为黏膜腺体萎缩，肠上皮化生，异型增生。此符合"久病入络""久痛入血"的理念。痛证的病因病机，不外两条，一曰"不通则痛"，一曰"不荣则痛"。概而论之，胃痛入络亦有虚实两端。虚证有经脉损伤、络脉不荣之别；实证有络气郁滞、络脉绌急、络脉瘀塞、热毒滞络、寒凝络脉之分。但治疗总以"通"为法，对胃痛日久、损及胃络者，特别是胃镜示有肠上皮化生及异型增生者，临床辨证施治时，王师多采用辛柔之药，通络和中，常用桃仁、麻仁、丹参、九香虫、当归、生蒲黄等加入辨治方中，使胃络通而病得复。如气血不足者，伍黄芪、党参、白术、炙甘草、红枣；络气郁滞者，加香附、郁金、八月札、柴胡、苏梗；热毒滞络者，加蒲公英、黄芩、连翘、生山栀；寒凝络脉者，加桂枝、白芷、干姜、制附子、香附等。

案3

葛某，男，40岁，职员，2010年4月20日初诊。

胃脘疼痛2年余。患者2年来反复胃脘部疼痛，伴有气梗、嗳气，大便不畅，1年前行胃镜检查示：慢性萎缩性胃炎伴重度肠化。曾用促进胃肠动力药、保护胃黏膜药及中药治疗，效果不明显。诊见：面色少华，胃脘疼痛，伴气梗、嗳气，无反酸，大便偏稀，每日数行，神疲易倦，夜寐可，舌淡紫苔白，脉细涩。中医诊断：胃痛，脾胃气虚，胃络瘀阻型。西医诊断：慢性萎缩性胃炎伴重度肠化。治宜健脾益气，祛瘀通络，理气止痛。处方：生黄芪20g，党参20g，炒白术20g，陈皮10g，苏梗10g，茯苓15g，炒麦芽30g，芙蓉叶10g，丹参20g，莪术15g，九香虫10g，炙甘草3g，7剂。

二诊（2010年4月27日）：药后胃脘部胀闷减轻，稍有嗳气，大便好转，每日2～3次，质软，舌淡紫苔白，脉细涩，效不更方，上方加山药20g，14剂。

三诊（2010年5月11日）：胃脘疼痛基本消除，纳谷尚可，时有嗳气，大便每日2次，舌淡红稍紫苔白，脉细。思慢性萎缩性胃炎伴重度肠化非短期可愈，嘱坚持服药。

以上方为主随症加减出入，治疗近半年。患者体质明显好转，纳便正常。2010年10月23日复查胃镜示：慢性浅表性胃炎，轻度肠上皮化生。

按：本例患者慢性萎缩性胃炎伴重度肠化，迁延日久，因素体虚弱，饮食失常，脾胃运化失健，精微输布失常，聚湿生痰，久则入络，胃络瘀阻，故见胃脘疼痛；因病移日，虚实夹杂，思非常法可疗，宜健脾益气，祛瘀通络，理气止痛。方以异功散为基础，健脾益气，理气和胃；加黄芪以增益气健脾之功；苏梗、芙蓉叶理气和胃；丹参、莪术、九香虫活血消瘀，通络止痛，此三药能有效减轻及消除肠上皮化生。王师认为对本病的治疗既要重视患者的体质症状，又要结合病理实质，病证结合，而本病的治疗非一时可获效，必须守方有恒，这样才能获得效验。

六、扶正祛邪法治疗肠癌经验

肠癌是常见的消化系统恶性肿瘤之一，其发病率有逐年上升趋势。目前手术切除是肠癌的根治性治疗措施，为避免术后转移复发，放化疗也是常用的治疗方法。但西医治疗总有其局限性，对于晚期肿瘤手术治疗效果相对较差，放化疗对机体也会不可避免地产生严重的毒副作用，使患者的生活质量和生存率不尽满意。在治疗肠癌方面，王师态度明确，扶正祛邪，重视机体自身的抗病能力，运用中医中药在化疗减毒增效、抑制肿瘤生长、提高生活质量、延长生存率等方面取得较好疗效，充分体现了中医中药的特色和优势，现将其经验介绍如下：

1. 病因病机

肠癌是现代医学病名，在中医学中并无肠癌病名记载，但根据其临床证候，多属中医学中的"癥瘕""积聚""脏毒""肠蕈"等范畴。对其病因病机的认识，王师以中医古典医籍为依据，参合古今医家的认识，总结多年临床经验，认为本病的发生多因素体脏腑亏虚，正气不足；或饮食不节，过食肥甘厚腻或煎烤生冷之物，伤及脾胃，使脾胃运化失司，积食留浊，酿湿生热，久蕴成毒，湿热蕴毒下迫大肠，毒聚成积；或情志失调，忧思郁怒，气机不畅，肠道传导失司，病程日久，气滞血瘀，邪毒羁留，瘀毒内结而成积块。故王师认为肠癌病机，概而言之，总属本虚标实。正气不足为病之本，如脾胃亏虚，气血不足，气阴两虚，脾肾亏虚等，湿热、浊瘀、热毒为病之标，二者互为因果，正虚而邪恋，邪实则正虚，致使疾病缠绵难治。其病位在大肠，与脾、肝、肾等脏腑密切相关。

2. 病证结合，强调分期论治

大肠癌发病较为复杂，病程中多见虚实夹杂。《医宗必读·积聚》云："初者病邪初起，正气尚强，邪气尚浅，则任受攻；中者受病日久，邪气较深，正气较弱，任受且攻且补；末者病魔经久，邪气侵凌，正气消残，则任受补。"王师根据肠癌发生发展的不同阶段，强调"病证结合，分期论治"，根据患者身体状况及不同分期有所侧重。王师认为，疾病早期，癌毒轻浅，正气尚充，临床多以湿热蕴结、气滞血瘀者多见，治疗以祛邪攻毒为主，宜手术者及早施行，中医治宜清化湿热、解毒祛瘀，少佐扶正，方药可予白头翁汤、葛根芩连汤、薏苡附子败酱散、桃红四物汤等加减；中晚期，癌毒深入，伤气劫血耗精，邪盛正虚，尤其经手术或放化疗后，更伤气血，脏腑虚损，临床多见气血两虚、脾肾阳虚、肝肾阴虚等，治疗宜扶正祛邪、健脾益气、扶正固元为根本，兼顾其伤阴、伤阳不同，或滋阴养血，或扶阳益气，或脾肾兼治，并佐以解毒祛瘀、洁肠和营。方药可予八珍汤、附子理中汤、真人养脏汤等加减。本病起病隐匿，早期多无明显症状，不易被发现，大多出现腹痛、腹泻、血便等症状者，疾病已处于进展期。纵观来王师处就诊患者，多数为肠癌术后、化疗后或肿瘤转移丧失手术及化疗机会者，多处于疾病中晚期，一味攻毒、一味扶正均不可取，扶正祛邪，攻补兼施，方可奏效。

3. 顾护脾胃，强调扶正祛邪

脾为后天之本，是气血生化之源，脾与胃同居中焦，脾主健运，胃主收纳，升清降浊，互为表里。李东垣认为，脾胃为元气之本，升降之枢，脾胃可充养九窍，五脏六腑十二经络皆秉气于脾胃。若脾胃受损，水谷精微不能运化输布，湿浊内生，蕴久化热，湿热蕴结，阻滞肠道，则凝结成积。《丹溪心法》云："肠胃不虚，邪气无从而入。"故治疗肠癌，王师重视顾护脾胃，强调"留得一份胃气，便有一份生机"，并根据肠癌本虚标实这一基本病机，确立了"扶正祛邪"的治疗大法，以健脾益气、化湿清热、解毒和营为基本治法，总结出治疗肠癌的基本方——资生洁肠饮。组成如下：生黄芪 30g，炒白术 20g，薏苡仁 30g，败酱草 30g，制附子 10g，秦皮 20g，当归 20g，地锦草 20g，赤芍 20g，半枝莲 30g，白花蛇舌草 30g，炒麦芽 30g，生甘草 3g。方中黄芪味甘，性微温，归脾、肺经，其功效始载于《神农本草经》，谓其"主痈疽，久败疮，排脓，止痛，大风癞疾，五痔，鼠瘘"。

现代药理研究表明，黄芪不仅能提高机体的免疫功能，还能促进细胞分化、干预细胞代谢、诱导肿瘤细胞凋亡，从而达到抗肿瘤效果。白术甘苦性温，归脾、胃经，可健脾益气，燥湿利水，与黄芪合用，可健脾益气，扶正固本。薏苡仁，性味甘淡微寒，入脾、肺、肾经，具有健脾渗湿、除痹止泻、清热排脓的功效。现代药理研究证明，薏苡仁有较强的广谱抗癌作用。王师常用大剂量，一般为30～60g。败酱草，辛苦微寒，可清热解毒，消痈排脓；配伍秦皮、地锦草加强化湿清热、解毒消痈之效；当归、赤芍养血敛阴和营；半枝莲、蛇舌草既可清热解毒，化湿散瘀，又可抗肿瘤；附子，药性大热，纯阳燥烈，能引补气药行十二经，少佐附子既可辛温散结，振奋阳气，又取其走而不守的特点，促使气血流通；炒麦芽消食和胃；生甘草调和诸药。

临证时王师常以本方为基本方，根据疾病发展不同阶段的邪正虚实变化不同，随症加减用药。疾病早期及术前以湿热蕴结为主者，表现为腹痛，大便滞下，夹有黏液，时伴脓血，里急后重，脘腹胀闷，口干口苦，小便短赤，舌质红，苔黄腻，脉滑数，要加大清化湿热之力，加用红藤、白槿花、车前子、蒲公英等清化湿热之品，可清除肠道湿热、瘀毒等病理产物，使邪有出路。久病入络，瘀毒内积为主者，常表现为下腹痛，针刺样，痛处固定不移，大便变细，或便下黏液脓血，舌质淡紫或有瘀点，苔薄白，脉弦细涩，治疗以化瘀解毒和营为主，可加用蜂房、桃仁、刘寄奴、莪术、地鳖虫、蛇舌草、藤梨根等活血解毒抗癌。中晚期及术后、化疗后以脾胃气虚为主者，常表现为面色欠华，神疲乏力，头晕，脘腹作胀，胃纳欠香，大便量少，舌质淡红，苔薄白，脉细，治疗以健脾益气为主，加用党参、山药、木香、炒扁豆、茯苓之品。化疗后气阴不足者，表现为大便干结，口干，神疲体倦，纳差，舌质红，苔少，脉细，加用玄参、生地黄、麦冬、鲜石斛、党参等益气养阴生津。久病脾肾不足者，症见面色欠华，神疲乏力，畏寒肢冷，腰膝酸软，口淡乏味，大便稀薄，小便频数，夜尿次多，舌质淡红，苔薄白，脉沉细，治以健脾补肾为主，可在此方基础上加补骨脂、益智仁、巴戟天、菟丝子等补肾助阳之品。也可根据症状加减：湿毒蕴结化热，伤及血络，出现便血者，加用地榆、槐花、三七等解毒凉血止血；久泻久痢者，加石榴皮、芡实、诃子等涩肠止泻；腹痛明显者，加元胡、徐长卿等化瘀止痛。

4. 病案举例

患者，女，58 岁，2016 年 5 月 9 日初诊。

患者于 2015 年 8 月因"腹痛、大便性状改变 1 周"于某医院住院治疗；住院期间行肠镜检查提示"结肠癌"，随后行手术治疗，术后病理示：结肠中分化腺癌，并浸润肌层。术后予抗感染、抑酸护胃、营养支持等对症治疗，住院半月好转出院。出院后先后在该医院化疗 10 次，后因身体不能耐受而结束。刻下：形瘦神疲，面无血色，脘腹作胀，口干口苦，乏力困倦，稍感恶心，大便不调，无黏液脓血，夜寐不安，胃纳欠佳，舌淡紫，苔黄而干，脉数。西医诊断：肠癌术后。中医诊断：肠癌。辨证：脾胃虚弱，湿热瘀毒内积。治疗当以健脾益气，化湿清热，解毒和营。予资生沽肠饮加减，处方：生黄芪、薏苡仁、炒白术、山药、生地黄各 30g，党参、秦皮、败酱草、赤芍、地锦草、蛇舌草、枳实各20g。7剂，水煎服，每日1剂，分2次服。同时建议患者合理饮食，保持良好心态，适当运动锻炼，帮助病人树立战胜疾病的信心。

2016年5月16日二诊：服药后感脘腹作胀有所减轻，稍感恶心，腰背酸痛，大便调，胃纳转好，舌淡紫，苔黄腻，脉数。原法既效，守方有恒。予上方去败酱草，加桂枝、地鳖虫各10g。7剂。

2016年5月23日三诊：服药后感症状较前减轻，精神好转，脘腹作胀缓解，恶心减轻，手足麻木，脱发，偶感胸痛，夜寐不安，纳便调，舌红，苔黄腻，脉数。上方去桂枝、地鳖虫，加白槿花、黄柏各10g，仙鹤草30g。7剂。

2016年5月30日四诊：服药后症状明显缓解，手足麻木存，夜寐欠安，胃纳可，二便调，舌淡红，苔白，脉细。治以益气养血活血、化湿解毒祛瘀。处方：生黄芪、薏苡仁、仙鹤草、炒麦芽各30g，当归、炒白芍、鸡血藤各20g，桂枝、地鳖虫、白槿花各10g，7剂。

服药后诸症基本消失，纳寐正常。此后坚持门诊治疗半年，王师谨守治则，根据患者临床症状加减，随访两年，患者病情稳定，每半年复查肿瘤标志物、肠镜、腹部CT均未见复发转移灶。今年4月患者因不慎受凉后出现咳嗽咳痰，咽部不适，再次来王师处就诊，期间问及病情，一直比较稳定，3月份曾复查肠镜、腹部CT均未见异常。

按：此例为结肠癌术后化疗后患者。肠癌手术，气血受到克伐，再加上多次化疗，伤及脾胃气阴，脾虚运化失职，湿浊内蕴，郁久化热，湿热瘀毒内积，故见上症。治疗当以健脾益气、化湿清热、解毒和营为法，予资生沽肠饮加减。药用党参、黄芪、炒白术、山药健脾益气，扶正固本；赤芍活血敛阴和营；薏苡仁、败酱草、秦皮、地锦草清化湿热；生地黄滋阴清热生津；枳实行气导滞通腑；蛇舌草清热解毒，消癥散结。历经半年随症加减，患者病情稳定，恢复良好。对于肠癌的治疗，王师始终谨守"脾胃亏虚，湿热瘀毒"的基本病机，注重健脾益气，化湿清热、解毒祛瘀之法，主次分明，扶正祛邪，攻补兼施，以达到扶正不留邪、祛邪不伤正的目的。同时，王师在治疗的同时常安慰开导病人，建议病人放松心态，合理饮食，适当运动，保持积极乐观的情绪，帮助病人树立战胜疾病的信心和勇气。如此药物治疗结合心理调节，对于缓解症状，抑制肿瘤复发转移，改善生存质量，延长生存期，都可起到不错的效果。

七、反激逆从法辨治慢性腹泻临证经验

泄泻是以排便次数增多，粪质稀溏或完谷不化，甚至泻出如水样为主症的病证。古代称之为"溏泄""飧泄""注下"等。古有将大便溏薄而势缓者称为泄，大便清稀如水而势急者称为泻，现临床一般统称为泄泻。泄泻分为暴泻和久泻，一般而言，急性者易治，慢性者难疗。慢性久泻，多见于西医的慢性结肠炎、溃疡性结肠炎、肠结核、肠易激综合征、克罗恩病等。古人很早就对泄泻的病因病机有了详细的阐述，如《素问·举痛论》曰："寒气客于小肠，小肠不得成聚，故后泄腹痛矣。"《素问·阴阳应象大论》曰："湿盛则濡泄……春伤于风，夏生飧泄。"《素问·至真

要大论》曰："暴注下迫，皆属于热。"由此可知，风、寒、湿、热均可导致泄泻。《景岳全书·泄泻》曰："凡遇怒气便作泄泻者，必先以怒时夹食，致伤脾胃。"《三因极一病证方论·泄泻叙论》曰："喜则散，怒则激……以致溏泄。"故情志因素也是导致泄泻的原因之一。老师认为，泄泻初起的基本病机为脾虚湿盛，"湿"邪最易犯脾土，直接损伤脾胃，导致运化失常，清浊不分，而致泄泻。而久泻的患者其病机多复杂。或素体虚弱，饮食不节，劳倦内伤，以致脾胃虚弱，又多夹食、夹湿、夹痰；或情志不遂，精神怫郁，以致肝失条达，横逆犯脾，脾运不健，清浊不分；或因脾虚及肾，肾阳虚衰，命门之火不足，不能助脾胃腐熟水谷，水谷不化，又有湿热留滞；更有气病入络，毒损肠络，瘀热互结等，不一而足。是以久泻患者往往寒热错杂，虚实互见，脏腑同病，病机较为复杂，病位在肠，涉及肝、脾，病久则累及心肾。

1. 反激逆从法治疗久泻

反激逆从法是国医大师裘沛然治疗疑难病八法之一，是针对某些复杂病证，在用一般寒、热、补、泻无效情况下，通过采用相反、相逆药性相配伍，达到相激相成的治疗作用，对某些病证，运用得当可出奇制胜。吾师借用其制方之理，运用于治疗慢性久泻。慢性腹泻病人病程迁延日久，病机复杂，往往清之乏效，温之不应，健脾无功，补肾鲜验，故治疗当以复方图治，反激逆从，双向调节，或温清并用，或补泻兼施，或气血同调，并适当配伍风药，是为治疗慢性腹泻的基本原则。

温清并用法：温，即用性温之品以温中散寒；清，即以寒性之药清热解毒以消除滞留肠道的湿热毒邪。泄泻久久不愈，常表现为寒热错杂之象，临床上常温热药与寒凉药并施，以平调阴阳，勿使太过与不及。病轻者常在辨证方中加入黄连、干姜二味；重者则以乌梅丸化裁，常取本方四味药，即黄连、黄柏、干姜、附子。黄连、黄柏苦寒坚肠，清化肠道湿热，干姜、附子温中散寒，振奋脾肾阳气，故能使寒热无过，阴阳平衡。

补泻兼施法：慢性泄泻患者病延日久，脾胃虚弱，正气耗损，但湿热之邪留恋不清；或因疾病久治不愈而情绪欠畅，肝气郁滞，肝木横逆犯土而加重病情。临床上也发现，部分长期腹泻患者常伴有焦虑或抑郁情绪。因此，对于该类患者，应以补泻兼施。补益脾胃，扶助正气，化湿清热，以洁肠道，或抑木扶土，健脾疏肝。老师健脾益气常用炒扁豆、生黄芪、党参、山药、炒白术；清湿热用黄连、秦皮、马齿苋；抑木常用酸味收之，乌梅、炒白芍酸以敛肝。

气血同调法：老师认为慢性腹泻的证候病机演化常遵循"初病在气，久病入血"的发展规律，如溃疡性结肠炎、克罗恩病、肠结核等。因此，在诊治疾病中善用气血辨证，并辨证与辨病相结合。老师常宗仲景之意，用薏苡附子败酱散加减，治疗溃疡性结肠炎，效果明显。对于出血性肠炎，曾用生黄芪、穿山甲、制大黄、生地榆、槐花等获效。

酌情配伍风药：温清并用、补泻兼施、气血同调是老师治疗慢性腹泻的主要方法，在此基础上，老师常常适当配伍风药，认为风药治疗该病具有独特的优势，临床上也证明了其确切的治疗效果，因此，老师一直特别重视风药的应用。风药，是指一类气味辛薄，药性升浮，具有发散上升作用的药物。风药能使邪气向外趋表，舒畅一身气机，临床应用甚广，如柴胡、升麻、防风、葛根、羌活、白芷等。

风药之名，首见于张元素《医学启源》，而风药治病理论却始于李东垣，其《脾胃论·脾胃盛衰论》曰："泻阴火以诸风药，升发阳气以滋肝胆之用，是令阳气生，上出于阴分，末用辛甘温药接其升药，使大发散于阳分，而令走九窍也。"李东垣是"补土派"的代表医家，善用风药调理脾胃是其一大特色，如补中益气汤、升阳散火汤、火郁汤、补脾胃泻阴火升阳汤等，皆以风药为必用，如防风、羌活、独活等。老师遵东垣之意，结合风药的性味特点，概括了风药治疗泄泻的基本原理，即风药胜湿止泻、风药升清止泻、风药调气止泻。

风药胜湿止泻。"风能胜湿"理论源自《素问》，湿邪最易侵犯脾土，困厄脾阳，而生泄泻，亦即《素问·阴阳应象大论》中的"湿胜则濡泄"。李东垣认为"用淡渗之剂以除之，病虽即已，是降之又降，是复益其阴而重竭其阳"，"必用升阳风药即瘥"。因风药大多味辛性燥且有通达之力，故常用于湿邪所致的疾病，临床上老师喜用苍术、防风、藿香、佩兰等轻宣之药以祛湿止泻。

风药升清止泻。风药辛温，其性升浮，其气四达，能助升提下陷之中气，使清气得升，浊阴得降。因此，老师善借风药辛散上升的特性以升阳止泻，临床最喜用葛根，配黄芪、升麻、炒扁豆、防风益气升清止泻。

肝属木，其性条达而主疏泄，人身气血全赖肝气疏泄，方能和调舒畅。当肝气横逆犯脾而致泄泻时，可用风药以疏肝理气，最经典的当属痛泻要方，方中加入一味防风，含有深刻妙义。《医方集解》云："防风辛能散肝，香能舒脾，风能胜湿，为理脾引经要药。"老师在治疗慢性腹泻伴有情绪不畅者常使用该方加减，气滞较重者加用木香、槟榔、炒扁豆、石榴皮（即木香四味汤），常二方合用，抑肝扶脾，使脾胃功能得以恢复，泄泻得愈。

2. 病案举隅

案 1

孙某，男，52 岁，2014 年 10 月 22 日初诊。

主诉：反复腹泻 20 余年。

现病史：患者 20 余年前无明显诱因出现腹泻，无腹痛，大便每日 3 ～ 4 次，偶有水样泻，并伴有胃脘作胀、嗳气，肛门时有灼热感，每次发作自行口服止泻药后可缓解，但症状仍反复不愈，遇冷或饮食不慎时发作，曾肠镜检查未见明显异常。舌质红苔黄，脉细数。辨证属脾虚湿阻、寒热错杂所致泄泻，治以健脾化湿，平调寒热。处方：黄连 6g，黄柏 10g，干姜 6g，制附子 10g（先煎），木香 10g，炒扁豆 20g，茯苓 15g，乌梅 10g，7 剂，水煎服。

二诊（10 月 29 日）：药后症状缓解，大便好转，已成形，每日 1 ～ 2 次，时有口干，舌淡红苔薄黄，脉细数。服药效显，予上方减去茯苓，加防风 10g，7 剂，继服。

三诊（11 月 5 日）：大便正常，每日 1 次，无腹痛，胃脘稍胀，舌红苔薄，脉细数。继续予上方加葛根 20g，7 剂。

三诊后大便已调，如法调理两个月后诸症消失。

按语：患者年逾半百，**形体消瘦**，先天禀赋不足，又因平素饮食不节，常嗜食肥甘，导致湿热内生，脾胃功能受损，运化失司而致泄泻。疾病迁延日久，易致脾肾阳气损伤，无以温运，而内生湿热之邪滞留肠道，故往往见寒热错杂之象。对于此类患者，老师常取仲景乌梅丸组方之意，方中干姜、附子以温振脾肾之阳；黄连、黄柏苦寒燥湿止泻，此则遵从反激逆从法的原则，温清并用。此外，乌梅酸以收敛，并能制姜、附之温燥，扁豆、木香、茯苓祛湿健脾以善其后，故脾运得健，寒热互调而泄泻止。后期加入风药之防风、葛根，胜湿止泻，升阳健脾，最终使慢性泄泻痊愈而无复发。

案2

唐某，女，46岁，2015年1月12日初诊。

主诉：反复腹泻4年。

现病史：患者4年前因工作压力较大故而出现腹泻，每日3～4次，色黄，量少，偶有水样泻，泻时伴有脐周疼痛，泻后痛减，无黏液脓血便，每遇情绪紧张时症状加重，肠镜检查未见明显异常，曾服用西药治疗无缓解。纳谷尚可，夜寐多梦，舌质淡红苔薄白，脉细。辨证属肝脾不调，气滞湿阻。治以调和肝脾，行气化湿。处方：炒白术15g，炒白芍20g，防风10g，陈皮10g，木香10g，炒扁豆20g，石榴皮20g，黄连6g，干姜6g，7剂，水煎服。

二诊（1月19日）：药后腹泻缓解，大便成形，无明显腹痛，每日1～2次，情绪好转，夜寐尚安，舌质淡红，苔薄白，脉细。予上方加葛根20g，7剂。

三诊（1月26日）：药后大便正常，每日1次，无腹痛，纳谷尚可，舌淡红苔薄，脉细。上方继服。调理近 2 个月后腹泻未再复发。

按语：该患者因长期工作压力过大导致情绪紧张，肝气久郁不舒，横逆犯脾而致腹泻。因此，老师用痛泻要方合木香四味汤加减治疗。方中白术苦甘温以补脾燥湿，炒白芍柔肝缓急止痛，陈皮理气燥湿醒脾，防风具有升散之性，不仅能疏肝，且能祛湿止泻，配以木香、炒扁豆加强理气燥湿之力。石榴皮性酸涩温，归大肠经，为涩肠止泻之常用药。泄泻日久，多见寒热夹杂，因此，遵以反激逆从法的原则，加入黄连、干姜以平调寒热，7 剂药后症状即见明显缓解，此后加入葛根升发清阳，鼓舞脾胃清阳之气上升以使腹泻止。

3. 结语

慢性腹泻为常见疾病，一般而言，急起者易治，慢性久延者难疗。吾师认为，对于长期腹泻患者，病机常寒热互见，虚实夹杂，如若拘泥于固有的辨证思路，往往不能达到理想的疗效，而用反激逆从法配合风药来治疗该病，疗效颇佳。此外，对于慢性腹泻患者，规律的生活习惯、舒畅的心情及清淡的饮食对于疾病的恢复也是至关重要的，在治疗的同时，做到慎起居、节饮食、畅情志，方能获得满意的疗效。

八、"上下交损治其中"理论发微与临床应用

1. 起源、释义与发微

中医临证，其发病日短，病情简单，病位单一者治之较易；若病久生变，诸脏受损，病机复杂者，为医者常常左右为难，难

以兼顾，治之则难。吾师王邦才从事中医临证近 40 年，为浙江省名中医，医术甚笃，经验丰富，对于复杂病机、复杂病证的诊治，灵活机动，常常从中焦入手，用药轻巧却起效甚捷，问其原因所在，王师曰："需牢记叶天士所言上下交损当治其中尔。"何谓治其中？上焦、下焦皆病时，当治疗中焦。其出处在《临证指南医案》，是叶天士重要理论之一。《临证指南医案·虚劳》载："某，神伤精败，心肾不交，上下交损，当治其中。参术膏，米饮汤调送。"《临证指南医案·吐血》上下失血案："《内经》分上下失血为阴络阳络，是腑络取胃，脏络论脾……今饮食甚少，柔腻姑缓，上下交病，治在中焦。其午火升烦嗽，亦因血去阴伤。以胃药从中镇补，使生气自充也。"综合其中重要治法，便是"上下交损，当治其中"，正是针对病久复杂，上下均见虚损之际指出新的治疗思路，通过调理脾胃，治其中焦，而上下通达，得乎全局。此处叶氏所谓中焦指脾胃。从《内经》始，脾胃中焦就在中医治疗上占据重要地位，《素问·灵兰秘典论》指出："脾胃者，仓廪之官，五味出焉。"《易经》言："大哉坤元。"天地万物以土为最，盖土能生万物也。中医认为脾胃属土，具土之德性。在生理上突出强调脾胃乃"后天之本""气血生化之源泉"。在病理上突出强调"得谷者昌，失谷者亡""有胃气则生，无胃气则死"，"治病不察脾胃之虚实，不足以为大医"。李东垣在《脾胃论》中提出"善治病者，惟在治脾，治脾胃以安五脏"。叶天士为脾胃学说集大成者，提出"久虚必损胃"，先后天"二气交伤，然后天为急"，"上下交损"应"当治其中"。现代中医大家对脾胃之重也多有推崇，王庆其教授提出"调脾胃以安五脏"之说。

干祖望先生的核心思想之一为"七窍以脾为本"。王灿晖教授在临床运用健脾胃之法治疗恶性肿瘤、糖尿病等多种慢性病。路志正运用"上下交损治其中"方法治疗带下、痛经等妇科疾病。

王邦才教授临证数十年，对于仲景之方、叶氏之法尤有心得。在应对错综复杂及上下掣肘的病机时，王师常常采用叶氏"治其中焦"之法。诸如肿瘤患者，多脏器受损，与其攻其病邪，损伤正气，莫如顾护脾胃，调理后天。对于"上下交损，治其中焦"理论，王师继承的同时尤有自己的理解和发挥：①"上下交病"不能狭义地理解，应当注重整体观，也可指"上、中、下"同病，"升降失调"，"内外同病"，"虚实互见"，"气血同病"，"阴阳同病"。②对"治在中焦"的理解："治中"不一定都是补益，可补益，可疏泄，可通降。凡能纳而不能化者，其治重脾；能化而不能纳者，重在治胃。治脾者以恢复脾运为目的，常用补中益气汤、建中汤、异功散、四君汤、六君子汤、参苓白术散、资生丸等。治胃者以"通降"为目的，常用旋覆代赭汤、大黄甘草汤等。③中焦不单指脾胃，还应包括肝胆，如为中焦气机升降逆乱，可采用疏肝健脾、培土柔木之法，可用四逆散、柴胡疏肝散、痛泻要方；如为中焦脾胃失和，枢机不利，可采用半夏泻心汤、甘草泻心汤等方，辛开苦降，甘调并用，以和解中焦半上半下之枢机不利；如为气血失和，气血同病，则用归芍异功散、逍遥散，甚则丹参饮等调养气血。④治疗应顺应中焦之性，缓缓图之，以顾护胃气为要，如此可在平淡之中见神奇，在治疗慢病、久病，虚损多于实证之病时切忌大力攻伐，或以大剂滋补，反而易致胃口呆钝或胃气衰败。

2. 临床应用例举

王师以"上下交损治其中"理论指导临床，治疗多种临床慢性疾病，收到良好效果，现选取数案例举之。

案1

王某，男，77岁，2018年3月28初诊。

患者2017年11月诊断为脑梗死、高血压病，服用阿司匹林3个月后，出现黑便，下肢，面部浮肿，行胃镜检查提示：贫血胃，胃窦溃疡，浅表性胃炎伴胆汁反流。当时住院并予输血、止血等治疗后未再出血。3月26日血常规检查，血红蛋白106g/L。刻下胃脘尚舒，偶有反胃，无反酸、嗳气等，纳谷尚可，左手指麻木感，形寒怕冷，夜寐不安，易醒多梦，大便不实，夜尿2～3次，口干，腰背酸痛，有腰伤史，面色少华，血压140/90mmHg，舌淡红，苔薄白，脉弦细。治宜健脾益气，养血和营。方拟归芍异功散合黄芪桂枝五物汤加减。处方：当归20g，炒白芍20g，川芎10g，生黄芪60g，桂枝10g，炒白术20g，茯苓15g，炙甘草6g，红枣10枚，鸡血藤20g，炒麦芽20g，陈皮10g，党参20g，7剂。

二诊：脾胃尚舒，自觉乏力好转，手指麻木感仍有，下肢浮肿渐消，大便成形，畏冷好转，舌淡红，苔薄白，脉弦细，原方出入，缓慢调治。共服药35剂，后复查血常规，血红蛋白122g/L，畏寒怕冷、面目肢体浮肿等症状未再出现。

按：该患者中风之后，又长期应用阿司匹林，阿司匹林的副作用主要集中在胃肠道，易造成胃黏膜损伤、胃溃疡，引起出血，治病求本，其本在脾胃。该患者胃出血后重度贫血，一度失血性休克，虽经输血治疗，但目前仍有轻度贫血，脾胃损伤未复，纳谷不香，大便不实，其舌质淡嫩、苔薄白，显见土虚脾馁，生化乏源，后天运化不振，故予归芍异功散为主方。患者为脑梗死后遗症患者，手指麻木，兼有气血失和、脉络不通之象，故予黄芪、桂枝、鸡血藤、川芎益气温阳，和血通经。

案 2

杨某，女，56 岁，2017 年 12 月 7 日初诊。

横结肠肿瘤术后 1 年，又行胆囊切除术 3 个月，现神疲乏力，上腹时胀，面色无华，大便溏薄，次多，每日 3～4 次，纳谷不香，口干，舌红，苔腻，脉濡。处方：生黄芪 30g，炒扁豆20g，山药 20g，炒白术 20g，党参 20g，炒白芍 20g，薏仁 30g，败酱草 20g，制附子 10g（先煎），红藤 20g，木香 10g，炙甘草6g，内金 20g，7 剂。

二诊：药后精神有好转，但自觉恶心、纳差，胃脘仍时有胀痛，腹部时有胀闷不适，大便稀，舌红，苔白腻，脉濡。处方：炒扁豆 20g，薏仁 30g，陈皮 10g，半夏 15g，茯苓 15g，炒麦芽30g，六曲 10g，苍术 15g，炙甘草 3g，蒲公英 20g，7 剂。

三诊：恶心、呕吐已止，胃脘略痛，大便已调，神疲易倦，面色欠华，口苦，舌红，苔薄黄，脉弦细。上方减六曲、苍术，加炒白芍 20g，枳壳 10g，炒白术 20g，14 剂。

后守二诊方药加减出入，调养两个月，精神健旺。

按：首诊考虑患者两次手术，机体损伤较大，出现脾肾两虚之象，并有湿热阻肠，气血郁滞，此时应以扶正为主，佐以祛除手术所致的气滞血瘀、湿阻气郁之证，调摄全身气血阴阳，治宜温阳行气活血，清热利湿，理气止痛。方中制附子温肾阳，纳浮阳，薏仁、败酱草、红藤、苍术燥湿止泻，洁肠和营；炒扁豆、山药、炒白术、党参、内金健脾助运；黄芪补气生阳；炒白芍健脾柔肝；木香行气宽肠。标本兼顾，药切病机，已见成效。二诊，患者精神好转，大便次数减少，每日一行，但质仍稀，不成形，时有胃脘痛，王师认为一诊后患者仍有恶心、纳差、呕吐、便稀，仍以脾胃虚弱更为突出，升降失司，清气不升，浊气不降，湿浊上逆发为恶心、呕吐。且"脾胃一伤，四脏皆无生气"，值此之际，当以健脾和胃泄浊为法，遂投半夏、陈皮、茯苓和中止呕降逆，苍术、薏仁、蒲公英健脾渗湿，扁豆、麦芽健脾助运，恢复胃气。以上方加减出入治疗，呕吐恶心消除，胃纳、精神等自觉症状明显好转。从此例可见顾护脾胃之气的重要性。扶正与祛邪并用，方能使浊邪得以排泄。

案 3

张某，女，38 岁。2017 年 11 月 4 日初诊。

心悸，失眠 2 年。患者近 2 年来心悸、寐差，入睡困难，睡后易醒，多梦，梦后惊醒心悸，后不能入睡，夜间小便频多，平素食少腹胀，大便不调，有时 2～3 日一行，便不成形，有时腹泻，月经常延期不至，量少色淡，激素水平检测未见明显异常，多次妇科治疗，效果不佳，形体消瘦，面色萎黄少华，舌淡苔白腻，脉缓。诊断：心悸。证属心肾不交，脾运失健。治法：健脾益肾，宁心安神。拟参苓白术散加减。党参 15g，茯苓 15g，炒白术 15g，炙甘草 5g，山药 15g，炒扁豆 20g，陈皮 10g，砂仁 6g，薏仁 30g，桔梗 5g，炒山楂 15g，六曲 10g，莲子肉 10g，7

剂。

二诊：自觉症状有好转，仍有多梦心悸，发作似有减少，进食无腹胀，大便偏稀，月经延期1周未至，舌脉同上，上方去砂仁，加黄连6g，炒麦芽30g，7剂。

三诊：纳食可，大便成形，心悸仍作，较前有好转，入睡困难，月经已至，颜色较淡，量不多，予减莲子肉，加炒枣仁20g，淮小麦15g，7剂。

四诊：睡眠好转，夜尿减少，心悸仍有发作，舌淡，苔薄白，脉细。去薏仁，加当归15g，炒白芍15g，14剂。

如此调养近3个月，患者夜寐得安，心悸少作，月经未再延期。

按：患者证属"心悸"，病程日久，上有心阴不足，下有冲任失调，同为"上下交损"范畴。观其整体，有饮食甚少，大便不调，面色萎黄无华，知其脾胃气虚为本，化源不足，气血生化乏源，故上不能养心安神，可见心悸、多梦，下不能充盈血海以行经，可见月经延期，色淡，量少。故以中焦为治，生血有源，正气得养，疗效可期。以党参、白术、茯苓、甘草、山药健脾益气渗湿；炒扁豆、薏仁助白术、茯苓以健脾渗湿，山楂、六曲助运化，砂仁醒脾化滞，桔梗通调水道，载药上行；后期加枣仁、淮小麦，养心安神，黄连燥湿止泻，当归、炒白芍养血调经。缓缓调治3个月，方得功成。

案4

戴某，女，58岁，2018年1月6日初诊。

口疮反复发作20年，近1周再发伴有加重。口舌皆生疮，疼痛难忍，刻下感冒反复不愈 10 天，鼻塞流清涕，脑中空空感，咳嗽时作，咳剧或者用力时尿失禁，夜尿 1～2 次，口眼、耳鼻皆痒，眼睑肿胀，手足心热，精神不佳，腹胀，纳食少，近 3 年往来香港与宁波带孙，感极度疲乏。舌质红，苔薄干，脉细。学生初诊，感无从下手，王师曰："上下交损治其中，此病虽主诉口疮，但病机甚复杂，当用补中益气汤合升降散可愈。"处方：生黄芪 60g，党参 30g，炒白术 15g，陈皮 10g，升麻 10g，柴胡 10g，当归 20g，蝉蜕 6g，僵蚕 10g，桑叶 10g，桔梗 6g，连翘 15g。连续服用 14 剂后，感冒、颜面痒、口疮皆愈。二诊去蝉蜕、僵蚕、桑叶、连翘继续服用 14 剂，疲劳感大减，守方加减再服 1 月，期间未再发生口疮、感冒。

按：王师分析该患者上下皆有症状，上焦症：咳嗽，口疮，面痒；中焦症：腹胀，纳少；下焦症：小便失禁。正合上下交损，而一切症状皆由中气亏虚而来：气虚火升，而发口疮；气虚卫外不固，风邪趁虚而入，则发感冒、颜面痒；气虚不摄，小便失禁；气虚清气不能上达清窍，故脑中空空。故而当用东垣之补中益气汤，黄芪、党参、白术扶正培本，一诊配合升降散使用，蝉蜕、僵蚕祛风解表止痒，二诊表证俱去，故去升降散及桑叶、连翘等解表之药，继续守中而愈。

3. 小结

"上下交损，当治其中"为叶天士重要学术思想，《临证指南医案》原文所治之证为心肾不交，治法为补益脾胃。在临床运用上王邦才教授常用调理中焦脾、胃、肝、胆的手段应对多脏同病、证候纷繁复杂的疾病，"阴阳形体俱不足者，皆治其中"，

"上下交损治其中"，不急不躁，稳中求进，治中焦而得全局，脾胃运化正常，气机调达则能改变棘手的局面。

九、"截断疗法"治疗儿童支气管哮喘的经验

支气管哮喘简称哮喘，是一种以慢性气道炎症为特征的异质性疾病，任何年龄均可发病，大多始发于 4～5 岁以前，是儿童时期较为常见的慢性呼吸道疾病。根据全球哮喘创议委员会报告，全球大约有 3 亿例哮喘患者，而我国城市儿童的哮喘患病率仍在上升。儿童哮喘若不及时诊治，随着病程的延长极易发展至成人哮喘，形成气道狭窄和重构，进而影响肺功能，并发肺源性心脏病、呼吸衰竭等，严重危害患儿的身心健康。目前西医遵循哮喘"评估－调整治疗－监测"的标准化模式，临床主要应用吸入激素、支气管扩张剂等，由于治疗管理时间较长，且多数药物具有一定的副作用，可能对正处于生长发育期患儿造成一定的影响。中医学治疗哮喘历史悠久，其在预防小儿哮喘的急性发作、缓解其临床症状、控制病情等方面有一定优势。

王邦才主任系浙江省名中医，从医三十余载，现将其运用中医"截断疗法"治疗儿童哮喘的经验介绍于下，以飨同道。

1. 病因病机

支气管哮喘属中医学"哮病"的范畴。《内经》虽无哮病之名，但在许多篇章中都记载了哮喘相关的病因病机及临床症状。《素问》云："阴争于内……使人喘鸣。"《金匮要略》曰："咳而上气，喉中水鸡声，射干麻黄汤主之……膈上病痰，满喘咳吐……必有伏饮。"不仅描述了哮喘的特征，提出了治疗方案，并在

病理上将其归属于"伏饮"。元代朱丹溪首创"哮喘"这一病名,《丹溪心法》提到:"哮喘必用薄滋味,专主于痰。"《幼科发挥》说:"小儿素有哮喘,遇天雨则发者……或有喘疾,遭寒冷而发……发过如常,有时复发,此为宿疾,不可除也。"说明古人已经认识到本病有反复发作、难以根治的临床特点。哮喘发病既有内因,亦有外因。内因责之于小儿肺脏娇嫩,脾常不足,肾气未固,以致痰饮留伏,隐伏于肺,成为哮喘之宿根;外因则多由感受外邪、接触异物异味以及饮食不当等。故本病的发生是内外因共同作用的结果,其基本病机为外邪引动伏痰,痰随气升,气因痰阻,搏击有声,发为哮喘。

2. 截断疗法

中医"截断疗法"早在《内经》中已寓存其旨:"圣人不治已病治未病,不治已乱治未乱。"张仲景在这一思想的启迪下,对"治未病"有了更精深的认识,提出了一系列防病截变的措施,《金匮要略》第一篇就说:"上工治未病……知肝传脾,当先实脾。"成为既病防变之先导。叶天士"先安未受邪之地",实则将既病防变的"截断疗法"引进温病的范畴。20世纪70年代初,我国著名中医学家姜春华从温病学说中得到启发,结合自身多年临床经验,将"截断扭转"疗法在温病中进一步升华,具有里程碑意义。

王主任谙熟经典,躬身实践,根据儿童支气管哮喘的临床症状和特点,运用中医"截断疗法",归纳总结其不同阶段的病因病机,分以下5个期进行防治,临床常常取得满意的效果。

（1）未病先防，先证而治

适用于"高危窗口期"。此期主要针对既往有哮喘病史，目前病情稳定未发作，或既往虽无哮喘病史，但有婴儿湿疹、过敏性鼻炎、过敏性荨麻疹等高危儿童，需重视体质调护。钱乙《小儿药证直诀》曰："五脏六腑，成而未全……全而未壮。"该书闫季忠序："骨气未成，形声未正……变态不常。"阐明了小儿机体柔嫩，气血未充，精气未足，卫外未固的生理特点。《温病条辨》将小儿的生理特点概括为"稚阳未充，稚阴未长"。吴鞠通认为幼儿赖阳以生，依阴以长，然阴既未足，阳气未盛，治疗上应以维护阴气为要，但还要善于护阳。吾师以"治病求本"为纲，临证善用"桂枝汤""六君子汤""肾气丸"等调补肺、脾、肾三脏，顾护阴阳，同时要求患儿家属积极配合，注意避风寒、调饮食、远离过敏原等，共同预防哮喘的发生。

（2）欲病救萌，防微杜渐

适用于"慢性持续期"。此期患儿常见反复感冒，咳嗽时作，咳剧喘促，伴或不伴咳痰，胃纳欠佳。这是由于哮喘患儿素体不足，内有壅塞之气，外有非时之感，膈有胶固之痰，三者相合，闭阻气道，宣降失司，发作迁延，故而形成本虚为主、虚实夹杂的复杂证候。吾师治疗上提出"标本兼顾，治咳重喘"的思想，吸收先贤"姜苓五味细辛汤"之宝贵经验，经过多年临床验证，自拟"三拗姜辛五味汤"，其主方为炙麻黄、杏仁、细辛、干姜、五味子、半夏、甘草、紫菀，在此基础上随症加减，疗效显著。三拗汤宣肺止咳平喘，联合姜辛五味汤温中焦，降肺气，故"肺金顺降，雾气降洒……呼吸安静，上下无阻，是以不嗽"。西医治疗上，严密监测和评估患儿哮喘的控制水平，尤其是经常雾化、口服 β 受体激动剂控制不理想的患儿，我们需合理调整哮喘长期治疗分级方案，以"个体化、最小剂量、最简单联合、最少不良反应、最佳控制水平"为准则，减少哮喘的急性发作。

（3）已病防变，截断病邪

适用于"急性发作期"。此期根据其发作时程度的不同可分为轻度、中度、重度及危重 4 级。西医治疗多以对症为主，中医药在此期治疗中虽不占主导地位，但吾师认为该阶段为极为关键的"分水岭"，直接关系到病情的预后及转归，提出发作期以"截断扭转，已病防变"的基本原则，谨守病机，直捣病巢，截断病邪传变深入，扭转阻止疾病恶化，发挥中医的传统优势。该阶段王师常以"三拗汤"合"三子养亲汤"为基础方临证加减，寒证可加干姜、细辛、半夏等温肺化饮，热证则加石膏、黄芩、射干等清热泻火，喘急者加地龙、桑白皮，咳甚加紫菀、款冬花等，将哮喘控制于早期发作阶段，临床疗效显著。

（4）已变防逆，转危为安

适用于"危重病变期"。此期为哮喘急性发作的重度至危重期，是指经常规药物如雾化、茶碱等对症支持治疗后，临床症状、肺功能无改善甚至继续恶化，出现呼吸衰竭、意识障碍、呼吸肌疲劳等，由于患者病情多危重，可合并其他脏器功能损害，故治疗上以抢救生命为第一要务，建议及早静脉使用激素，及时进行机械辅助通气，最大程度保证营养支持，保持电解质平衡，预防呼吸道感染，尽可能地减少并发症的发生，并严密监测患儿的生命体征，待病情相对稳定，可考虑予"小青龙汤""三子养亲汤""人参五味汤""理中化痰丸"等调畅气机，化痰调中，顾护肺脾，此期临床较少见。

（5）*瘥后调摄，防其复发*

适用于"临床缓解期"。因小儿具有"肺娇易病，脾弱易伤，肾虚易损，腠理未固"的生理病理特点，故此期治疗上以"益肺固表，调补脾肾"为主要治疗大法，因临证以肺脾气虚及肺肾阴虚多见，吾师常以玉屏风散加减健脾益气，补肺固表，麦味地黄丸加减养阴清热，补益脾肾。同时嘱患儿家属重视本病的预防和调护，警惕气候变化，避免接触过敏原，减少剧烈运动，关注饮食健康，保证充足睡眠。此外，王师自拟小儿哮喘膏，冬令时节重视固本培元，盛夏三伏给予"冬病夏治"穴位贴敷等传统中医治疗以巩固疗效。

3. 验案举隅

陈某，女，6岁，2018年3月9日初诊。

咳嗽咳痰3天。3天前患儿受凉后出现咳嗽咳痰，咳嗽夜间较多，咳剧气急，痰白稀，量稍多，易咳出，伴少许清涕，偶有打喷嚏，无明显发热畏寒，无其他等特殊不适，胃纳一般，大便偏稀，尚成形，小便调，夜寐欠安。家长给予"小儿止咳糖浆"后，咳嗽咳痰未见明显减少，故来诊。刻见：患者面色欠华，咳嗽咳痰，咳嗽声重，痰白稍黏，流少许清涕，舌红，苔白稍腻，脉浮滑。查体：咽红，两肺听诊呼吸音粗，偶及少许痰鸣音。患者既往有支气管哮喘史、过敏性鼻炎史、婴儿湿疹史。平日没有特殊用药。西医诊断：急性支气管炎。中医诊断：咳嗽。证属风邪犯肺，痰浊内扰。治宜疏风清热，化痰止咳。处方：三拗汤加味合二陈汤加减。炙麻黄 5g，杏仁 6g，生甘草 3g，浙贝 6g，荆芥 6g，桔梗 5g，射干 6g，陈皮 6g，茯苓 6g，姜半夏 6g，5 剂，水煎服，每日 1 剂，日服 2 次，每次 100mL。

2018 年 3 月 14 日复诊：患儿咳嗽咳痰少见，无明显鼻塞流涕，无气急胸闷，无喉间痰鸣等不适，胃纳一般，二便调，夜寐安，舌红苔白，脉细滑。查体：咽稍红，两肺呼吸音稍粗，未闻及明显干湿啰音。效不更方，加六曲 5g，生山楂 10g，7 剂。并随访半月，诸症俱平，未有再发。

按：本例患儿以咳为主，重在治咳防喘，考虑患儿既往有支气管哮喘史、过敏性鼻炎史及婴儿湿疹史，属欲病救萌阶段，急需"先发制病，防微杜渐"。小儿素体亏虚，形气未充，肺娇易病，脾弱易伤，肾虚易损，以致痰湿蕴结，隐伏于肺，然肺卫不固，易感外邪，引动宿痰，痰随气升，气因痰阻，发为此病。三拗汤源于张仲景，后被《太平惠民和剂局方》收录，主方由麻黄、杏仁、甘草组成，可宣肺化痰，止咳平喘。吾师在原方基础上，加用荆芥疏风解表，透邪外出，药性平和，解表不伤正；桔梗、射干清热宣肺，消痰利咽；浙贝清肺化痰。朱丹溪认为"哮喘专主于痰"，痰为哮喘之"宿根"，又因"肺为贮痰之器，脾为生痰之源"，故主方佐以二陈汤理气化痰、健脾渗湿。二诊时咳嗽咳痰少见，未有气喘痰鸣，予六曲、生山楂健脾和胃。综合本方，组方严谨，用药熨帖，散收相合，宣肺气祛已生之痰，健脾气杜生痰之源，标本兼顾，肺脾同治，共奏宣肺止咳、化痰平喘、健脾和中、培土生金之功。由于及时干预，先发治病，有效地截断了该患儿向哮喘急性发作期发展的可能。

4. 结语

儿童支气管哮喘是儿童时期最常见的气道慢性疾病之一，根据全球及我国最新的哮喘防治指南，本病患者若经过长期规范化治疗和管理，80% 以上可达到哮喘的临床控制水平。第三次城市儿童哮喘流调显示，学龄前儿童患病率较高，该年龄阶段儿童正处在生长发育的重要时期，目前西药对支气管哮喘虽有明确疗效，但许多家长担心药物副作用或用药不规范、不持续，可导致本病迁延不愈。中医在本病治疗上有一定优势。王主任四诊合参，以中医"截断疗法"为指导，结合其多年临床经验，分期论治儿童哮喘，对减少西药不良反应、增强免疫、提高疗效、缩短病程、改善预后等有着重要的实际应用价值，为中西医结合治疗儿童哮喘提供一定的诊疗思路。

十、从脾胃论治复发性口疮经验

笔者有幸随师临证，现将王师治疗复发性口疮经验总结如下，以飨同道。

1. 从脾胃论治，虚实有别

复发性口疮是一种常见的口腔黏膜病，病程较长，缠绵难愈，反复不已。王师认为本病证因非一端，有实有虚，虽发于口腔局部，但却与全身脏腑功能失调有关，而其中又以脾胃病变最为多见。盖口唇属脾，脾的经脉连舌本而散舌下，口腔舌体溃烂应责之于脾胃。且齿为肾之余，龈为胃之络。但临证之机当辨虚实。王师从长期临床实践中将本病的脾胃病机概括为虚、实二端。

实者常见有二：一为脾胃伏火，乃胃经实热蒸于口，口舌生疮，牙龈肿痛，口腔溃疡不规则，有黄色伪膜覆盖，较表浅，周围充血广泛。治宜清胃泻火，凉血通腑。方用清胃散、凉膈散、玉女煎等加减，王师常用自拟三石清胃汤，用生石膏、寒水石、滑石、竹叶、生山栀、知母、绿豆衣、清甘草。本型起病较急，病程较短，按"实火宜泻宜折"，直以苦寒清泄可求速效。一为湿浊中阻，脾失健运，湿浊内生，阻滞中焦，清气不升，浊气不降，浸淫唇舌则口腔溃烂。湿浊黏腻不易速除，脾不健运湿浊难化，故口疮反复发作，难以根治。常见口腔溃烂多处，此起彼伏，溃疡面有黄白色膜片覆盖，周围黏膜色泽不甚红赤，舌体多涎，口中发黏，伴有纳谷不香，胸闷脘痞，身体困倦，舌苔腻，脉濡或滑。治宜芳香化浊，健脾利湿，可用三仁汤，或从薛生白《湿热病篇》中求之，王师常用苍术、佩兰、生薏仁、白茯苓、白扁豆、荷叶、滑石、厚朴、生甘草。纳谷不香者，可加六曲、莱菔子；吞酸嘈杂、胃中有火者，可加黄连、黄芩；大便不通者，可酌加制大黄、枳实通便降气。

虚者辨证亦分为二证：一为脾虚湿困，主要是脾气不足，健运失司，水湿停滞，蕴久化热上蒸于口，口腔溃烂，此起彼伏，反复不愈，溃疡面有白色膜片覆盖，周围黏膜色泽偏淡，口淡乏味，伴有纳谷不香，脘胀便溏，神疲乏力，舌淡苔白稍腻，脉濡。治宜健脾益气，化湿和胃，可用参苓白术散、香砂六君子汤加减，王师常参照叶天士"通补阳明法"，用党参、白术、茯苓、薏仁、炒扁豆、怀山药、晚蚕砂、胡芦巴加减，疗效满意。一为中气不足，气虚火升，李东垣云："火与元气不二立，一胜则一负。"常见患者口疮反复不愈，遇劳即发，神疲乏力，短气懒言，舌淡红苔薄，脉细。治宜补中益气，可采用东垣法，用补中益气汤或升阳益胃汤加减，常合交泰丸引火归原，可起沉疴。

2. 病案举例

案1

翁某，女，61岁，退休。

初诊：2011年8月6日。口疮反复发作3年余。患者3年来口疮反复发作，时轻时重，近3个月来发作频率加大，病情较前加重，曾用各种方法治疗，西瓜霜、冰硼散、锡类散及抗生素等均无明显疗效，口疮仍此起彼伏。刻见舌边尖化脓性溃疡数枚，口腔周边均有散在溃疡灶，大小不等，进食疼痛加重，口干而苦，夜寐不安，心烦易怒，纳谷减少，大便偏干，小便色黄，舌红苔薄黄，脉数。西医诊断：复发性口腔溃疡。中医诊断：口疮。辨证：胃热熏蒸，心火上炎，营阴受损。治法：清胃泻火，凉血消痛，养阴和营。处方：黄连10g，阿胶珠10g，炒白芍20g，炙甘草6g，淡竹叶10g，生石膏30g（先煎），麦冬10g，生山栀10g，肉桂粉3g（冲），7剂。

二诊：8月13日。药后症状好转，舌边尖溃疡疮面减小，溃疡未再增多，夜寐较前好转，进食仍有疼痛，纳谷稍增多，大便偏干，口干而燥，舌红苔薄，脉数。原法既效，守方有恒，上方去肉桂粉，加生地黄20g，知母20g，7剂。

三诊：8月20日。溃疡面已基本愈合，稍发红，口干，夜寐已安，大便调，小便色黄，舌红苔薄，脉细数。治宜滋阴清热，凉血和营。处方：知母20g，生地黄20g，麦冬15g，丹皮20g，怀山药20g，元参20g，炙甘草6g，生山栀10g，炒麦芽30g，7剂。

四诊：8月27日。口疮已愈，诸症亦平，无明显不适，继以上方去山栀，加生晒参9g，再进14剂，巩固疗效，此后溃疡未再复发。

按：口疮的记载最早见于《素问·气交变大论》，有"民病口疮"之记载，历代医家对本病的治疗积累了丰富的经验，主要分虚实两大类，实者责之湿、热、火、毒，虚者有气虚、血虚、阴虚之别。本例患者口舌生疮日久，反复发作，且近期加重，综合脉症，乃胃中火热熏蒸，上扰心神，灼伤津液，营阴受损所致。故王师治疗以清胃泻火、凉血消痛为主，佐以滋阴养血。方用黄连阿胶汤合竹叶石膏汤化裁，以黄连、山栀、竹叶、生石膏清胃泻火，清泄中、上焦之热以治其标；阿胶、白芍、麦冬滋阴养血，培本固元，加肉桂粉旨在引火归原；甘草既能清热解毒，又能调和诸药。两方合用，加减出入，标本同治，对难治性口疮每能获效。

案2

郑某，女，62岁，退休。

初诊：2011年8月14日。口疮反复发作5年余，再发1周。患者5年来口腔溃疡反复发作，少有间断，遇劳即作，少则1~2个，多则全口带舌边均作，进食及热饮痛苦不堪，伴有神疲乏力，易倦。曾用意可贴、冰硼散、锡类散外敷，但效果不佳，服抗生素、维生素类药及清热泻火类中药后大便多，口腔稍好转，但不久即复发。刻见：患者面色少华，形体微胖，口腔可见多处溃疡灶，其中大者约 0.3cm×0.2cm，溃处色淡红不鲜，舌尖可见化脓性溃疡灶，伴有神疲乏力，易倦，夜寐欠安，胃纳不香，大便略溏，头晕目糊，时有耳鸣，舌淡红，苔薄白，脉弦细。西医诊断：复发性口腔溃疡。中医诊断：口疮。辨证：中气不足，虚火上炎。治法：益气扶元，清心泻火。取李东垣补中益气汤加减。处方：党参 10g，黄芪 15g，升麻 10g，柴胡 10g，炒白术 10g，当归 10g，炙甘草 3g，生山栀 10g，竹叶 10g，黄连 6g，夏枯草 10g，北秫米 20g（包），7 剂。

二诊：8 月 21 日。诉服药后，口疮好转，见舌尖溃疡灶已有愈合象，仍感神疲乏力，夜寐不安，胃纳好转，二便调，舌淡红，苔薄白，脉弦细。思原方既效，守方有恒，上方加入夜交藤 30g，煅龙骨 30g（先煎），7 剂。

三诊：8 月 28 日。诉服药后口疮已愈，夜寐多梦，乏力减轻，偶有肩背疼痛不适，舌红苔薄，脉细。治宜健脾益气，养心安神，佐以泻火。处方：党参 30g，黄芪 30g，升麻 10g，柴胡 10g，炒白术 10g，当归 20g，炙甘草 6g，北秫米 20g（包），枸杞子 20g，15g，夜交藤 30g，煅龙骨 30g（先煎），鸡血藤 20g，黄连 5g，7 剂。

七诊：9 月 25 日。在上方的基础上加减共服 1 个月左右，口疮未再发，夜寐安，乏力好转，疲劳感减轻，体力恢复，精神较服药前佳，舌红苔薄，脉细。思患者口疮已愈，应补虚为主，予健脾益气、养血和营之剂以调理。处方：黄芪 30g，薏苡仁 30g，山药 20g，党参 30g，黄精 20g，枸杞子 20g，炒白芍 20g，炒谷芽 15g，炒麦芽 15g，炙甘草 3g，当归 15g，红枣 5 枚，7 剂。

上方服用 1 个月，口疮未再发，症状平，精神恢复佳，体力恢复良好。

按：本例患复发性口腔溃疡迁移日久，且患者年过六旬，脏腑功能亏虚，曾用中、西药治疗未见明显效果，观其脉症，乃中气不足，虚火上炎于口舌所致。李东垣曾云："火与元气不二立，一胜则一负……既脾胃虚衰，元气不足，而心火独盛。"李东垣用补中益气汤治疗气虚火升之证，王师宗其旨，予补中益气汤加减。方用黄芪补中益气，升阳固表；党参、白术补气健脾；升麻、柴胡升提中气，王师认为二味实为疏散郁火、清热解毒之品，仲景常用之，施今墨谓升麻"升阳散郁，清热解毒，引药上行"；加黄连、山栀、竹叶、夏枯草旨在清泻上炎之火。全方合用补益脾胃中气，疏散郁火，清热解毒。后以扶正之剂缓缓图治，终使多年之疾得以康复。王师指出，在治气虚火升之时，参、芪剂量不宜过大，当宗东垣之意，待火势折后，邪少虚多，再施重剂扶之。

第三章　病证治疗

一、经方治疗外感热病经验探述

外感热病是感受外邪而出现不同程度发热表现的一类疾病。历代医家在不断探索过程中建立多种学说，如伤寒学说、温疫学说、温病学说和时病学说，构建了较为完整的中医药诊治体系。导师王邦才教授认为在外感热病诊治上，需融合伤寒、温病学说，博采众长，中西合参，胆大心细，方能获效。

1.病例举隅

（1）春温（发热待查？病毒感染？）

薛某，男，13岁，学生。初诊：2017年2月25日。

发热，头晕14天。患儿于2017年2月11日中午外出吃炸鸡排与可乐，晚上胃部有不适，第2天晨起恶寒发热，体温38.5℃，当地某医院诊检，体格检查与血常规未见明显异常，用抗感冒药治疗2天，发热未退，伴头晕，胃口减退，稍恶心，咳嗽，无痰，又用退热针及抗生素、输液3天，发热反复，最高39.5℃。2月16日转宁波某医院诊治，发热，头晕依旧，未见明显阳性体征，血常规：WBC3.0×10⁹/L，N44%，L47%。C反应蛋白10mg/L。胸片未见明显异常。上消化道钡餐造影示胃炎。门诊予抗菌消炎、退热、输液治疗5天，体温一直未降。2月21日收住入院，入院查体：体温37.5℃，脉搏97次/分，呼吸20次/分，血压93/60mmHg，未见明显阳性体征，血常规：WBC2.5×10⁹/L，N37%，L51%，HGB12.9g/dL，PLT169×10⁹/L，ESR35mm/h。C反应蛋白5mg/L。血生化系列：ALT107U/L，AST93U/L，γ–GT21U/L。呼吸道感染IgM九联检均阴性。肺炎支原体血清学测定：阳性1∶160。免疫球蛋白均正常。抗EB病毒衣壳IgG抗体阳性。肝炎病毒标志物均阴性。胸部CT平扫正常。腹部B超未见异常。头颅MRI平扫+MRA未见异常。入院后予头孢曲松针、阿奇霉素针抗感染，维生素B族营养神经，甘草酸镁针护肝等治疗，体温仍反复，最高39.2℃，口服退热药后体温能降至正常，4～6小时又反复。25日晨体温38.7℃，伴头晕、咳嗽，建议做腰穿检查，家属拒绝。因发热、头晕时间较长，病因不明，建议转上海进一步诊治。患儿母亲与老师联系后让其带小孩出院来门诊。刻见：患儿发热恶寒，面色少华，精神疲惫，胸闷，烦躁不安，稍咳嗽，大便4日未解，恶心呕吐，腹部按之软，舌红苔薄黄，脉数。因2小时前用退热药，体温37.8℃。西医诊断：发热待查？病毒感染？中医诊断：春温。辨证：患儿饮食不洁，复受外邪，邪热留恋气分，少阳阳明合病。治疗：和解少阳之邪，清透阳明之热。处方：柴胡20g，黄芩15g，黄连15g，制半夏10g，金银花20g，淡豆豉10g，生石膏30g（先煎），生甘草3g，2剂。

　　因病情较急，病孩家在象山，故请医院中药房配药后马上在煎药室煎煮，2剂煎成4袋，每袋约200mL。下午3时患儿体温38℃，服用第1袋，未见呕吐。至晚上8时测体温38.2℃，9时服用第2袋，11时测体温37.5℃。26日早晨5时测体温37.2℃，8时服用第3袋，10时测体温37℃，下午2时服第4袋，晚上6时测体温37℃。

　　二诊：2017年2月27日。测体温36.5℃，患儿昨起体温正常，昨晚大便1次，质正常，纳谷稍开，无恶心呕吐，精神好转，小便色黄，舌红苔白，脉稍数。血液复查：WBC4.1×10⁹/L，ALT175U/L。患儿虽热势已退，但邪热未清，肝脾受损。治法：清化邪热，疏肝和脾。处方：柴胡10g，黄芩10g，制半夏10g，北沙参10g，垂盆草20g，连翘10g，茵陈10g，炒麦芽15g，陈皮6g，生甘草3g，7剂。

　　用药后体温一直正常，纳谷亦可，精神好转。3月4日晨其母亲电告昨晚因父母不在，小孩自己煮冰冻饺子，未煮熟吃下，至晚上12时又觉怕冷，加被子亦寒战，测体温38℃。今晨体温38.5℃，稍咳嗽，打喷嚏。让其母将患儿舌象拍照发来，舌红苔黄白相兼，稍厚。处方：柴胡15g，黄芩15g，黄连10g，制半夏10g，紫苏叶10g，六曲10g，生石膏30g（先煎），生甘草3g，3剂。服药后体温未上升。3月7日晚在永和大王吃了猪排盖浇饭，晚上又觉胃难受，发热，体温39℃。上方加炒山楂15g。从3月9日起热退，到3月14日，各种检查结果一切正常，肝功能也恢复正常。

　　按：本例患者因饮食不节，复受外邪起病，西医经多方抗菌、退热治疗，高热反复，持续不退，诊断不明。老师认为患儿饮食伤胃，复受外邪，内外合邪，邪热较盛，充斥少阳阳明，腹部按之较软，是以虽不大便，但无腹满燥实之象。故治疗以和解少阳之邪，清透阳明之热。方以柴胡味苦微寒，气质轻清，疏解少阳；黄芩、黄连苦寒，气味较重，清泄邪热；配银花、淡豆豉轻透外邪；生石膏辛寒清透阳明之热；半夏、甘草和胃降逆。全方和解少阳，清透阳明，清解气分热毒，使三焦疏利，内外宣通，邪热随之而解。复诊热退，则以清化邪热，疏肝和脾之剂以调。不意患儿邪热未彻之际，不节食饮，使余邪复燃，发热两次反复，都与饮食有关。其实早在《素问·热论》就有曰："帝曰：病热当何禁之？岐伯曰：病热少愈，食肉则复，多食则遗，此其禁也。"古训明了，当遵之。

（2）风温肺热证（右下肺炎）

陈某，男，37 岁，农民。初诊：2014 年 5 月 10 日。

恶寒发热、咳嗽 5 天。患者 5 天前外出遭淋雨，当晚出现寒战发热，全身酸疼，头胀痛。自服清开灵颗粒、康泰克，发热未退，12 日仍寒战发热，头胀痛，咳嗽咳痰，痰色黄，质稠，口渴，去当地卫生院测体温 38.5℃，血常规：WBC11×10^9/L，N78%。予抗感染、退热治疗 2 天，病情未见明显好转，故来我院就诊。刻见：面色潮红，高热烦渴，喜冷饮，汗出而黏，头胀，全身酸痛，咳嗽频剧，咳引胸痛，气急痰多，色黄质稠，小便黄赤，大便干，舌红苔黄腻，脉数。测体温 38.9℃，胸部 CT 示：右下肺炎。血常规：WBC11×10^9/L，N79%。西医诊断：右下肺炎。中医诊断：风温肺热证。辨证：风温邪袭肺卫，正邪相争，入里化热，痰热壅肺，肺失宣降。治法：宣肺清热，化痰止咳。取麻杏石甘汤合小陷胸汤加味。处方：麻黄 10g，杏仁 10g，石膏 60g（先煎），半夏 15g，黄连 15g，瓜蒌皮 15g，芦根 30g，生甘草 3g，桑白皮 15g，鱼腥草 30g，三叶青 20g，金银花 20g，3 剂。

二诊：2014 年 5 月 13 日。3 剂后，患者高热渐退，咳嗽、咳痰减轻，全身酸痛、头痛好转，口干喜饮，纳谷不香，大便偏干，小便黄，精神稍疲，舌红苔黄，脉数。测体温 37.4℃。治宜清热化痰，养阴润肺。处方：桑叶 10g，杏仁 10g，石膏 30g（先煎），芦根 30g，甘草 3g，北沙参 30g，黄连 10g，鱼腥草 30g，三叶青 20g，象贝 10g，瓜蒌皮 15g，5 剂。

三诊：5 月 18 日。药后发热未作，咳嗽亦止，纳可便调，口稍渴，舌红苔薄黄，脉数。治宜养阴润肺，佐以清化，以善其后。处方：南北沙参各 20g，玄参 20g，党参 20g，芦根 30g，麦冬 15g，瓜蒌皮 15g，桑白皮 15g，连翘 15g，炒麦芽 20g，炙甘草 3g。5 剂。5 月 22 日复查胸部 CT 示右下肺炎吸收，血常规检查正常。

按：本例患者感受外邪起病，温邪上受，首先犯肺，外邪侵袭与体内正气相争，邪气入里化热，肺热壅盛，灼津成痰，肺失宣降，肺气上逆，乃成风温肺热之候。故治疗以清热宣肺、化痰止咳为法。予麻杏石甘汤合小陷胸汤加味，宣肺清热化痰。方中重用石膏，清泄肺热，麻黄疏风散寒，宣肺定喘，两者寒热相制为用，清宣肺热；杏仁苦降肺气，既助石膏质重而降，又与麻黄一降一宣，相反而成，止咳平喘；甘草和中安胃，调和诸药；用小陷胸汤之半夏、黄连、瓜蒌皮清热化痰；桑白皮清热平喘止咳；因肺热较盛，故再加银花、三叶青、鱼腥草清肺泄热；芦根清热生津。3剂后热退，但痰热未清，邪热伤阴，肺津受损，故去麻黄、半夏之辛散温燥，加桑叶、北沙参之清润，养阴生津，兼清余邪。待热平咳止，养阴润肺，以善其后。

3. 湿温（沙门氏菌感染）

林某，男，36岁，农民。初诊：2016年5月26日。

反复发热6天。患者于今年5月18日晚曾食生牡蛎，夜间曾感脘胀不适，20日晨起恶寒，头身困重，发热，午后加重，至夜间体温最高达39℃，自服百服宁汗出后体温下降。21日发热又作，身热不扬，午后为甚，脘腹作胀，口苦而黏，纳谷不香，大便泻而不畅，黏溏，无咳嗽、咽痛，自服多种消炎退热药发热未退。2天前至当地人民医院就诊，查血常规白细胞$3.2×10^9$/L，血培养示沙门氏菌生长。给予左氧氟沙星、头孢吡肟等抗感染，治疗后体温仍未下降。今天由朋友介绍来老师处就诊，患者自述每天寒战发热，午后为甚，皮肤湿黏，汗出不爽，口干而苦，纳谷不香，温温欲吐，脘腹作胀，大便溏黏，每日3～4次，泻而不爽，色黄味臭，头身困倦，舌红苔黄腻，脉濡滑。测体温38.7℃，血常规：WBC $3.1×10^9$/L，N45%，L54%，肝、肾功能正常。西医诊断：伤寒（沙门氏菌感染）。中医诊断：湿温。辨证：本例患者西医血培养有沙门氏菌感染，属伤寒。中医证属湿温，患者饮食不洁，邪从口入，湿热之邪，阻遏中焦，脾胃受损，邪留气分，正邪交争。治法：清化湿热，清肠和胃，予葛根黄芩黄连汤加味。处方：葛根30g，黄芩20g，黄连10g，柴胡

20g，草果 10g，生甘草 6g，3 剂。嘱今日配方后第 1 煎即服，第 2 煎晚 8 时服，明日起第 1 煎上午 9 时服，第 2 煎下午 5 时服，同时嘱患者饮食清淡，以米粥为主食。

二诊：5 月 29 日上午 11 时。服上方 2 剂后，患者体温明显下降，无寒战，大便好转，便成形，纳谷稍开，口渴，精神好转，昨日体温最高 37.6℃，舌红苔前薄根黄，脉缓。测体温37.4℃。治宜守原法继进。处方：葛根 20g，黄芩 15g，黄连10g，知母 20g，竹叶 10g，生甘草 6g，陈皮 10g，3 剂。

三诊：6 月 2 日。患者热已退，大便亦正常，纳谷尚可，腹无所苦，口干，精神稍软，舌红苔薄，脉缓，治宜益气养阴，兼清余邪，以防复燃。处方：川石斛 20g，知母 20g，黄芩 15g，黄连 6g，麦芽 30g，炙甘草 6g，陈皮 10g，黄芪 20g，5 剂。

按：本例患者平素体壮，因饮食不洁，罹患伤寒，综观脉症，乃湿热之邪，阻于中焦脾胃，留恋气分，胶结难解，因湿热并重，正气不衰，正邪交争激烈，里热外蒸，则寒战高热；热蒸湿动，弥漫于表，则汗出不畅而肤黏；湿热黏滞中焦，邪伤胃肠则脘胀纳呆，大便不调，色黄味臭；舌红苔黄腻，脉濡滑，乃湿热内积之象。治宜清化湿热，清肠和胃。葛根芩连汤为仲景治疗里热夹表邪下利之方，老师认为本方清热燥湿，表里双解，用治伤寒，最为合拍，一诊予大剂葛根黄芩黄连汤加味，用黄芩、黄连苦寒，清里热，厚肠胃，坚阴止痢；葛根辛凉，既可解散肌表邪热又能升津液，起阴气而止利；加柴胡、草果和解少阳，透邪达表，特别是草果，老师认为本品辛温，善于截疟，治湿温，湿遏热伏，在苦寒清热同时加用本品可获透达湿邪之功，实具辛开苦降、分消走泄之意，正合叶天士"因其仍在气分，犹可望其战汗之门户，转疟之机括"之说。甘草和胃安中。全方药简力宏，直达病所，清透表里内外之湿热，待胃肠湿热得清，则以益气养阴，和胃安中，兼以清化之剂以调养。

2. 诊治特色

（1）不拘寒温，病证双辨

外感热病发端于《内经》，仲景著《伤寒论》创六经辨证，但详于寒而略于温。金元时期刘河间首创"热病只能作热治，不能从寒医"之说，提出"善用药者，须知寒凉之味。"自制双解散、凉膈散诸方，以代麻桂之法。至明清，温病学说得以进一步发展，吴又可著《温疫论》，温病大家叶天士提出卫气营血辨证，创立了外感热病辨证论治体系，吴鞠通师承叶氏学说，归纳了三焦辨证、九种温病学说。加之王孟英等人的整理、阐述，温病学说自成体系。之后医家多有寒温之争，20世纪80年代初，以万友生、裘沛然、邓铁涛等为代表的医家，相继发表了寒温统一的论著，积极主张寒温统一。王师认为：外感热病辨证纲领《伤寒论》之"六经辨证"及温病学的"三焦辨证""卫气营血辨证"，都是从实践中总结出来的，在临床上有实际指导意义，温病学的理论是以《伤寒论》的思想体系为基础的，温病学说的发展，则使外感热病的理、法、方、药更为完备，实可补《伤寒论》之不足，两者密切相关，在临床实际运用上可互补互通。同时随着时代的发展，一些新的急性外感热病及传染病的发生，以及现代医学实验诊断方法的应用，我们在对疾病的诊断与治疗上，又需中西合参，病证双辨，才能全面把握疾病的发展动态，预后转归，做到有的放矢。

（2）经方时方，择善而从

在治疗上老师常遵循叶天士"在卫汗之可也，到气才可清气，入营犹可透热转气……入血就恐耗血动血，直须凉血散血"的治疗原则。对一般外感热病治疗善于融合伤寒、温病学说，强调因势利导，祛邪外出，根据病情，寒热并用，表里分消，充分考虑其季节与地理环境的致病特点，选方用药。非常赞赏蒲辅周先生提出的"明其天候"的观点，掌握季节气候，先其所因，伏其所主。宁波地处沿海，湿热为病较多，故老师对分消三焦法运用多有独到之处，强调从肺、脾、肾三脏论治，宣上、畅中、渗下，"或透风于热外，或渗湿于热下，不与热相搏，势必孤矣"。但对急重感染性疾病，老师亦常运用姜春华先生提出的"截断扭转"之论，采用果断措施，选用具有特殊功效的方药，阻止病邪深入，截断病势逆传。如用重剂葛根芩连汤苦寒直折治疗伤寒，用升降散加味治疗流行性感冒等。在方药运用上，老师一直强调不拘"经方""时方"，择善而从，非常赞赏叶天士运用经方经验，常将二者熔于一炉。如用麻杏石甘汤合银翘散治疗风温肺热证，用小柴胡汤加味治疗病毒感染性高热，用犀角地黄汤合升降散治疗流行性出血热等。

二、"五脏咳"诊治验案分析

咳嗽是临床上常见症状，咳嗽急起者易治，久咳者难疗。咳嗽之作虽为肺失宣肃所致，但其成因不一，故《素问·咳论》提出"五脏六腑皆令人咳，非独肺也"。中医学强调人体是统一的整体，脏腑相互关联，一脏病变可传及他脏。"五脏咳"指五脏六腑病变，均可传及于肺，均可导致肺宣发肃降失调，发为咳嗽，五脏可致咳，六腑亦可致咳，治咳当辨证论治，若不明脏腑，审证求因，而见咳止咳，见痰治痰则咳不能愈。吾师王邦才，浙江省名中医，治病以轻灵见长，辨证准确，效果显著，此处试举几例王师对于"五脏咳"的治疗，以飨同道。

1. 病案举例

案 1. 肝咳

邓某，女，40 岁，2017 年 8 月 5 日就诊。

患者晨起胸闷、咳嗽、咽痒 1 月余，咳嗽时伴有两胁胀痛，牵拉感，咳时痰少，色白，难以咳出，口干口苦，纳食欠馨，大便欠畅，2 日一行，夜卧不安，多思善虑，舌淡红，苔薄白而干，脉细弦。王师诊为肝咳，木火刑金，治当清肝泄木，顺气止咳。处方：桑叶 10g，丹皮 10g，柴胡 10g，生山栀 10g，淡豆豉 10g，厚朴 10g，苏梗 10g，瓜蒌皮 10g，生甘草 3g，7 剂，7 日后复诊，患者诉 3 剂后已愈。

按：《柳选四家医案选评》中尤在泾医案载："干咳无痰，是肝气冲肺，非肺本病，乃宜治肝，兼滋肺气可也。"肺居高位，司呼吸，主肃降，肝主疏泄，其气升发，二者相互制约，升降有序，维持其生理机能。今肝气不疏，郁而化火，上犯肺金，以致出现咳嗽频作，胁肋胀痛，脘闷嗳逆，脉弦诸症。王师上方予柴胡、苏梗疏肝解郁，以遂肝之条达之气，丹皮、生山栀清肝热、除烦，桑叶清肝木之气，滋养肺阴，再加上豆豉、厚朴、瓜蒌行气宽中，清热化痰，除烦安神，三药同用起理气化痰、清热除烦之效，生甘草调和诸药。诸药配伍，疏肝解郁，清肝泄火，滋润肺阴，咳嗽自宁。

案 2. 脾咳

钱某，男，69 岁，2017 年 6 月 10 日初诊。

因咳嗽、咳痰、胸闷近 20 天就诊，咳嗽痰多，阵咳，晨起咳白色大量黏痰，伴有胸闷不适，纳谷不馨，既往好食肥甘厚味，时有咯痰，量不多。此次因感冒后咳嗽一直未愈，脘腹胀满，大便日 1～2 次，不成形，血常规未见异常，自服止咳药物未见好转，反见痰多，舌淡红，苔白腻，脉滑。王师辨证为脾咳，痰湿内积，上犯于肺，肺失肃降。治宜健脾燥湿，止咳化痰。药用二陈汤加减：陈皮 10g，半夏 10g，茯苓 15g，炒白术 10g，瓜蒌皮 15g，杏仁 10g，象贝 10g，桑白皮 15g，芦根 30g，连翘 10g，黄芩 10g，生甘草 3g。连服 7 剂，复诊诉咳嗽明显好转，痰少，苔腻消退，纳食转好，大便仍次多，不成形。予上方去芦根、连翘，加薏仁 20g，继续服用 7 剂，并嘱患者少食油腻之品，三诊咳嗽已愈。

按：《医醇賸义》云："脾经之咳，胸满痰稠，食少体倦。"脾咳可见痰多，纳谷不香，大便稀溏等。对于脾咳的治疗，健脾化痰为要，《丹溪心法·痰》云："实脾土，燥脾湿，是治其本也。"脾为生痰之源，肺为贮痰之器。脾喜燥而恶湿，故因脾虚痰湿而致咳者当从"源头"着手，方可取效。该患者既往嗜好肥甘厚味，易生痰湿，加之感冒后脾失健运，湿无以化，湿聚成痰，内积而成。湿痰为病，犯肺致肺失宣降，则咳嗽痰多；停胃令胃失和降，则脘腹胀满，**纳谷**不香；气机不畅，阻滞胸膈，则感胸闷痞满。故治宜健脾燥湿化痰。方中半夏其性温燥，既能燥湿化痰，又能和胃降逆，是为君；陈皮既可理气行滞，又能燥湿化痰，为臣；茯苓、炒白术健脾渗湿；瓜蒌、象贝清热涤痰，宽胸散结；黄芩、杏仁、桑白皮、芦根泻肺止咳，共为佐药；甘草调和诸药。共奏健脾燥湿、化痰止咳之功。

案 3. 肾咳

陈某，女，93 岁，2017 年 5 月 6 日就诊。

既往有"慢性支气管炎"病史 40 余年，咳嗽反复，咳嗽不畅，痰液清稀，味咸，活动稍多则气喘，腰酸乏力，耳聋，夜寐不安，纳食少，小便频数，大便正常，舌红，苔白而干，脉弦细。辨为肾咳，治宜益肾养阴，健脾化痰止咳。用金水六君煎加减：熟地黄 15g，炒当归 20g，党参 20g，炒白术 15g，山药 20g，茯苓 15g，炙甘草 3g，陈皮 10g，半夏 10g，茯苓 15g，紫菀 10g，象贝 10g。服药 7 剂，咳嗽痰减少，味咸消失，上方加五味子 10g。再服 7 剂，咳嗽渐愈，再两次复诊均以初诊方药为主方，稍作调整，病情稳定，未频发咳嗽。

按：《素问·咳论》谓："肾咳之状，咳则腰背相引而痛，甚则咳涎。"庞安时云："有肾虚不能纳气归原，原出而不纳则积，积而不散，则痰生焉。"五脏之精皆藏于肾，而少阴肾脉入肺中，循喉咙，挟舌本，肺肾为母子之脏，所以肺气亏虚多因肾水不足，子令母虚。故治劳损咳嗽，有肺肾亏虚之象，以壮水滋阴为主，可用左归饮、六味地黄丸、一阴煎、金水六君煎之类。该患者年逾九旬，肾阴亏虚，虚火上炎，伤及肺络，故见耳聋，腰酸，咳痰不畅，痰咸。《王旭高医案》云："咳嗽痰白味咸，是肾虚水泛为痰也。"正合此证，王师予金水六君煎（熟地黄、当归、茯苓、陈皮、半夏、炙甘草）滋养肾阴，固本培元；配合党参、炒白术、山药健脾化痰；紫菀、象贝润肺止咳，辨证精准，缓缓图之，收效甚好。

案 4. 大肠咳

王某，男，62 岁，2017 年 5 月 13 日初诊。

初时因糖尿病血糖难以控制就诊，服中药 1 个月后血糖好转。8 月 29 日再来，因咳嗽 2 周就诊，用力大便时咳嗽多，无明显恶寒发热，无咽痛，无鼻塞流涕，无痰，便秘，大便 2～3 日一行，口臭，纳可，腹略胀，自觉左下腹包块，小便正常。舌红，苔薄黄，脉弦数。证属大肠燥热，腑气不通，肺失清肃。治宜泄热通腑，润燥化痰。药用：麦冬 10 g，玄参 15g，生地黄 30g，生大黄 10g（后下），枳实 10g，厚朴 10g，麻仁 30g，杏仁 10g，桃仁 10g。药服 7 剂，咳嗽减轻，腑气通，胃纳不佳，时有腹胀。上方去生大黄、桃仁，加用鸡内金 10g，再服 7 剂，以巩固疗效。

按：《素问·咳论》云："肺咳不已，则大肠受之。大肠咳状，咳而遗矢。"原文指久咳肺气虚，上虚不能制下，由脏传腑，"故咳而遗矢"，咳嗽时会出现大便失禁的证候。此案以变通的方法治疗大肠咳，肺与大肠相表里，肠腑燥热，耗伤津液，而致热甚津亏，传导失司，腑气不通，浊气上冲，肺失肃降，肺气上逆而咳嗽。故取增液承气汤之意，先予大黄、枳实、厚朴、麻仁釜底抽薪，通腑润燥泄热；佐以麦冬、生地黄滋阴生津；杏仁、桃仁润肠通便，止咳化痰。此乃病由腑及脏，治大肠以调肺，上下窍通则出入有常。

案 5. 胃咳

蒋某，女，60 岁，8 月 16 日初诊。

咳嗽 1 个月余，自诉 1 个月余前感冒，稍有咳嗽，无痰，大便两日一行，腰背酸痛，观其脉案，当时予新加香薷饮加减治疗，感冒好转，后咳嗽时作，自觉与感冒咳嗽不同，痰少，出汗多，气由脘腹上冲而咳，咳剧时作呕，有时呕出胃内容物，口干，大便 2 日一行，胃脘作胀，自行服西药不效，故寻王师，王师辨证属于咳嗽，胃咳，胃失和降，肺气上逆。治疗当和胃降逆，清肺止咳。处方：半夏 15g，紫菀 10g，陈皮 10g，象贝10g，苏梗 10g，黄芩 10g，细辛 3g，五味子 6g，炙甘草 3g，麦芽 20g，枳实 15g。服 7 剂而咳嗽痊愈。

按：《素问·咳论》云："五脏六腑皆令人咳，非独肺也……胃咳之状，咳而呕。"指出胃咳有"咳而呕"的特点。有论文显示其与现代医学的胃食管反流性咳嗽相类似，本例患者咳剧伴呕，呕吐胃内容物，脘腹胀满，遂未行胃镜，王师仍断定为"胃咳"，方中半夏、陈皮、苏梗健脾和胃、降逆止呕，枳实专泄胃实，开导坚结，细辛温肺化痰，五味子收敛肺气，黄芩、紫菀清肺止咳，麦芽固护胃气，甘草调和诸药。诸药合用，共奏和胃降逆、清肺化痰止咳之功，辨证准确，药到病除。中医理论认为"肺手太阴之脉，起于中焦……环循胃口"，"聚于胃，关于肺"，肺胃两脏与咳嗽的发生关系密切，临床胃食管反流引发咳嗽亦多见，用和胃降逆止咳之法治疗，方如黄连温胆汤、左金丸、半夏泻心汤等，均从胃论治后取效。

2. 结语

"五脏六腑皆令人咳"是《内经》的精辟理论，是中医整体观运用的典范，概括了咳嗽的病因，又阐述了咳嗽的传变。王师在临床指导中教导："牢记不能见咳止咳，必须灵活辨证，方可取效。外邪犯肺可致咳嗽，心、肝、脾、肾等脏腑功能失调亦可致咳，万不能见咳止咳，需辨证论治、从本施治，非独治肺所能奏效，必须针对脏腑功能失调之阴阳盛衰、气血虚实，主治他脏疾患而又不离于肺，始能收到满意疗效。"

三、肺结节病治疗经验撷要

1. 追本溯源，理贯中西

肺结节病起病隐匿、病程缓慢，以中青年女性多见，具体原因尚未明确，或与病原微生物、职业、环境、基因、免疫调节异常有关。临床表现多样，30%～60%患者早期可无明显症状，仅于体检胸片检查时被发现，也可以有发热、咳嗽、咳痰、胸痛及皮肤、眼、关节、心脏等其他脏器受累的症状。诊断需靠临床、影像和病理进行综合判断。本病大多预后良好，少数患者病情呈进行性进展，晚期呈现脏器功能衰竭。目前最主要的治疗手段仍为糖皮质激素，但疗效各异，毒副作用多，且疗程长，易复发。

中医古籍中并无"结节病"之名，根据其病理特点及临床症状，现代医家认为本病与传统中医学"咳嗽""肺积""痰核"等类似。《素问·奇病论》曰："病胁下满，气逆……病名曰息积。"《难经》载："肺之积，名曰息贲……久不已，喘咳，发肺壅。"较早提出了"肺积"病名。宋代《圣济总录》对肺积亦有记载：

"肺积息贲气胀满咳嗽。"晋代王叔和《脉经》言:"肺积脉浮而毛……胁下气逆,背相引痛。"以上文献所提到的肺积,与肺结节病的临床表现多有相似,故吾师认为本病可归属于"肺积"范畴。

2. 融通古今,别出机杼

(1)病因病机

《活法机要》云:"壮人无积,虚人则有之。脾胃怯弱,气血两衰,皆能成积。"古人认为正气不足是导致本病发生的内在原因,正气在发病中起主导作用。《医宗必读·积聚》云:"正气不足,而后邪气踞之。"此外,古人已经认识到外感六淫在发病中占的重要地位。《济生方》曰:"积者……阴阳不和,脏腑虚弱,风邪搏之,所以为积。"《杂病源流犀烛》云:"邪积胸中……为痰……为血,皆邪正相搏,邪既胜,正不得制之,遂结成形而有块。"可见,古人对肺积的病因已经有了一定的认识,认为肺积是在脏腑正气亏损的基础上,外感六淫邪毒,导致肺气宣降失司,津液不布,积聚成痰,痰凝气滞,血行受阻,瘀血留结而成,这对后世研究具有重要意义。

吾师认为,肺脏虚弱、痰瘀互结为结节病发病的基本病因病机。《临证指南医案》云:"肺为娇脏,不耐邪侵,凡六淫之气,一有所著,即能致病。"故肺气一伤,百病蜂起。本病多因素体虚弱,肺卫不固,邪气入肺,肺失宣降,津液不化,聚而为痰;肺虚则无力助心行血,血运不畅,甚则瘀滞,痰瘀互结,痹阻肺络,日久形成肺结节病。子病及母,脾失健运,肺脾亏虚;病久及肾,金不生水,肺肾不足。综上,肺结节病多为本虚标实、虚实夹杂之证，病位在肺，涉及脾肾，以肺、脾、肾脏腑虚弱为本，痰瘀痹阻为标。

（2）治则治法

《内经》言："治病必求其本……急则治其标，缓则治其本。"朱丹溪云："养正气，积自除。"张元素指出："故治积者，当先养正则积自除。"《活法机要》曰："实中有积，大毒之剂治之，尚不可过，况虚而有积者乎？……邪正盛衰，固宜详审。"古代医家都非常重视扶正培本，在祛邪过程中，始终顾护正气，对后世影响深远。

基于上述对结节病病因病机的认识，吾师临证重视研究疾病的阶段及病位的深浅，辨虚实，分主次，定缓急，攻补兼施，常获效验。疾病早期，邪气壅盛，正气尚盛，实多虚少，则攻邪为主，佐以扶正。《景岳全书》云："凡积聚未久而元气未损者，治不宜缓……以其所急在速攻可也。"疾病发展过程中，邪气仍盛，正气渐衰，虚实夹杂，需合理攻补，把握先后主次，使"扶正不留邪，祛邪不伤正"。疾病后期，正气不足，虚多实少，故以扶正为主，祛邪为辅，在顾护正气同时，缓消积块，切不可急攻。《景岳全书》云："若积聚渐久，元气日衰，此而攻之，则积气本远，攻不易及。……凡治虚邪者，当从缓治，宜培脾胃以固其本。"李中梓曰："盖积之为义，日积月累，非一朝夕，所以去之，亦当有渐，太亟则伤正气，正气伤则不能运化，而邪反固矣。"

化痰散结治其标：肺结节病的病理因素主要为"痰""瘀"。痰瘀交阻凝结，闭阻于肺络，日久而成结节。故豁痰解毒散结贯穿疾病治疗过程的始终。吾师多用白芥子、苏子、半夏、浙贝母、三叶青、僵蚕、蝉蜕、瓜蒌皮、制南星、黄芩、鱼腥草等化痰散结；久病入络，久咳必瘀，临证适当加入活血化瘀药，如丹参、桃仁、川芎、露蜂房等以助祛邪；也可佐以温阳药，如桂枝、鹿角片等通阳助散结。

补益脏腑治其本：肺结节病位在肺，常与脾、肾有关，治疗上重视补益肺脏，并根据相关脏腑特点具体论治。

肺为娇脏，亦为华盖，外邪侵之，先犯于肺，肺气亏虚，宣降失司，聚而为痰，日久则耗气伤阴，瘀血内生，痰瘀积聚，痹阻肺络，终致肺积。故组方中多用南北沙参、麦冬、芦根、百合等益气养阴、润肺生津。

脾主运化，为肺之母、气血生化之源，子病及母，脾虚则痰湿内生，气滞痰阻，血行不畅，瘀血凝聚，壅结而病。常用党参、炒白术补气健脾，培土生金，炒薏苡仁、茯苓渗湿健脾，炒麦芽、鸡内金和胃消食，顾护中焦。

肾为先天之本，气之根，肾主水。肺损及肾，津液不化，水湿内生，酿痰为患，故"肾为生痰之本"。气虚则不能助心行血，血行不利，停聚成瘀，痰瘀互结，此病乃生。临证多用山萸肉、巴戟天、沙苑子等补肾温阳。

肝主疏泄，肝郁不舒，气机不畅，津液输布异常，凝聚成痰，气滞血停，积为瘀血，故而发为本病。临证中年女性为多，多伴情志不遂，常用柴胡、郁金、香附疏肝解郁，桔梗宣发气机，载药上行，八月札、夏枯草疏肝散结等。

吾师临证善于借鉴现代药理研究以更好地指导临床用药。比如常用化痰类药中苏子、白芥子、半夏、瓜蒌皮有止咳化痰、抑菌、抗肿瘤、抗溃疡等作用,浙贝母中贝母碱可以有效缓解支气管平滑肌痉挛、减少气道的分泌物,黄芩具有抗菌、抗肿瘤、抗氧化、免疫调节等药理学作用,僵蚕、蝉衣还有抗过敏、抗惊厥等作用。活血祛瘀类药中如桃仁,不仅有祛瘀抗炎、抗血栓、预防肝纤维化,还有抗肿瘤等作用。丹参有效成分中丹参酮、丹参素,有抗动脉粥样硬化、抗炎护肝、改善肺纤维化等作用。补益类药中黄芪、党参、白术等补气药中大多含有中药皂苷和多糖成分,研究发现这些成分具有免疫调节作用,促进免疫球蛋白合成,调节固有免疫效应细胞及其功能。黄芪中的黄芪甲苷、黄芪多糖具有明显的抗炎作用,可缓解肺部炎症、保护肺泡上皮细胞。养阴类药中沙参具有调节免疫平衡、提高淋巴细胞转换的功能。麦冬含沿阶草苷、甾体皂苷、生物碱等,具有清除自由基、抗疲劳、提高免疫功能、抗肿瘤等作用。山萸肉主要含环烯醚萜类成分,具有营养神经、保护心肌、抗细胞氧化、抗肿瘤等作用。以上常用化痰散结、活血祛瘀、补益药物中大多具有抗炎、抗细胞氧化、增强人体免疫力以及抗肿瘤等功效。药理学的研究和发展也为中医临床辨证论治提供了有效的支持和理论依据。

3. 验案举例

案 1

陈某,女,37 岁,2018 年 5 月 9 日初诊。

患者 1 年前因冷热失宜出现咳嗽、咳痰,痰白黏量不多,自服抗生素,症状未见明显好转,后咳嗽增多,咳剧胸闷气急,2017 年 7 月 1 日当地医院胸部 CT 检查示:两肺弥漫性病变,双肺门及纵隔多发肿大淋巴结。后至上海某医院,经支气管镜超声引导下行淋巴结针吸术，病理确诊为"肺结节病"，后口服激素甲泼尼龙（4mg）4 粒，2 次 / 日，治疗半年，咳嗽、咳痰减，气急胸闷较前缓解，但体重明显增加，复查 CT（2018228）：两肺多发浸润影，较前相仿，两肺门及纵隔肿大淋巴结。经人介绍来吾师处就诊。症见：形体肥胖，神疲易倦，咳嗽，痰黄黏，量少难咯，咳剧偶有胸闷气急，咽干，月经量不多，纳眠一般，二便尚调。舌质暗红，苔薄白，脉细数。西医诊断：肺结节病 II 期。中医诊断：肺积。证为肺肾气阴两虚，痰毒凝结，治拟益气养阴，化痰解毒散结。处方：北沙参 20g，麦冬 15g，瓜蒌皮 15g，山萸肉 30g，白芥子 15，炙苏子 15g，制南星 15g，地龙 10g，黄芩 15g，半夏 15g，三叶青 6g，7 剂，水煎服，每日 1 剂。

2018 年 5 月 16 日二诊：药后咳嗽咳痰、咽干均较前减轻，偶有胸闷不舒，胸背部隐痛，纳眠可，二便尚调。舌质红，苔薄白，脉细。患者已自行激素减量至早 4 粒、晚 3 粒。效不更方，守上方去三叶青，加鱼腥草 30g，僵蚕 10g。14 剂。

2018 年 5 月 30 日三诊：患者激素已减量至 3 粒，2 次 / 日。药后症减，咳嗽咳痰不明显，下肢轻微浮肿，夜间下肢酸楚，纳眠可，二便尚调。舌红，苔薄白，脉细数。治拟温阳益气，活血化痰，通络散结。桂枝 10g，茯苓 20g，炒白术 15g，炙甘草 3g，丹参 30g，炒薏仁 30g，泽泻 20g，桃仁 10g，14 剂。后拟前法调治 2 个月余，激素已逐步撤减为甲泼尼龙 1 粒，2 次 / 日，诸症悉平。

按：本案患者起病之初因正气不足，外邪犯肺，宣降失司，痰浊内扰，然病程迁延，耗气伤阴，痰瘀互结，久病不已，穷必及肾，故治从补益肺肾、豁痰化瘀散结，拟"屡攻屡补，以平为期"为治疗原则，攻补兼施。方中北沙参、麦冬、山萸肉补益肺肾，纳气平喘；白芥子利气散结，"善除皮里膜外之痰"，白芥子得苏子之力，气顺痰降，相须为用。瓜蒌甘寒，清热涤痰，宽胸散结，"以缓治上"而通胸膈之痹阻；黄芩、三叶青苦寒泄热除痹；半夏、制南星辛温化痰，消痞散结，一苦一辛，以彰辛开苦降之法，与瓜蒌相伍，润燥相得。"久病入络，久咳必瘀"，然血瘀之病，非一般草木之品可解之，古人云："搜剔络邪，需借虫类。"故予地龙、僵蚕等通络散结，清肺平喘。但虫类药多辛温有毒，性峻猛，久服易耗气伤血，故中病即止，忌贪功而忘其害。三诊时下肢轻微浮肿伴酸胀，仲景云："病痰饮者，当以温药和之。"故投以苓桂术甘汤温阳化饮，健脾利湿。佐以薏仁、泽泻利水消肿，丹参、桃仁等化瘀通络，其中重用丹参，旨在"破宿血，补新血"。《本草便读》曰："丹参，功同四物，能祛瘀生新……为调理血分之首药。"诸药合用，攻补兼施，寒温并济，升降相因，体现吾师组方严谨，用药温而不燥、补而不壅、攻而不峻、滋而不腻的特色。

案 2

王某，女，36 岁，2018 年 5 月 15 日初诊。

患者 7 月前无明显诱因下出现全身多发 3mm 左右大小的斑疹、丘疹，未有其他不适，当地医院皮肤科行皮肤活检术（2017 年 11 月 6 日），结合病理考虑副银屑病，予甲氨蝶呤、帕夫林等口服治疗 2 个月余，症状未见明显好转，后当地医院胸部 CT 检查示（2017 年 12 月 15 日）：纵隔及两肺门多发肿大淋巴结；左上肺叶小结节，右肺上叶斑条影。行 EBUS- 肺门淋巴结活检：淋巴结肉芽肿性病变。后至上海某医院，诊为结节病，西医给予强的松（15mg，1 次 / 日）、反应停（3 片，1 次 / 晚）等治疗 4 个月余，患者担心激素及免疫制剂副作用，遂来吾师门诊要求中医调理。刻下：痰白量少，无明显咳嗽、胸闷、胸痛等，皮疹基本好转，纳便可，夜寐欠安，舌红苔白稍腻，舌底脉络迂曲，脉细数。西医诊断：结节病。中医诊断：肺积。辨证为痰瘀互结，治拟活血化痰，散结通络。处方：白芥子 15g，苏子 15g，莱菔子 20g，远志 6g，象贝 10g，杏仁 10g，仙鹤草 20g，丹参 30g，桃仁 10g，蝉衣 6g，僵蚕 10g，7 剂，水煎服，每日 1 剂。

2018 年 5 月 22 日二诊：药后咳痰减，偶有口干、口黏，纳眠可，小便色黄，大便尚调。舌红，苔白稍腻，脉细数。效不更方，守上方酌加鱼腥草 30g，黄芩 15g，芦根 30g，14 剂。

2018 年 6 月 5 日三诊：患者未有明显咳嗽咳痰，精神可，纳便调，自觉无不适，舌略红苔薄，脉细数。诸恙若失，治拟益气养阴、培土生金之剂以固其本。处方：黄芪 30g，陈皮 10g，半夏 15g，党参 20g，炒白术 15g，茯苓 15g，南北沙参各 20g，百合 20g，丹参 20g，炙甘草 6g，红枣 10 枚。以上方为主调理 1 个月余，CT 复查示，纵隔及两肺门多发淋巴结肿大较前缩小。

按：《素问·咳论》云："皮毛者，肺之合也，皮毛先受邪气，邪气以从其合也。"本案虽以全身皮疹为首发症状，究其病机在于肺气亏虚，卫表不固，腠理疏松，风邪客于肌肤，壅于肌表所致；久郁化热，聚生痰浊，瘀阻血脉，痰瘀互结，闭阻肺络而发病。病久势深，肺病及脾，子盗母气，肺脾两虚。实为本虚标实，虚实夹杂之证。首诊以三子养亲汤温肺化痰、降气止咳，配伍象贝、杏仁清热散结，化痰止咳，蝉衣、僵蚕祛风止痒，清热透疹，体现了"治上焦如羽，非轻不举"的用药思想。仙鹤草补虚止血，配伍丹参、桃仁活血祛瘀，使其涩中有散，补中有破，祛腐，逐瘀，生新，相得益彰。方中远志用意有二，合丹参以安神定志，佐象贝、杏仁等化痰散结。复诊诸症减，酌加黄芩清热泻火，鱼腥草清热消痈，配伍芦根，一则生津止咳，滋阴不恋邪，以防黄芩苦寒燥湿，伐胃伤阴，二则助鱼腥草通利小便。三诊诸症俱平，予扶正固本以善其后。朱丹溪云："善治痰者，不治痰而治气，气顺则一身之津液亦随气而顺矣。"吾师以黄芪为君，重在补肺脾之气，得六君之力则气调痰消；佐南北沙参、百合养阴润肺，使阳有所附，滋而不腻，润而不燥，丹参活血祛瘀，使其血行气顺，补而不滞；炙甘草、红枣益气调中。诸药合用，共奏培土生金、益气养阴之效。

纵观两案，临床表现虽不尽相同，一例以呼吸道症状为主，一例则以皮肤病变为首发症状，然究其病因，探其病机，皆由正气不足，外邪犯肺所致，日久则伤津耗气，痰瘀积聚，子病及母，母病及子，可见脾肾亏虚。吾师临证不拘陈方，灵活机变，用药熨帖，补中寓通，痰瘀同治，收效甚著。

四、眩晕辨治经验撷菁

1.病因病机认识

眩晕在《素问》有"头眩""掉眩"之称，《灵枢》有"眩晕""目眩"等论述，李梴《医学入门》谓："眩言其黑，运言其转，冒言其昏。"眩即眼花或眼前发黑，视物模糊；晕即指头晕或感觉自身或外界景物旋转。两者常同时并见，故统称为"眩晕"。眩晕症状在西医上，见于多种疾病如内耳性眩晕、梅尼埃病、高血压、椎－基底动脉供血不足等，西医将其分为4种类型，即耳源性眩晕、脑血管源性眩晕、颈性眩晕和脑肿瘤性眩晕。关于眩晕的病因病机，风、火、痰、虚自古各有所论。《素问》有"诸风掉眩，皆属于肝"，认为眩晕与肝关系最为密切；《丹溪心法》则偏主于痰，有"无痰则不作眩"的主张，提出"治痰为先"的方法;《景岳全书》指出:"眩晕一证，虚者居其八九，而兼火、兼痰者不过十中一二尔。"强调了无虚不作眩，认为治疗当以治虚为主。

王师参验历代医家之论说，认为对本病的诊治要具体分析，临床应病证结合，明确产生眩晕的病证所在，再探求中医病因病机。眩晕的产生归纳起来，不外虚实两端，它们可以独见，亦可并见。眩晕系风火痰虚综合为患，大多由于情志不遂、年高体虚、饮食所伤以及跌仆损伤、劳倦过度所致。其病位在清窍，与肝、脾、肾三脏功能失调有关，由于脑髓空虚，精血亏损，清阳不升，清窍失养及痰、火、肝风内动上犯清窍所致。临床所见往往是虚实错杂，互为因果，彼此影响，甚至相互转化。因此临床应详加辨析，抓住病机的关键所在。王师指出诊治疾病既要参考既往病史，也要佐以体质鉴别，推崇病、症、证、体质四者结合的疾病诊治模式。

2. 辨治经验

（1）眩晕由虚起，须辨精气血

1）中气不足，清阳不升：劳倦太过，中气不足，清阳之气不能上荣于脑使然，正如《灵枢》所言："上气不足，脑为之不满，耳为之苦鸣，头为之苦倾，目为之眩。"症见头晕且遇劳加重，胸闷不舒，神疲懒言，舌质淡，脉细弱，治宜补中益气，升清醒脑，方用补中益气汤加味（荷叶、葛根）；若兼头痛加细辛、川芎、白芷。

2）气血亏虚，冲任失调：该证多见于妇女，尤其产后妇人，多气血亏虚，冲任失调而发头晕，伴面色少华，发色不泽，四肢酸软，经来量少，色暗红有血块，治宜补益气血，调和冲任，方用四君子汤合桃红四物汤化裁。王师多佐以黄芪补气生血，香附、郁金、鸡血藤理气活血。但王师指出凡有胃病史者慎用香附、川芎等香燥刺激性较大之品。肝肾阴虚者加女贞子、旱莲草、桑椹、枸杞；伴耳鸣者加荷叶、川芎、橘络；经血不利者加续断、蒲黄、益母草。补气药配合理气药，补血药配合活血药，寓通于补，凡病宜通。养血之中，每加益气之品，使气血有互生之妙。对气血两虚者，则益气养血互施，合四君子汤培补后天入手，滋化源而促气血之生。

3）肾精亏虚，脑失濡养：肾主藏精生髓，肾精亏虚，则髓海空，清窍失养而头晕耳鸣。该证多见头晕目糊，精神萎靡，少寐多梦，健忘，腰膝酸软，遗精，耳鸣，舌质淡，脉沉细无力，治宜温柔通补下焦，方取叶士温柔通补方加减（鹿角片、巴戟天、肉苁蓉、菟丝子、仙茅、仙灵脾、补骨脂、覆盆子、沙苑子、柏子仁、杜仲）。若兼肝阳上亢加牡蛎、钩藤、白蒺藜。

案1

万某，男，77岁，初诊：2014年6月11日。

反复头晕伴下肢酸软乏力两个月余。两个月前无明显诱因下出现头晕欲跌仆，伴下肢酸软乏力，无恶心呕吐，无胸闷气短，遂至当地医院就诊，查头颅CT示老年性脑改变。予对症治疗后（具体用药不详）症状未明显改善。刻见：头晕，神疲易倦，下肢酸软乏力，久卧起身困难，自觉腰部无力，僵硬麻木不适，口干，尿频，大便尚调，舌淡红有瘀点，苔白，脉数。西医诊断：高血压病；中医诊断：眩晕病。证属肾精亏虚，督脉失损，络脉瘀阻，脑失濡养。治宜宗叶天士温柔通补下焦法。处方：鹿角片（先煎）、地龙各10g，巴戟天、菟丝子、补骨脂、川断各20g，杜仲、桑寄生各15g，丹参、熟地黄各30g，天麻9g，生黄芪60g，7剂。服药1周后，头晕减少，尿频好转，大便调，舌淡红有瘀点，苔白，脉数。效不更方，继进原方7剂。服药后，偶有头晕，腰部麻木好转，小便次数减少，继续予通补肾精之品调治其本虚之体数月余，诸症均平。

按：《灵枢·海论》云："脑为髓之海……髓海不足，则脑转耳鸣，腰酸眩冒，目无所见，懈怠安卧。"患者年过七旬，有高血压病史，久病累及肾脏受损，肾主藏精生髓，肾精亏虚，则髓海空，清窍失养而见头晕；腰为肾之府，故腰背僵硬麻木不适，下肢酸软；肾司二便，肾与膀胱相表里，膀胱气化失司，可见尿频。证属肾精亏虚，督脉失损，络脉瘀阻，脑失濡养，治宜温柔通补下焦。方中鹿角片、巴戟天、菟丝子、补骨脂、熟地黄乃补肾壮督温补柔和之药，无肉桂、附子刚烈之性；杜仲、桑寄生、川断强腰膝；黄芪合地龙、天麻益气活血通络止眩。

（2）眩晕由实起，须辨火湿痰

1）肝经湿热：该证患者多有高血压、高血脂病史，体丰形实，因长期嗜烟酒肥腻而致肝经湿热，症见头晕头胀，口苦而腻，口渴喜饮，四肢酸软乏力，大便溏薄或便而不爽，小便偏黄，舌红苔腻，脉弦数。治宜清化肝经湿热，方用龙胆泻肝汤化裁。临床实际运用此方，王师多加减用之，当视患者具体病情灵活变通。方中木通用通草代之；当归、生地黄之用，当视病情而定，如确系肝经湿热壅盛，阴血未伤，则不用；因龙胆草极苦寒，为防苦寒败胃，一般 6～9g 即可，且中病即止，无使过之，伤其正也。

2）痰浊中阻，清阳不升：平素饮食失节，喜肥甘厚味，聚湿生痰，痰浊中阻，则清阳不升，浊阴不降，引起眩晕。症见眩晕，头重如蒙，胸闷恶心，食少多寐，神疲乏力，大便不畅，苔白腻，脉濡滑。治宜燥湿化痰，升清降浊。方用半夏白术天麻汤加减。若胸闷气短加石菖蒲、枳壳、僵蚕；若兼血脂高加生山楂、丹参、生蒲黄、绞股蓝；若兼尿酸高加冬葵子、草薢。

3）肝火上扰：导致肝火的因素多为肝经郁热化火，或由"肝气"转化，即"气有余便是火"，故临证称"气火偏旺"。由于火性上炎，其证象以头晕头痛为主，或有昏胀，头面烘热，心烦易怒，口干口苦，目赤，耳鸣等最为常见，火能伤阴，营血津液受其消烁，则大便秘结，小便短赤。治宜平肝清火，王师多用丹皮、桑叶、钩藤、天麻、菊花、决明子、竹叶、夏枯草、甘草。

案2

俞某，男，56岁，初诊：2014年3月1日。

反复头晕，伴四肢酸软乏力半年。患者半年前无明显诱因下出现头晕，四肢酸软，神疲乏力，未予特殊治疗，自述休息后症状仍未能缓解。刻见：形体肥胖，面色偏暗，下肢皮肤湿疹，口干口苦，夜寐多梦，胃纳可，大便溏薄，日行2～3次，小便尚调，舌红，边有齿痕，苔白腻带黄，脉细滑。有长期饮酒史，每日饮黄酒1斤。中医诊断：眩晕病。证属湿热内结，清阳不升，治宜清化湿热，升清降浊。方用龙胆泻肝汤加减。处方：龙胆草9g，生栀子、柴胡、黄芩、荷叶各10g，车前子（包煎）、生地黄、泽泻、葛根各20g。7剂。服用1周后，头晕乏力减轻，皮肤湿疹好转，大便每日1～2次，胃纳可，舌淡红，边有齿痕，苔薄白，脉细。上方去龙胆草，加薏苡仁30g，蝉衣6g，荆芥10g，7剂。服药后，头晕已止，皮肤湿疹好转，无口干口苦，大便成形，每日1次，上方增减服用1个月，诸症均平。

按：本例患者面色偏暗，大便溏薄，舌淡红，边有齿痕，苔白腻等，似非热证之象。从体质辨识，凡形体肥胖之人，大便多溏薄，舌边有齿痕，且该患者有长期嗜酒史，头晕伴四肢酸软乏力，皮肤湿疹，神疲体困，口干口苦，夜寐多梦，小便偏黄，属湿热内积之证。缘由素喜肥甘厚味，嗜酒，生活不规律，缺乏运动所致。故治先以龙胆泻肝汤清肝化湿，方中龙胆草大苦大寒，清泻肝经湿热；黄芩、栀子燥湿清热；湿热的主要出路是利导下行，从膀胱渗泄，故又用渗湿泄热之泽泻、车前子，导湿热从水道而去；生地黄养血滋阴，使邪去而阴血不伤；柴胡疏畅肝经之气，并引诸药入肝经；荷叶、葛根升清降浊。药后患者即感舒畅，头晕乏力症状明显好转，而后去苦寒之品，增健脾祛湿剂，调理而安。

（3）眩晕有虚实夹杂，须辨本虚标实

1）脾虚湿盛，清窍失养：眩晕之作，吾师认为纯虚纯实之证少，而每多虚实互见，病情错杂。如脾虚之体，运化失司，痰湿内生，清窍失养亦为常见，该证常见眩晕，恶心呕吐，脘腹胀满，倦怠食少，颈肩板滞，四肢困重，口渴不思饮或不渴，大便不成形，黏腻不爽，舌质淡，苔白腻，脉弦滑等。在治疗上，王师采用健脾化湿、升运清阳之法，常用四君子汤合二陈汤加减。若湿盛者，加薏苡仁、泽泻、荷叶、葛根化湿升清降浊；若眩晕较甚，呕吐频作，加竹茹、生姜降逆止呕；若胃脘痞满，加苏梗行气消痞；若兼见耳鸣重听，加橘络、石菖蒲、川芎、细辛以化痰开窍。

2）肾阴不足，肝风内动，肝阳上亢：该证多见于劳欲过度、年高体虚、久病之人，损及肝肾，以肝肾阴虚为本，肝风内动、肝阳上亢为标，治予滋阴息风，平肝潜阳。症见眩晕眼花，耳鸣，头胀痛，口苦咽干，腰背酸痛，手足心热，颧红，潮热汗出，舌质红，脉细弦。吾师根据中医"滋水涵木"的理论，滋补肝肾之阴，采用杞菊地黄汤化裁治疗本病，并予龙骨、牡蛎、珍珠母平肝潜阳；天麻、钩藤、白蒺藜息风针对标实；若兼腰痛加杜仲、牛膝、寄生、地鳖虫补肾祛瘀。另外，王师多佐予健脾消食和胃之炒麦芽，防龙骨、牡蛎等矿物类药物伤脾碍胃。

3）气虚血瘀，络脉失和：因气虚，血脉运行不畅甚则瘀血阻滞经络，脑失所养，故见眩晕。多表现为眩晕头痛，心悸心慌，肢体麻木，口唇紫黯，舌瘀点或瘀斑。脉弦涩或细涩。治宜益气活血通络，方用补阳还五汤加味。临床上，王师重用黄芪60g以上，有中风病史者可加大剂量至120g，但若兼见血压高，且苔黄腻者则慎用。若血瘀阻络重者加葛根、全蝎、蜈蚣、鸡血藤增强活血通络之效。

4）肝肾阴虚，肝火夹痰上扰：王师认为年高患者，疾病特点多为虚、痰、瘀互结，眩晕发病多属下虚上实、本虚标实之证。该证乃久病体虚，损及肝肾之阴，痰血瘀滞，阻遏清阳所致眩晕。症见眩晕，咳嗽咳痰，痰质黏稠，口干苦，夜寐不安，大便干结，小便黄，舌红苔黄，脉弦滑。治宜补肾平肝，化痰止眩，方用天麻钩藤饮加味。痰热盛者加瓜蒌皮、天竺黄、制南星、象贝清热化痰；肝火升过而致呕逆加桑叶、丹皮、夏枯草泄肝火；目糊加决明子、青葙子、菊花、枸杞子清肝明目。

案 3

张某，女，60 岁，初诊：2014 年 6 月 11 日。

反复眩晕半年余。半年前无明显诱因下出现眩晕，俯身时尤甚，无恶心呕吐，无心悸胸闷不适，未予特殊治疗。期间上述症状反复发作。现面色少华，时有咳嗽，咳痰，痰色白，胃纳可，夜寐安，二便尚调，舌红苔黄，脉数。患者有"糖尿病"史10 余年，血糖控制可；有"高血压病"史十余年，施慧达早晨口服 2.5mg，血压控制尚可。西医诊断：糖尿病，高血压；中医诊断：眩晕病。证属肝肾阴虚，肝火夹痰上扰。治宜补肾平肝，化痰止眩，方用天麻钩藤饮加减。处方：天麻9g，生地黄、钩藤（后下）、珍珠母（先煎）各30g，菊花、桑叶、象贝、天竺黄各10g，丹皮、玄参各20g，生山栀、瓜蒌皮各15g，7剂。服上方后，眩晕好转，咳嗽咳痰减少，胃纳可，夜寐安，二便调，舌红苔薄，脉数。继予补肾平肝化痰之品调理近1个月，眩晕未再发作，诸症均平。

按：患者年届六旬，有糖尿病、高血压病史多年，王师认为该患者年事已高，加之久病损及肝肾之阴，血瘀痰凝互结，乃本虚标实，下虚上实。肝失涵养，火性炎上，虚火浮越于上，则肝火夹痰上扰清空而致眩晕，舌红苔黄，脉数；木火刑金故见咳嗽咳痰。治宜补肾平肝，化痰止眩，方用生地黄、玄参滋阴补虚；丹皮、桑叶、菊花、生山栀清泻肝火；天麻、钩藤、珍珠母平肝止眩；象贝、天竺黄、瓜蒌皮清热化痰。全方共奏补肾平肝、化痰止眩之功。药后患者自觉眩晕，咳嗽咳痰症状好转，胸部舒畅，续以补肾水平肝木，调理而安。

五、慢性乙型病毒性肝炎诊治经验浅析

1. 论病因，提出疫毒内伏

慢性乙型病毒性肝炎（Chronic Hepatitis B，CHB），简称慢乙肝，是由乙型肝炎病毒（Hepatitis B Virus，HBV）引起的全身性疾病，临床上以乏力、食欲不振、恶心、呕吐、肝肿大、肝功能异常等为主要表现。慢乙肝世界性流行，据世界卫生组织报道，全球约35亿人为慢性HBV感染者，每年约有100万人死于HBV感染所致的肝衰竭。我国属HBV感染高流行区，与以前流

行病学调查结果相比，我国 HBsAg 携带率大幅下降。尽管如此，由于我国人口众多，大量 HBV 感染者携带病毒，慢乙肝的防治工作形势依然严峻。

本病属于中医学"肝疫""胁痛""黄疸""鼓胀""疫毒"等范畴。本病为传染性疾病，流行广泛，且邪气内伏，遇感而发，正合中医"疫毒""伏邪"之意。疫毒属中医学温毒的范畴，吴又可《温疫论》曰："温疫之为病，非风、非寒、非暑、非湿，乃天地间别有一种异气所感，其年疫气盛行，所患者重，最能传染。"湿热疫毒内伏机体，蕴结不解，首伤肝脏，继则肝病传脾，肝脾同病。毒湿热疫留滞于肝脾，土壅木郁，连及于肾，抑或致气滞血瘀，使病情迁延，长期不愈，病情由实转虚，病位由浅入深，机体阴阳失衡，气血失调，形成慢性肝炎。伏邪亦称为"伏气"，"伏"即隐藏、潜伏；"邪"是指随着气候变异所产生、并具有一定毒性的致病因素。《灵枢·邪气脏腑病形》指出："正邪之中人也微，先见于色，不知于身，若有若无，若亡若存，有形无形，莫知其情。"慢乙肝病情迁延反复，表现为相对静止 - 活动 - 相对静止的状态，其症状表现与伏邪相似，且符合中医基本理论。

王师认为，慢乙肝最大的特点是疫毒邪气长期羁留，胶着难去，甚至终生不去，正气盛则伏藏，正气衰则嚣张，正邪相持则暗耗真阴。正气衰微，易受外邪侵袭，外邪侵袭，引动内邪，邪气炽盛，重伤正气，最终会导致阴竭阳脱，并发感染，导致肝炎加重，严重者可导致死亡。

2. 述病机，正虚邪恋，肝脾失调

临床众多医家认为，在慢乙肝的起始阶段，其病位主要在肝脾。湿热疫毒之邪结于肝脾，导致肝失疏泄，脾胃运化功能失常而致病。随着病情的逐渐进展，若失治、误治，则易从肝胆湿热、疫毒内积演变为邪正相争、正气渐耗阶段。慢乙肝病情常反复，迁延不愈，易气机壅滞，瘀毒内结，则肝络受损，病邪深入血分，终致脾肾阳虚、肝肾阴虚。

王师根据自己多年临床经验，并结合慢乙肝反复发作、迁延难愈的发病特点，认为本病为劳倦、饮食、外邪引动内伏之邪而发病。临床上慢乙肝病患者，初始多数为乙肝病毒携带者，因各种诱因引动伏邪而发病，即所谓"新感引动伏邪也"。王师在伏邪学说的基础上，认为该病当分为急性发作期和慢性迁延期。疫毒、伏邪犯病，首先损及肝体，继而影响肝用，形成"体用同病"，继而肝络受损，肝阴耗伤，伏留血分，气郁络阻，最终形成"湿热疫毒兼痰瘀，肝郁脾肾气血虚"的复杂局面。慢乙肝急性发作期多为湿热疫毒内积，肝脾功能失调；若病情迁延不解，则邪入肝络，湿热、瘀血、痰凝、肝郁、气滞互见；正气渐耗，肝脾受损，耗气伤阴，甚则耗血动血，扰动肾元，而致肾阴、肾阳被劫。

3. 论治疗，病证结合，标本兼顾

王师认为，由于肝疫病机多样，且虚实夹杂，在辨病之后，辨证不可拘泥于单纯的寒热虚实。患病之初，多以湿热疫毒内积、肝郁血瘀、肝脾失调等实证为主；疫毒留积日久，则影响肝脾肾三脏功能，正气受损。虚实之间虽可相互转换，因虚致实，由实转虚，虚实夹杂等，但疫毒、血瘀互结贯穿整个疾病的始终，因此治疗上王师提出标本兼顾。

（1）清热利湿，祛瘀解毒，祛邪务尽

叶天士在《临证指南医案》中指出："阳黄之作，湿从火化，瘀热在里，胆热液泄，与胃之浊气共并，上不得越，下不得泄，熏蒸遏郁……溺色为之变赤，黄如橘子色。"王师认为，慢乙肝患者湿热毒邪羁留，缠绵不解，既是其病因，亦是其病理产物。湿热蕴结体内，毒害人体脏腑，瘀毒内结，逆乱气血，使阴阳失调，肝脾不和，诸症丛生。王师多用下、清、散三种方法祛湿热瘀毒，善用茵陈蒿汤、甘露消毒丹为主加减。根据临床变化常用半枝莲、白花蛇舌草、垂盆草、鸡骨草、平地木、凤尾草、虎杖根等清热解毒利湿之品，疗效满意。

（2）疏肝解郁以调气机

肝为刚脏，主疏泄，调畅气机。《素问·至真要大论》云："疏其气血，令其条达，而致和平。"此即治病之道在于调气。而当情志不遂、饮食劳倦而影响肝之疏泄功能，导致气机不调，经脉失利，则水道运行、排泄功能发生异常，而痰饮、水肿、腹胀等不利诸症相继出现。反之，脾健肝疏，气血调畅，则邪毒无所附，痰瘀无以留滞。王师喜用柴胡疏肝散、四逆散疏肝解郁或用小柴胡汤调节枢机，疏通气血，加用郁金、香附、佛手等疏肝理气健脾，使气血调畅，则疫毒痰瘀无容身之处。又考虑到肝喜舒畅条达，恶郁滞，体阴而用阳的特性，用药需疏而不燥，化而不热，养而不敛，避免应用助邪的药物。

（3）养阴柔肝以益阴血

《医学入门》云："人动则血运行诸经，人静则血归于肝脏。"肝体阴而用阳，"体阴"主要包含两层意思：一是肝为阴脏；二是指肝藏血，血属阴，肝脏必须依赖阴血的滋养才能发挥其正常的生理功能。"用阳"从功能上而言，肝主疏泄，主升主动；从肝的病理变化看，肝阴易亏，肝风易动。王师认为肝病日久，耗伤肝阴，阴血不足，肝失柔和之体而致肝失其用，常用一贯煎、二至丸等养阴柔肝之方辨证论治。再借鉴吴鞠通的酸甘化阴法，王师多用川麦冬、五味子、炒白芍、女贞子、旱莲草等养阴又不滋腻碍胃等药以收敛阴气，滋养肝血。

（4）健脾益气，温肾助阳，以固根本

王师遵照中医学"肝病传脾"的理论，认为"四季脾旺不受邪"，脾功能正常是人体正气旺盛之本，脾气健旺，则"正气内存，邪不可干"，认为肝病传脾，脾失运化，后天失养，亦可损及先天，所以肝与脾、肾密切相关。脾胃的升降功能与肝的调节气机功能相辅相成，且只有脾胃正常地消化吸收食物精微，才能确保肝血充足，肝体柔和。肝为乙木，肾属癸水，肝藏血，肾藏精，精血同源，同盛同衰，休戚相关，肾虚精亏，易致肝体失养。组方上常以归芍六君子汤、肾气丸、右归丸为主加减。常用生黄芪、炒白术、薏苡仁、白扁豆健脾益气，用谷麦芽、六曲、炒山楂健脾助运。肾元受损者或用生地黄、怀山药、山萸肉、桑椹子滋养肾阴，或用巴戟肉、肉苁蓉、沙苑子温柔通补肾阳。

4. 验案举例

闻某，女，40岁，工人。2014年5月10日初诊。

患者于 1 周前单位体检发现血生化异常：ALT 195U/L，AST 297U/L，IBIL 84μmol/L，HBV-DNA $2.13×10^6$ copies/mL。患者有乙肝病史，乙肝三系示：乙肝大三阳。既往体健，无疲劳乏力、肝区不适等症状，父亲有乙肝肝硬化病史，母亲体健。刻见：易疲劳，乏力，胃脘饱胀感，无恶心呕吐、嗳气泛酸等不适，肝区无不适，口干口苦，胃纳尚可，大便调，小便色黄，夜寐欠安。舌红苔薄黄，脉弦数。西医诊断：乙型肝炎，急性发作期。中医诊断：肝疫。患者有乙肝病史，急性起病，原为湿热疫毒内伏，遇机体抵抗力下降而爆发，证属湿热疫毒，损伤肝脾，当以化湿清热、疏肝理脾、解毒和营为治疗原则。方药：柴胡 10g，黄芩 10g，赤芍 20g，垂盆草 20g，鸡骨草 20g，平地木 20g，蛇舌草 30g，炒麦芽 20g，苏梗 10g，茵陈 30g，半枝莲 20g。7 剂。苦参碱针 160mg，加入 5% 葡萄糖氯化钠注射液 250mL，静脉滴注，每日 1 次，共 7 天。

5 月 17 日二诊：患者服药后症状减轻，疲劳好转，略感乏力，胃脘已舒，口干口苦存，小便色黄，大便调，纳可，寐安。考虑上方有效，减去苏梗，上方继服。7 剂。静脉服用药同上。

5 月 24 日三诊：患者自述疲劳好转，精神可，肝区无不适，纳便调，舌红苔薄脉数。复查肝功能，各项指标均为阴性。为进一步巩固治疗，前方去茵陈、鸡骨草，加炒白术 15g 健脾益气，增强机体免疫力。7 剂。

以上方为主加减治疗 2 个月后，复查肝功能未见异常，乙肝 DNA 病毒低于检测值。

按：患者有肝硬化家族史，且自身有慢乙肝病史，为慢乙肝中比较敏感人群。在遇劳，机体免疫力低下的情况下，湿热疫毒等伏邪壅滞体内，湿郁热蒸，营卫受损，而致疲劳、胃脘胀满不适等症状。方中柴胡、黄芩疏肝清热；赤芍凉血和营；茵陈清热退黄；垂盆草、鸡骨草、平地木清化湿热，改善肝功能受损，保肝降酶；蛇舌草、半枝莲清热解疫毒，抑制乙肝 DNA 病毒复制；考虑到患者胃脘饱胀感，加用炒麦芽消食健胃，苏梗宽中行气，兼消饮食。诸药合用，共奏清化湿热、疏肝健脾、解毒和营之功。同时配合苦参碱针抑制乙肝病毒复制，取得良好的疗效。

5. 总结

慢性乙型病毒性肝炎肝病情易反复迁延不愈，中医在治疗上具有其独特优势。王师认为，本病的发生主要为疫毒内伏，复感外邪，肝脾不调兼正气亏虚所致。本病多"湿热疫毒兼痰瘀，肝郁脾肾气血虚"，故临床治疗上清热利湿、祛瘀解毒、疏肝解郁以调畅气机；养阴柔肝以益阴血；健脾益气、温肾助阳以固根本。王师辨证论治慢性乙型病毒性肝炎，疗效显著，值得后学者继承并推广。

六、药物性肝损害诊治验案三则

案 1

鲁某，女，49 岁，家庭妇女。2018 年 8 月 5 日初诊。

肝功能反复异常 1 年余。患者 2016 年 2 月检查后确诊"乳腺癌"，同年 3 月在当地医院于全麻下行"乳腺癌根治术"，术后至今共行化疗 8 次。2016 年 9 月起服用"他莫昔芬片"辅助治疗，服用 2 个月后患者自觉肝区时有胀闷不适，遂至当地医院查肝功能示：ALT72IU/L，AST51IU/L，γ–GT34IU/L。予"护肝片"等西药对症治疗后肝功能一直反复不愈，未停用"他莫昔芬片"。此后肝区胀痛感持续存在，伴食欲减退、恶油腻，纳谷不香，易疲劳。刻下见：患者形体偏胖，多思善虑，心烦易怒，神疲乏力，右胁作胀痛，胃纳欠香，大便偏溏，小便尚调，夜寐安，舌红苔黄稍腻，脉弦细。复查肝功能示：ALT126IU/L，AST58IU/L，γ–GT110IU/L。查体未见目身黄染、肝掌及蜘蛛痣。既往无"肝炎"等肝病病史，无长期饮酒史。西医诊断：药物性肝损害。中医诊断：胁痛。辨证为药毒损肝，肝郁脾虚，湿热内蕴，毒瘀内结，发为本病，故治拟清热解毒，化湿泄浊，疏肝健脾。处方：丹皮 10g，生山栀 10g，柴胡 10g，炒白术 15g，生甘草 6g，苏梗 10g，黄芩 10g，垂盆草 30g，赤小豆 20g，郁金 10g，赤芍 15g，生麦芽 30g。7 剂，水煎服。并嘱患者停用"他莫昔芬片"。

二诊：8 月 22 日。肝区作胀较前减轻，胃纳一般，进食后胃脘胀闷，大便成形，小便尚调，夜寐安，舌红苔黄，脉弦细。加生山楂 20g。7 剂。

三诊：9 月 2 日。药后患者肝区无明显不适，情志改善，胃纳尚可，餐后胃胀，大便欠畅，小便调，夜寐安，舌红苔薄黄，脉弦细。以上方为主，随症加减，服用两个月后复查肝功能各项指标均在正常值范围内。

按：本例患者有乳腺癌病史，自身免疫力低下，又兼手术、化疗攻伐，脏腑气血亏虚，药毒易侵。又长期服用"他莫昔芬片"，日久药毒郁积于肝，致使肝损，使其失于疏泄，致气机郁滞，则见肝区作胀疼痛；肝病及脾，肝郁脾虚，脾失健运，则见纳差、恶心；脾虚无力运化水湿，升降失司，则见大便溏薄；病来忧思，情志不畅，肝郁日久化火，心神被扰，则夜寐欠安。治疗此疾先嘱停服他莫昔芬片，中医以疏肝健脾、化湿解毒为法。方取丹皮入血分，栀子主气分，二药为伍，以清热凉血、泻肝胆郁热；柴胡既有疏肝解郁之效，又为疏肝诸药之向导，与郁金同用以治肝郁气滞之证；白术健脾燥湿；生甘草补脾益气，调和诸药；生麦芽消食和中；苏梗理气宽中；黄芩、垂盆草、赤小豆、赤芍清热利湿解毒。全方以疏肝健脾、化湿解毒为主，药性平和，以复肝脏条达之性。

案2

周某，女，70岁，退休工人。2018年9月5日初诊。

脘腹胀、乏力、肝功能异常2个月余。患者有"高血压病""2型糖尿病"病史十余年，长期服用"非洛地平缓释片、琥珀酸美托洛尔缓释片、盐酸二甲双胍片"等药物降压、降糖治疗。两个月前出现胃脘作胀，神疲乏力，查肝功能发现 γ-GT 69U/L，未予治疗，2个月后复查 ALT 135IU/L，AST 120IU/L，γ-GT 83U/L，GLU 7.63mmol/L，遂来求诊。刻下见：患者时感胃脘作胀，神疲乏力，右胁胀闷，纳谷欠香，大便偏稀，尚成形，每日2~3次，小便调，夜寐欠安，长期服用"艾司唑仑"助眠，舌淡红，苔白腻，脉弦涩。既往无"肝炎"等肝病病史，无长期饮酒史，无相关家族史。西医诊断：药物性肝损害。中医诊断：痞满。辨证肝失疏泄，脾虚失运，湿浊内盛，治拟疏肝健脾，化湿泄浊。处方：苍术15g，丹参30g，泽泻20g，荷叶10g，郁金15g，桂枝10g，薏仁30g，葛根20g，猪苓 10g，赤小豆 20g。7 剂，水煎服。

二诊：9 月 12 日。患者面色少华，时感乏力，肝区胀闷反复发作，纳谷一般，食后胃胀，夜寐早醒，二便尚调，舌淡红，苔白稍腻，脉弦涩。上方去郁金，加陈皮 10g，枳壳 10g，砂仁粉6g（后下）。7 剂。

三诊：9 月 19 日。药后症减，患者神疲乏力减轻，肝区时有作胀，纳谷可，胃脘尚舒，二便调；夜寐欠安，舌淡红苔白，脉弦涩。效不更方，7 剂。治疗 1 月后复查 ALT 36IU/L，AST 34IU/L，γ-GT 45U/L，GLU 5.6mmol/L，诸症悉平，两个月后随访复查肝功能各项指标均在正常值范围内。

按：本例因其年老体弱，脏腑亏虚，自身机能下降，身缠数病，且均患病日久，需长期大量服用多种药物，大大增加肝脏负担，日久引起肝脏受损。患者所服诸药皆是对其基础疾病的治疗，不便停服，做适当调整，选择肝损小的药物。老师强调：对这类病人的中医治疗要着眼于整体，仔细辨证，审度用药。本例患者从中医辨证肝失疏泄，脾虚失运，湿浊内生，治疗以健脾疏肝、化湿泄浊为法。药用苍术、荷叶、泽泻、薏仁、猪苓、葛根健脾渗湿，升清降浊；桂枝通阳化气，以助水湿气血之运；丹参、郁金、赤小豆疏肝和营，解毒活血。随症加减，缓图收功。

案 3

陈某，男，54 岁，干部。2010 年 10 月 17 日初诊。

面目皮肤发黄，腹胀，口苦 1 周。患者有银屑病史，2 个月前经朋友介绍服用从外地购得"克银丸"（中成药，无生产厂家），自觉银屑病好转，但出现脘腹作胀，1 周前身上皮肤面目发黄，并逐渐加深，口苦而腻，恶心欲吐，食欲不振，头晕且胀，心烦燥热，小便色黄，大便腻溏，夜寐不安，皮肤瘙痒。检查肝功能示：TBIL 212μmol/L，DBIL 184μmol/L，ALT 410IU/L，AST 312IU/L，ALP 274IU/L，γ-GT 572IU/L；病毒指标 HBV、HCV、HEV 均阴性。无饮酒史。查体：巩膜黄染，皮肤深黄色，肝肋下 2cm，中等硬度，压痛明显，脾可触及，腹胀满，按之稍痛。舌紫红，苔稍黄腻，脉弦。西医诊断：中毒性肝炎。中医诊断：黄疸。辨证：患者误服不明成分中成药，导致急性肝损害，证属湿热毒盛，脾运失健，肝郁血瘀。治拟清热化湿，活血解毒，疏肝理脾。处方：茵陈 50g，生大黄 15g，生山栀 15g，郁金 20g，赤芍 30g，泽兰 15g，六一散 20g（包），枳壳 10g，垂盆草 30g，鸡骨草 20g，车前草 20g，炒麦芽 20g，陈皮 10g，生甘草 6g，八月札 20g。7 剂，水煎服。并嘱患者停服治疗银屑病药。

二诊：10 月 24 日。药后患者脘胀恶心减轻，口苦心烦好转，纳谷稍开，夜寐好转，小便黄，大便次数增多，舌红稍紫苔黄，脉弦。继服上方 7 剂。

三诊：11 月 1 日。患者皮肤面目发黄渐退，脘腹无胀满感，纳谷好转，口干，夜寐尚安，小便色黄，大便正常，皮肤瘙痒减轻，复查肝功能 TBIL 137μmol/L，DBIL 125μmol/L，ALT 276IU/L，AST 182IU/L，ALP 119IU/L，γ-GT 341IU/L。舌红偏紫，苔稍黄，脉弦。患者湿热渐化，瘀毒渐减，治宜化湿清热，解毒和营，疏肝健脾。处方：茵陈 30g，生大黄 10g，生山栀 10g，赤芍 20g，郁金 15g，垂盆草 30g，鸡骨草 20g，车前草 20g，白术 10g，泽兰 10g，炒麦芽 20g，六一散 20g（包），苏梗 10g，薏仁 20g，生甘草 6g。14 剂。

四诊：11 月 30 日。以上方为主调治近月，患者面目、皮肤黄疸渐退，精神可，夜寐安，纳谷一般，稍感口苦，皮肤无瘙痒，脘腹无胀痛，小便稍黄，大便正常，舌红苔薄黄，脉弦。肝功能复查：TBIL 29μmol/L，DBIL 21μmol/L，ALT 92IU/L，AST 78IU/L，ALP 43IU/L，γ-GT 112IU/L。治宜疏肝健脾，兼清余邪。处方：当归 15g，赤白芍各 15g，麦冬 10g，郁金 15g，茜草 10g，茵陈 20g，清甘草 3g，鸡骨草 20g，佛手 10g，生地黄 20g，炒麦芽 20g，六一散 20g(包)，八月札 15g，茯苓 15g。7 剂。

此上方为主，又治疗 1 个月，患者症状基本平复，纳便调，口和，夜寐安，复查肝功能正常。

按：本例患者罹患银屑病，服药不慎，导致药物中毒性肝炎，面目黄染，皮肤瘙痒，属中医阳黄。邪毒内侵，湿热郁蒸，肝郁血瘀，瘀热互结，脾运不健，诸症蜂起。治疗遵仲景之法，瘀热在里，治以清化湿热、活血解毒、疏肝理脾。方中重用茵陈蒿汤清热化湿，凉血通腑，消瘀散热；赤芍、泽兰凉血消瘀；配垂盆草、鸡骨草、六一散、车前草清化湿热，利水通淋，亦遵仲景"诸病黄疸，但利其小便"之旨；佐以郁金、枳壳、八月札、陈皮、炒麦芽疏肝理脾。全方合用，共奏清热化湿、解毒活血、疏肝理脾之功。待病邪渐去，湿热见减，则制小茵陈蒿汤之量，增健脾化湿之品，然后又以疏肝健脾，清化瘀热收功。

体会

药物性肝损害（DILI）是指在治疗过程中，药物或其代谢产物引起的肝细胞毒性损害或肝脏对药物的过敏反应所致的疾病，也称为药物性肝炎。本病临床常见表现为胁痛、肝区胀闷、神疲乏力、恶心呕吐、食欲减退等，其则出现黄疸、肝脾肿大、肝硬化等重症。由于药物性肝损害缺乏特异性临床表现及影像、病理学特征等，故临床上对其诊断标准一般为：在排除其他疾病及病因，并缺乏组织学检查依据的情况下，丙氨酸氨基转移酶（ALT）上升至正常上限 2 倍以上，伴或不伴有胆红素异常，或天门冬氨酸氨基转移酶（AST）、碱性磷酸酶（ALP）和总胆红素（TBIL）均升高，且其中之一上升至正常上限 2 倍以上。过敏体质人群、免疫力低下人群、老年人群、新生儿及幼儿、女性、肝脏基础病患者等为本病好发人群。目前已知可能引发本病的常见药物包括抗肿瘤化疗药、抗结核药、非甾体类抗炎药、免疫抑制剂、降糖降脂药等。

　　王师指出，随着生活水平提高，老龄化的到来，慢性疾病的增多，人们对药物的依赖，以及误服保健品，过度用药等，药物性肝损害有增加之势。对药物性肝损害的治疗首先要指导病患正确合理用药，重视药物的毒副作用，包括中药。治疗上要从整体入手，辨证施治，注意中药的肝毒性，避免再次损害，用药多从疏肝、健脾、解毒入手，以肝藏血，主疏泄，药毒随血入肝，郁积于内，损害肝体，使肝失疏泄，气机不畅，络脉失和。仲景有云："见肝之病，知肝传脾，当先实脾。"肝木受损必累脾土，脾主运化，为气血津液代谢之枢纽，且药物损肝，脾先受损，健脾疏肝可使药毒得解。与此同时再结合四诊，辨证论治，审度用药，多有验效。

七、非酒精性脂肪性肝炎治疗经验

非酒精性脂肪性肝炎（NASH），是指肝脏病理学有肝细胞大泡性脂肪变性、气球样变性、小叶内炎症等与酒精性肝炎的病理学改变相似，但无过量饮酒史（摄入酒精 < 40g/w）的疾病。非酒精性脂肪性肝炎是 21 世纪全球重要的公共健康问题之一，亦是我国愈来愈重要的慢性肝病问题。导师王邦才教授于 2006 年起开展了非酒精性脂肪性肝炎的临床及实验研究，对该病有深入独到的见解，经验颇丰，笔者有幸跟师学习，今择其运用泄浊化瘀法治疗非酒精性脂肪性肝炎的经验简介如下：

1. 病因病机

非酒精性脂肪性肝炎源于现代医学的病理学概念，中医并无相同的病名。本病早期可无症状，其后常以乏力、右胁胀痛、口苦、肝肿大、便溏或形体丰腴等为主症，按照其临床证候特点多将其分属于中医学"胁痛""积证""肝着""黄疸"等病证范畴。王师认为体质、饮食不节、劳逸失度、情志等因素是非酒精性脂肪性肝炎的重要病因。①体质因素：丹溪提出"肥白人多是湿痰"的观点。《万氏妇人科》亦说："惟彼肥硕者，膏脂充满，脂痰凝塞。"②饮食不节、劳逸失度：《灵枢》曰："卒然多饮食，则肠满，起居不节，用力过度，则络脉伤……汁沫与血相搏，则合并凝聚不得散，而积成矣。"《景岳全书》云："惟饮食无节，以渐留滞者，多成痞积于左胁。"强调其发生主要与饮食起居有关。过食肥甘厚腻，或静而多卧少动，或过度操劳，是诱发脂肪性肝炎的关键因素。因肥能生热，甘能壅中，肥甘太过可壅滞中焦，损伤脾胃，化湿生热，炼津为痰，痰湿内蕴而变生本病。③情志因素:《杂病源流犀烛》云:"气郁，由大怒气逆，或谋虑不决，皆令肝火动甚。"现代社会人们生活节奏加快，竞争激烈，生存压力大，有的人常因情志失调引起肝失疏泄，肝木乘脾土，脾失健运，湿邪、痰浊、瘀血等病理因素瘀积于肝而致本病。

王师通过大量的临床病例观察和分析，结合现代医学对本病发病机理的认识，参考古今中医文献记载与报道，认为非酒精性脂肪性肝炎的中医基本病机为肝脾失调，浊瘀内积;其病位在肝，涉及脾、胃。形体丰腴，饮食起居不节，过食肥甘厚腻，情志失调，以致气滞湿浊蕴结中焦，清浊相混，壅阻气机，肝为浊滞而失条达，脾为浊阻而失健运，气血浊瘀相互搏结，停于肝脏而成，其浊瘀为本病的病机关键，为病多实。

2. 辨证论治

王师针对非酒精性脂肪性肝炎之病机特点，结合多年的临床经验，治疗遵仲景"五脏元真通畅，人即安和"之旨，以"通"为主，提出疏肝健脾、泄浊化瘀为其基本治疗大法。自拟泄浊化瘀方，以苍术 15g、泽泻 20g、制大黄 15g、生山楂 30g、郁金 20g、丹参 30g、茜草 20g、生山栀 10g 八味药为基础方进行辨证施治，屡获佳效。苍术燥湿健脾;泽泻化湿泄浊;制大黄、生山楂、丹参清热利湿，导滞泄浊祛脂;丹参与山楂配伍有消食健胃、活血化瘀之功效;郁金、茜草活血化浊;生山栀清三焦之热。全方合用，能起泄浊祛脂、活血护肝之效。王师常常教导学生，学习中医要学古而不泥古，需与时俱进，善用现代科技手段，使其更好地为广大患者服务。根据大量临床实践，王师发现非酒精性脂肪性肝炎患者临床表现各不相同，甚至疾病初始阶段患者无自觉症状，若不及时治疗，则会影响其身体健康。现代医学影像、生化指标、病理检查为非酒精性脂肪性肝炎的确诊提供了依据。王师临证时，参考现代医学，做到西医诊断明确，中医辨证准确，根据实验室检查结果并结合相关病史，进行中医辨证施治。王师根据临床实践，发现患者症状多表现为脘腹胀满不适，体倦乏力，口干口苦，大便黏腻不爽，纳谷欠香，舌红苔腻，脉数，辨证属肝脾失调、浊瘀内积。若患者临床症状不明显时，可根据患者平素饮食、体质情况来辨证。患者多形体肥胖，平素应酬频繁，嗜食肥甘厚腻，多坐少动。诊断和治疗既重整体，又兼顾精专，在予中药泄浊化瘀方的基础上，血脂较高者另予口服中成药壳脂胶囊5粒，3次/日，4周为一个疗程，一般连续服用2个疗程，每月复查一次血脂。转氨酶升高者酌加茵陈、垂盆草、平地木、鸡骨草保肝降酶；血压升高属肝火旺者酌加决明子、夏枯草泄火降压；血糖升高属内热明显者酌加生地黄、玄参、黄连滋阴清热；尿酸升高者加冬葵子、萆薢分清泄浊；湿热明显者酌加车前草、荷叶、滑石清热化湿；瘀浊较重者酌加生蒲黄活血祛瘀。

3. 调情志，配合饮食和运动疗法

非酒精性脂肪性肝炎患者多为腹型肥胖，其体重指数多偏高。王师临证时，强调非酒精性脂肪性肝炎患者的治疗应调整饮食结构，多运动，与药物治疗相结合。除对证给药外，王师重视指导患者的生活饮食调摄，还制定饮食、运动规则：①高蛋白质、高纤维素、低糖、低脂肪饮食，适量进食黑木耳、萝卜、青

瓜等清淡降脂的饮食；②戒烟酒、咖啡及可乐、雪碧等碳酸饮料，不吃或少吃动物性脂肪、甜食，适当喝绿茶；③保持平和情志，运动以低强度至中等强度的有氧运动为原则，嘱咐患者做一种喜欢的运动项目，持之以恒，以消耗多余热量，减轻体重，制定并实施早睡早起等有规律的生活起居制度。其还强调治疗上不可操之过急，应以 3～5 个月为疗程。如此饮食、运动、药物等多法并用，有利于该病治疗。

4. 典型病例

励某，男，32 岁，职员。初诊：2013 年 11 月 27 日。

患者以"脘腹胀满伴乏力半年余"为主诉，前来就诊。既往无病毒性肝炎、自身免疫性肝病病史。诉喜食肥甘油腻之品，无饮酒史。患者平素活动量少，近一年体重增加明显，体重指数 28.55kg/m² （为 I 度肥胖）。患者因工作劳累感觉脘腹胀满，伴乏力头晕，下肢酸软，汗出较多，口干口苦，大便日 2～3 次，黏腻不爽，小便偏黄，舌红边有齿痕，苔稍黄腻，脉弦数。腹部 B 超示脂肪肝。实验室检查：ALT219U/L，AST93U/L，GGT85U/L，TG26mmol/L，CHOL61mmol/L。西医诊断：非酒精性脂肪性肝炎。中医诊断：肝着，证属肝脾不调，浊瘀内积。治宜疏肝健脾，泄浊化瘀。处方：苍术 15g，泽泻、郁金、葛根各 20g，生山楂、丹参、茵陈各 30g，制大黄、生山栀、荷叶各 10g。7 剂，每日 1 剂，水煎服。并嘱患者调整饮食结构，以高蛋白质、高纤维素、低糖、低脂肪为原则。每日坚持快步走 1 小时左右，以不觉劳累为度。

二诊：12 月 4 日。服药后脘腹胀满及头晕好转，大便偏稀，舌红，边有齿痕，苔稍腻，脉数。原法既效，守方有恒，上方加薏苡仁 30g，苏梗 10g，14 剂。

三诊：12 月 25 日。药后症减，脘腹已舒，时有疲劳，出汗减少，大便日 1～2 次，胃纳尚可，舌红苔白，脉弦。实验室检 查：ALT140 U/L，AST103U/L，GGT58U/L，TG22mmol/L，CHOL55mmol/L。治宜健脾化湿，疏肝和营。处方：茵陈、薏苡仁各 30g，炒白术、茯苓各 15g，炒扁豆、炒山楂 20g，柴胡、生山栀、苏梗各 10g，泽泻、丹参各 20g，生黄芪 15g。14 剂。

四诊：2014 年 1 月 15 日。患者脘腹无不适，胃纳尚可，大便成形，汗出、乏力明显减轻，舌红苔薄，脉弦。实验室检查：ALT54U/L，AST53U/L，TG17mmol/L，CHOL42mmol/L。以上方为主加减内服 1 个月，复查肝功能及血脂正常，诸症消失，胃纳及睡眠正常，嘱坚持多运动，控制饮食。

按：张工彧教授根据《金匮要略》指出：肝脏气血郁滞，着而不行，故名肝着。观患者之脉症，乃饮食不节制，又缺少运动，脾胃受损，运化失健，水谷不化精微，内生浊瘀湿热，阻滞气机，肝气不疏，着而为病。治宜疏肝健脾，泄浊化瘀。方中苍术、泽泻燥湿健脾，化湿利水泄浊，脾健则运化之力恢复；制大黄、生山楂、丹参清热利湿，活血和营，导滞泄浊降脂；郁金疏肝理气；茵陈、生山栀清化湿热，护肝降酶；葛根、荷叶升清化湿。全方合用，共奏疏肝健脾、泄浊化瘀之功。

八、难治性高黄疸辨治经验探述

凡总胆红素 ≥ 170μmol/L，黄疸反复或持续出现超过 3 个月以上者则称为难治性高黄疸。此类患者因血中胆红素长期升高，肝脏负担过重，发生肝硬化的几率比常人高 30～50 倍，因此消退黄疸是控制病情、改善预后的关键。王邦才主任经多年临床探索，在治疗难治性高黄疸方面积累了丰富的经验，笔者随师学习，现将其治疗难治性高黄疸经验介绍如下。

1. 论病因，不囿于湿，重视热、瘀、痰、虚

难治性高黄疸临床常见的有难治性病毒性高黄疸型肝炎；肝内阻塞性黄疸，如淤胆型肝炎、药物性黄疸、原发性胆汁性肝硬化、肝内胆管结石、原发性硬化性胆管炎等；其他疾病导致的长期性黄疸，如各种遗传代谢性疾病、自身免疫性疾病、肿瘤等。其发病原理、病理变化、临床经过和转归各不相同，病机复杂，治疗棘手。古今医家对黄疸的病因病机论述多注重于湿，认为湿邪为黄疸形成的关键，如《金匮要略》指出："黄家所得，从湿得之。"盖湿邪壅阻中焦，外不得越，内不得泄，困于脾胃，脾胃升降失健，影响肝胆的疏泄，以致胆汁不循常道，渗入血液，泛溢肌肤而发为黄疸。王师认为这是黄疸病因病机之常，而临床实际往往非此一端，特别是一些难治性黄疸，其病因常错综复杂，临床应辨病论机，以机推因。如肝细胞性黄疸，其病因多与湿、热、瘀、毒有关。不论是外感湿热、疫毒，或酒食、劳倦所伤，终致湿热瘀毒内结，脾胃升降失司，肝胆疏泄不及，胆汁不循常道，久久发为黄疸。

久病多瘀：仲景曰："热不得越，湿不得泄。"湿热瘀阻，即所谓"瘀热以行"，"瘀热在里，身必发黄"。瘀而不通以致黄疸难消。现代著名肝病专家关幼波先生说："黄疸一病，病在百脉。"

明确指出，黄疸是由于湿热胶固之邪入于血分，阻滞血脉所致。

久病多虚：患病日久必损元气，往往肝、脾、肾受损，或化燥伤阴，或寒化伤阳，导致正虚邪恋，交争僵持。

久病多痰，肝脾同病：肝病传脾，肝脾失调，气血郁滞；脾气受损，气血生化乏源，血行无力，着而为瘀，血瘀则痰易凝，痰凝则促血瘀，于是痰瘀互生，胶结难解，日积月累，深伏窍隧，瘀塞胆管，乃致黄疸久留不退。

故王师认为本病发生多缘于湿、热、瘀、毒互凝肝络，脏气闭塞不通，形成瘀浊内阻，阴阳乖违，寒热并见，虚实相兼的复杂病机。

2. 明诊断，不分阴阳，重视病证结合

自仲景之后，各医家对黄疸病的分类层出不穷。《诸病源候论》根据黄疸发病情况和出现的不同症状分为二十八候。《圣济总录》分为九疸、三十六黄。罗天益在《卫生宝鉴》中又进一步将阳黄和阴黄辨证论治系统化。时至今日，各类教材中也普遍将黄疸病按阳黄、阴黄、急黄辨证分类。王师认为阳黄、阴黄的分类是按证候分类，反映的主要是黄疸证候阶段的特征，不能很好揭示黄疸病的整个病机变化及疾病演变规律，在临床诊治过程中许多病人也很难明确区分是阳黄、阴黄，而且随着病情的变化，同一病人往往在某一阶段是阳黄，而过一阶段又演变成阴黄。因此，临床治疗黄疸不必囿于阴黄、阳黄之分，而是病证结合，先辨病，再辨证，在明确诊断的前提下，注重黄疸的病机关健、传变趋势及预后，这样才能有的放矢，不失机宜。

3. 谈治疗，因机立法，重视病情演变

王师总结仲景治黄经验，认为仲景论治黄疸的经验值得我们学习与借鉴，一是确立辨证施治，重视病证结合；二是重视湿邪致病，强调脾胃中焦；三是明确病机特点，瘀而不通，邪无出路，深入血分；四是通利立法，因势利导，给邪以出路，贯穿活血。在临床实践中，王师论治黄疸常宗仲景之法，兼参古今名家之论，结合当代研究成果，中西医结合。提出临床上在确定黄疸之后，必须进一步明确黄疸的类型并探讨其病因，明确黄疸发生的原发病灶；仔细观察黄疸色泽的变化，研判病情的进退；辨证与辨病结合，辨清证候性质与邪正盛衰；重视中医证型与黄疸生化、病理指标之间关系。治疗上要充分发挥中医药优势，根据黄疸病机特点，既要准确运用先贤的治疗思路及有效名方，又要不断探索新的治疗方法及有效方药。

（1）辨证论治

临床上王师对本病常分五型论治：①湿热瘀阻型，治宜清热化湿，活血解毒，方用茵陈解毒饮（茵陈、生山栀、大黄、赤芍、虎杖、郁金、赤小豆、广金钱草）。②肝郁脾虚型，治宜疏肝健脾、和营退黄，方用四逆散加茵陈、郁金、生白术、生黄芪、田基黄、白芥子、升麻。③痰瘀阻络型，治宜祛瘀化痰、解毒退黄，方用血府逐瘀汤加减（桃仁、红花、柴胡、赤芍、枳壳、葛根、茜草、白芥子、郁金、泽兰），阳虚者可酌加制附子、干姜。④阳虚痰凝型，治宜温阳化痰、健脾化湿，方用茵陈术附汤加味（茵陈、炒白术、制附子、茯苓、白芥子、薏仁、车前草、白矾）。⑤肝肾亏损型，治宜养阴柔肝、和营退黄，方用二

至柔肝饮（女贞子、旱莲草、生地黄、麦冬、炒白芍、茜草、泽兰、茵陈、赤小豆）。

（2）辨病论治

如病毒性肝炎引发黄疸，以清化湿热、解毒和营为主，重在调治气分，结合疏肝理脾，因势利导，给邪以出路，避免过于苦寒，克伐脾土。淤胆型肝炎所致重度黄疸，参302医院汪承柏教授所立之法，以大剂量赤芍（30~90g）、大黄（30g）为主加味，凉血活血，通利解毒。病毒性肝炎所致肝硬化引起的黄疸，当重"瘀热"，辨清寒热虚实，以凉血和营、解毒祛瘀为要，兼顾肝脾之损。酒精性肝硬化引起黄疸以清化瘀毒为主，用自拟清化瘀毒方，方由桃仁、大黄、地鳖虫、炙鳖甲、赤小豆、莪术、生地黄等组成。胆囊炎、胆结石所致黄疸则重在清化通利、通腑散结以退黄，习用大柴胡汤合茵陈蒿汤出入。肿瘤或结石引起阻塞性黄疸，重在通利解毒消结，自拟通瘀散结汤，由茵陈、郁金、穿山甲、刘寄奴、大黄、地鳖虫、鸡内金、赤小豆、莪术、白术组成，可据寒热虚实适当予以增损，并必须重视患者的体质状态。对硬化性胆管炎引起的重度黄疸，在辨证用方基础上加穿山甲粉吞服效果明显。

（3）用药经验

1）痰瘀同治：常配对用药，如僵蚕合姜黄，郁金合赤芍，海浮石合石见穿，白芥子合红花，硝石合大黄等。或以成方相合，如黛蛤散合白金丸，苓桂术甘汤合下瘀血汤等，以气血并调，痰瘀合治。对顽痰死血潜藏不移者，则用全蝎、山甲、蜂房、地鳖虫、水蛭、僵蚕、地龙等药，择其一二，入络搜剔，直捣顽坚，但化痰祛瘀宜中病即止，不可过分。

2）通阳与化湿同治：湿浊及痰饮留结，阳气不展，黄疸久久不退，当通阳与化痰祛湿同治，常用药对有茵陈合附子，大黄合附子，桂枝合白术，桂枝合茯苓。王师对病久之体喜用附子，以激发阳气，有时可获意外之效。

3）标本同治：健脾主以六君、理中，或兼温肾，补火生土，用制附子；养肝以四物、左归出入。临证健脾养肝，既有侧重，也相兼顾。同时祛除痰瘀毒，清泄湿热余毒。

4）内外同治：阳黄用茵陈、瓜蒂研末醋调，敷内关穴。阴黄以干姜、白芥子研末醋调，敷于脐中。

九、酒精性肝硬化辨治经验

酒精性肝硬化（AC）是由于长期过量饮酒所致疾病，是酒精性肝病的终末阶段。近年来，随着酒精消费的逐渐增加，我国AC发病率呈逐年上升的趋势，目前已成为继乙型肝炎所致肝硬化的第二大原因。王邦才教授，系浙江省名中医，全国优秀中医临床人才，从医三十余载，勤求博采，熟谙经典，学验颇丰，尤其擅长治疗肝胆病疑难病证，其在中医药治疗酒精性肝硬化方面有独特的学术见解和丰富的临证经验。现就王师治疗酒精性肝硬化的经验介绍如下：

1. 论病因，内外相感而为病

酒精性肝硬化是由于长期过量饮酒而引起的肝细胞变性、坏死、脂肪变性，导致肝细胞结节样增生，肝纤维化，假小叶形成，是酒精性肝病的终末阶段。根据其病理阶段、病情轻重不同，将其分为代偿期和失代偿期。本病中医按其不同阶段可归于"酒疸""酒癖""酒积""酒臌"等范畴。究其病因，中医学认为主要为内外二因相互作用：其内因主要责之于体质因素，即对酒精的易感性。如《世医得效方》言："盖酒之为物，随人性量不同。有盈石而不醉，有濡唇而辄乱者。"其外因则是长期嗜酒。《本草新编》言："酒，味苦甘辛，气大热，有毒。"《本草衍义补遗》又补充："酒，本草只言其热而有毒，不言其湿中发热近于相火……又酒性善升，气必随之，痰郁于上，溺涩于下。"由此可见，酒乃大湿大热有毒之物。若酒毒湿热之邪长期蕴积于人体，日久不化，而至肝脾受损，气血失调。又酒毒伤络，肝失柔和，肝络瘀滞，终成酒癖。如《诸病源候论》所言："酒性有毒，而复大热，饮之过多，故毒热气渗溢经络，浸溢腑脏，而生诸病也……夫酒癖者，因大饮酒后，渴而引饮无度，酒与饮俱不散，停滞于胁下，结聚成癖，时时而痛，因即呼为酒癖，其状胁下弦急而痛。"

2. 述病机，湿热瘀毒，虚实夹杂

《医意商》云："盖酒之伤人，湿而且热，永久不变。"由于过度饮酒所导致的肝纤维化与其他原因如肝炎病毒等导致的肝纤维化，虽然都表现为肝脏内细胞外基质的过度沉积，但酒精性肝纤维化在病理变化、生化指标改变、临床症状及预后方面都不同于其他种类肝纤维化的特点。对酒精性肝硬化的发病机理，老师在对大量临床病例总结分析基础上提出：酒精性肝硬化是酒精性肝病的后期阶段，其形成有一个过程。多因长期过量饮酒，且对酒精不耐受之质，酒湿热毒，损伤肝脾，脾失健运，肝失疏泄，气血失调，酒毒日渐深入营血，肝络受损，毒瘀内积而成酒疸或酒癖；酒湿热毒，日久耗劫肝阴，肝失柔和之体，酒毒、湿、热、瘀血停滞于胁下，结聚而成酒积；阴损及阳，病久及肾，气化失权，血不利则为水，水、毒、瘀互结，终致腹部日渐胀大，形成酒臌。

王师通过对 150 例酒精性肝病瘀血舌象的分析，发现随着患者舌象瘀紫程度的逐渐加深，病程也逐渐加重，与肝功能损害程度呈正相关，说明肝络受损、瘀毒内积贯穿酒精性肝硬化的整个病理过程。

由此可见，酒精性肝硬化病位在肝，酒毒伤及肝脾，耗损肝阴，肝失柔和，脉络失和，酒毒、湿、热、瘀血搏结于胁下积而成块，是本病发生发展的关键，而肝络受损、瘀毒内积贯穿酒精性肝硬化的整个病理过程。

3. 论治疗，病证结合，标本兼顾

基于对酒精性肝硬化病因病机的认识，结合多年临证经验，王师指出：患病之初，多以酒毒瘀积、肝脾失调等实证为主；酒毒日渐深入，则影响肝脾肾三脏功能，正气受损，虚实夹杂。但"湿热""瘀毒"贯穿整个疾病的始终。因此治疗本病，首当去除病因，戒酒为先，如《万氏家传点点经》中提到："惟善酒者，须当禁戒，倘得再犯，脏腑前被耗深，一经病发，为害不浅……一旦减饮，能保无虞，戒酒永断根矣。"阐明了戒酒的必要性。临床上治疗应谨守病机，审时度势，以清热化湿、祛瘀解毒为主，同时兼顾肝脾功能。根据本病的临床表现和证候特点，常分为以下四型辨证治疗：

（1）酒湿瘀积，肝脾失调型

患者有长期饮酒史，一般症状较轻，常见神疲乏力，胃纳减退，可伴有腹胀恶心、胁肋隐痛等症状，可见面部红丝、肝掌、蜘蛛痣，舌有瘀点瘀斑，质红，苔黄白或稍腻，脉弦滑或弦。影像学检查可见肝硬化，实验室检查肝功能结果正常或轻度异常。此型多见于酒精性肝纤维化。治以疏肝理脾、清热解毒为主。方用丹栀逍遥散加葛根、连翘、赤小豆等清热解毒药治疗。脾运不健，酒湿为甚，可用三仁汤加减。

（2）湿热毒瘀，肝络受损型

患者有长期饮酒史，常见面目黄染，面部红丝赤缕，胸前蜘蛛痣，脘腹胀满，胁肋胀痛，神疲乏力，恶心纳呆，大便黏溏，泻而不爽，小便短赤，舌质红，边有瘀斑或青紫，苔黄腻，脉弦滑。此型多见于酒精性肝硬化代偿期。影像学检查可见肝硬化，实验室检查血清胆红素、ALT、AST、γ-GT 明显升高，白球比倒置。治以清热解毒、祛瘀和络为主，用自拟清化瘀毒方，方由桃仁、制大黄、土鳖虫、炙鳖甲、赤小豆、生山栀、生地黄七味中药组成。有黄疸者，合茵陈蒿汤加减。湿重者，加滑石、车前草等；热毒重者，加黄芩、赤芍、半枝莲、虎杖、白花蛇舌草等；肝功能异常明显者加垂盆草、平地木、凤尾草等清热利湿，保肝降酶；牙龈及鼻出血、血小板减少者，去桃仁，加丹皮、白茅根、三七粉。

（3）肝阴亏损，瘀毒内积型

酒精性肝硬化日久，酒湿热毒化火，耗灼肝阴，肝络瘀阻。常见形体消瘦，面色晦暗，胸前蜘蛛痣，肝掌，神疲乏力，胁痛隐隐，连及背部，胃纳不香，大便干结，小便短赤，可见齿衄、鼻衄，甚者吐血、呕血、便血。舌质深红或暗红，边有瘀斑，苔少或光剥少津，脉弦细涩。此型多见于酒精性肝硬化失代偿期。影像学检查可见肝硬化、门静脉高压等，实验室检查血清胆红素、ALT、AST、γ-GT升高，白球比倒置，血小板、白细胞减少。治宜养阴柔肝、解毒消瘀为主，兼以健脾和胃。用自拟柔肝解毒方，方用女贞子、旱莲草、麦冬、生地黄、赤芍、赤小豆、茜草、泽兰、白茅根、炙鳖甲。兼湿热者，加生栀子、茵陈、垂盆草；胃纳少者加炒麦芽、乌梅、炒山楂健脾和胃；兼有出血者，加三七粉、白及、生地榆等化瘀止血；有腹水者，去麦冬、生地黄，加猪苓、腹水草、牵牛子。

（4）水瘀互结，脾肾阳虚型

常见面色萎黄或黧黑，腹部膨隆，皮色苍黄，绷急如鼓，青筋显露，胁下痞块巨大，按之坚硬，倦怠乏力，纳呆，下肢浮肿，尿少，大便稀溏，舌淡紫，苔薄腻或白滑，脉沉细弱。此型多见于酒精性肝硬化失代偿期。影像学检查可见肝硬化腹水，实验室检查：血清胆红素升高，白蛋白、球蛋白比值倒置，血小板、白细胞减少。治宜通阳利水，消瘀解毒，健脾和营。方用茵陈术附汤加大腹皮、赤小豆、猪苓、泽兰、茜草、穿山甲粉。腹水多者，加牵牛子、腹水草、车前子等解毒行水。

临床上，由于酒精性肝硬化病程迁延，病机复杂，常非单一证型出现，常可数证并见，治疗上应灵活运用，随证治之。

4. 祛瘀解毒贯彻始终，创立经验效方

通过长期的临床实践，王师指出酒精性肝病早期诊断、早期干预、及时解酒非常重要，而一旦进展到肝纤维化、肝硬化，必须进行有效治疗，特别是肝纤维化阶段是逆转病理的关键，而到肝硬化阶段则治疗非常困难，预后不良。酒精性肝纤维化时中医辨证多属酒湿热毒瘀结，肝阴受损，据此其在临床上创立了"清化瘀毒方"。此方由桃仁、制大黄、土鳖虫、炙鳖甲、赤小豆、生山栀、生地黄七味中药组成。清化瘀毒方以仲景的下瘀血汤为基础，方中桃仁破血行瘀，除癥消痕；土鳖虫破血逐瘀，《本草经疏》言其"乃厥阴经药也……主心腹血积癥瘕血闭诸证"，两者合用活血化瘀，清化瘀浊，能提高 SOD 活性，消除自由基，抑制脂质过氧化，抑制肝星状细胞活化，抑制纤维组织增生，保护肝细胞结构与功能；生山栀苦寒清化湿热，《本草思辨录》言其"能涤瘀郁之热"，制大黄清泄湿热，活血祛瘀，《本草新编》言其可"推陈致新，导瘀血"，赤小豆利水消肿，解毒排脓，三药合用清热利湿，使内郁湿热酒毒从二便而泄；炙鳖甲、生地黄养阴柔肝，清解酒毒，软坚散结，调节肝脏免疫功能。诸药合用，具有清化瘀浊、活血消瘀、养阴柔肝、软坚散结的作用。临床研究表明，清化瘀毒方治疗酒精性肝硬化能较好地改善患者的临床症状及体征，恢复肝功能，对肝纤维化指标有较强的调节作用，能提高白蛋白含量，降低球蛋白含量，从而起到保肝、阻断及有效逆转肝纤维化的作用。

5. 病案举隅

案 1. 酒疸案

童某，男，58 岁，退休工人。2016 年 12 月 28 日初诊。

疲劳伴上腹胀满，面目黄染 1 个月余。刻下见：面目黄染，面部红丝赤缕，肝掌，胸前蜘蛛痣，疲劳易倦，脘腹胀满，胁痛隐隐，纳谷不香，大便稀溏，小便短赤，口干口苦，舌质红，边有瘀斑，苔黄腻，脉弦滑。患者有饮酒史 30 余年，一日 2～3 顿，每餐白酒半斤。查肝功能示：TBIL861μmol/L，DBIL399μmol/L，IBIL462μmol/L，ALT116IU/L，AST201IU/L，γ-GT530IU/L。病毒性肝炎抗原均阴性。B 超检查示：肝硬化，脾大。西医诊断：酒精性肝硬化。中医诊断：酒疸。辨证：酒湿热毒损伤肝脾，脾失健运，肝失疏泄，气血失调，酒毒日渐深入营血，损伤肝络，肝血瘀阻。治法：清化湿热，解毒消瘀。处方：茵陈 30g，生山栀 10g，炒白术 20g，葛根 15g，生地黄 30g，桃仁 15g，赤小豆 30g，泽兰 10g，垂盆草 30g，炙鳖甲 20g（先煎），制大黄 10g，生甘草 3g。7 剂，水煎分服。

2017 年 1 月 4 日二诊：患者服药后面目黄染减退，腹部胀满减轻，口干口苦减轻，仍感疲劳，纳谷一般，大便偏稀，舌质红边瘀点，苔黄稍腻，脉弦。效不更方，上方去制大黄，加地鳖虫 10g，炒扁豆 20g。14 剂，水煎分服。

2018 年 1 月 30 日三诊：患者服药后诸症好转，疲劳减轻，无明显面目黄染，无腹部胀满，晨起口苦，口干仍有，纳谷欠香，大便好转。舌质红，边有瘀点，苔白，脉弦。复查肝功能：TBIL231μmol/L，DBIL73μmol/L，IBIL158μmol/L，ALT50IU/L，AST41IU/L，γ-GT52IU/L。原法既效，治守原法，并佐以养阴柔肝，健脾和胃。上方去地鳖虫、垂盆草，加麦冬 15g，炒麦芽 20g。14 剂，水煎分服。

两个月后随访，患者症状基本消失，纳便调，肝功能正常。

嘱患者戒酒，适当增加营养，勿过劳。

　　按：患者有长期大量饮酒史，酒湿热毒长期蕴积体内，肝脾失调，肝失疏泄，脾失健运，气血失调，酒毒日渐深入营血，损伤肝络，肝血瘀阻，遂成酒疸。王师认为此乃酒毒、湿、热、瘀血相互搏结而成。治疗上应清化瘀毒，活血消瘀，健脾和胃。用清化瘀毒方加减，方中以桃仁、地鳖虫活血化瘀散结；赤小豆、泽兰清热利湿，制大黄清泄湿热，活血祛瘀，使内郁湿热酒毒从二便而泄；茵陈、生山栀清热化湿，解毒退黄；葛根清解酒毒；炒白术健脾化湿；垂盆草清热利湿，保肝降酶；炙鳖甲、生地黄养阴柔肝，软坚散结，清解酒毒，调节肝脏免疫功能；甘草调和诸药。全方共用，清化酒毒，凉血消瘀，健脾化湿。待酒毒解后，再予养阴柔肝之品，以利肝脏修复。

案 2. 酒臌案

　　项某，男，68 岁，农民。2018 年 1 月 9 日初诊。

　　腹胀、尿少半月余。患者于 1 月 5 日在外院查肝功能示：TBIL561μmol/L，DBIL199μmol/L，IBIL362μmol/L，ALT231IU/L，AST135 IU/L，A/G0.83；B 超检查示：肝硬化，中等量腹水，脾大。患者有酒精性肝炎肝硬化病史十余年。有饮酒史 40 余年，每日 2～3 餐，每餐黄酒 1～2 斤，现已戒酒十余年。刻下见：形体消瘦，面色晦暗，肌肤甲错，倦怠乏力，腹部膨隆，青筋显露，肝掌，胸前见蜘蛛痣数枚，胃脘饱胀感，食欲减退，无恶心呕吐、反酸嗳气等不适，情绪不佳，口干而燥，小便量少色黄，大便干，夜寐尚宁。舌质红，有瘀点，苔薄黄稍腻，脉弦细。西医诊断：酒精性肝硬化失代偿期。中医诊断：酒臌。辨证：患者有长期饮酒史，酒湿热毒损伤肝脾，脾失健运，肝血瘀阻，日久及肾，致水瘀互结。治法：利水泄浊，活血消瘀，健脾和营。处方：茵陈30g，炒白术20g，赤小豆30g，泽兰10g，赤芍20g，猪苓10g，女贞子20g，旱莲草20g，广金钱草30g，炙鳖甲20g（先煎），生地黄30g，腹水草30g，凤尾草30g。7剂，水煎分服。

2018年1月16日二诊：患者服药后疲劳好转，情绪好转，小便增多，腹胀减轻，口干仍存，纳谷欠香，大便难解，面目发黄。舌质红有瘀点，苔黄腻，脉弦细。效不更方，上方改茵陈60g，加生大黄6g（后下）。14剂，水煎分服。

2018年1月30日三诊：患者服药后腹胀逐渐消退，腹部无明显膨隆，按之腹软，精神好转，口干减，纳谷尚可，小便量多，大便正常。舌质红瘀点，苔薄白，脉弦。复查肝功能：TBIL24μmol/L，DBIL8μmol/L，IBIL16μmol/L，ALT50IU/L，AST41IU/L，A/G1.12。腹部B超示：肝硬化，脾大。效不更方，上方去腹水草、生大黄，加生麦芽20g。

继续调治两个月后，患者症状基本消失，肝功能恢复正常。

按：患者有长期大量饮酒史，酒湿热毒长期蕴积体内，肝脾失调，脾失健运，肝血瘀阻，日久及肾，肝脾肾三脏皆损，三焦气化不利，水湿内停，水液潴留，致腹部日渐膨大，形成酒臌。王师认为此为酒精性肝硬化后期，出现腹水应治水为先，化瘀软肝，兼顾胃气。方中大剂量茵陈清热化湿，解毒退黄；炒白术健脾益气，燥湿利水；赤小豆、广金钱草清热解毒，利水祛湿；猪苓淡渗利水；泽兰、赤芍凉血散瘀，解毒和营；炙鳖甲、生地黄养阴柔肝，清解酒毒，软坚散结，调节肝脏免疫功能；女贞子、旱莲草酸甘化阴，养阴柔肝；腹水草行水消肿，散瘀解毒；凤尾草清热化湿退黄，改善肝功能受损，保肝降酶；生麦芽疏肝和胃。全方共奏利水泄浊、活血消瘀、健脾和营之功。待腹水消退，再以解毒化瘀、健脾疏肝缓图之，使酒臌重症得以转机。

十、胃脘痛临床辨治经验拾贝

王邦才教授精研经典之学，饱读临床各家医书，尤喜采叶天士之长，擅长治疗消化系疾病，临床精准辨证，用药轻重适宜，以平为期，疗效确切。对消化系统常见病之胃脘痛的治疗颇具特色。其治疗胃脘痛以"通降"立论，分虚实两端，重视肝胃关系，脾胃分治，着力"升降""润燥""运纳"的调节，用药以"柔"为特点。现将王教授的辨治特点总结如下：

1. 辨证以寒热虚实为要

胃性喜通降，喜润恶燥，司受纳腐熟水谷。脾胃同居中焦，脾升胃降，共成中气，为人体气机升降的枢纽。且胃为六腑之一，"以通为用，以降为顺"，传化物而不藏，食气入胃后，保持着"胃实而肠虚，肠实则胃虚"通降状态则受纳腐熟有序，气机畅达。凡六淫、七情、饮食劳倦等均可引起气机壅滞，甚则逆而上冲，使胃通降失施而导致胃脘痛的发生。王教授认为顺其通降本性为胃和的关键。对于胃脘痛的辨证，王教授以辨寒热虚实为重点。

（1）辨寒热

因用药以"寒者热之，热者寒之"为准则，寒热辨证直接关系到用药的精准，故张景岳云："痛证有寒热，误认之则为害不小。"遇寒加重，得温痛减者属寒证；胃脘灼热、得凉则舒者属热证。

（2）辨虚实

夫"痛则不通"，叶天士云："通字需究气血阴阳。"病因气滞、寒凝、热郁、湿阻、血瘀属实者，去邪即为通；病因脾胃阳虚、胃阴不足属虚者，补其所需则通降功能自复。故辨虚实为确立治法的关键。初起胃痛常因外邪、伤食、情志不遂而发，多为实证，具有病程短，痛势剧，痛处固定，食后痛剧，脉盛等特点。素体虚弱，胃痛日久，食后痛减，痛势不剧者属虚。

2. 治疗以通降立论

（1）重肝脾同调，顺其本性

《素问·六元正纪大论》曰："木郁之发，民病胃脘当心而痛。"肝木为刚脏，性喜条达，易受郁而滞，一旦肝气抑郁，条达失畅，最易乘土，己土受伐则泄泻病发，横乘戊土则胃脘疼痛。正如叶天士云："肝为起病之源，胃为传病之所。"王教授认为胃脘痛病多与情志不遂、肝气受抑、肝木乘土所致肝胃失和有关，其或为主因，或为此次发病诱因及相关因素。在胃脘痛的治疗中，重视肝胃同调，顺其升降本性。疏泄不及：情志不遂，肝木郁而不达，土失木疏，气滞而壅，症见郁闷寡欢，胃脘胀痛，或兼见嗳气、反酸、纳谷减少、两胁胀痛者，以疏肝为主。疏泄太过：郁怒化火或肝气久郁生热，横逆犯胃，肝胃不和，症见胃脘胀痛，口苦咽干，情绪烦躁，泛酸便秘，以郁热内盛者，则泄肝敛肝为主。需注意的是肝为刚脏，以血为体，以气为用，体阴而用阳，体柔而性刚。王教授指出在运用疏肝理气法时需注意两点：一是不可过用、久用；二是用药避免燥烈、辛香损伤肝体之品，临床用药应多选用香橼皮、佛手、玫瑰花、绿梅花、代代花、八月札、芙蓉叶等理气而不伤阴之品，丹皮、桑叶、生山栀等清肝泄肝之品，同时酌加乌梅、炒白芍、甘草等药，酸甘化阴，柔肝敛木，缓急止痛。

（2）随其所喜，通补阳明

胃以通为用，以降为顺。"通补阳明"即是顺其通降本性，以通为旨的胃虚证补益方法。甘寒通降："太阴湿土，得阳始运；阳明燥土，得阴自安，以脾喜刚燥，胃喜柔润也"。胃为阳土，性燥喜柔，津液充足，胃体柔和，而守其纳谷之职。一旦津液亏耗，胃阴亏虚，燥土不司其职，症见胃脘隐痛，或有灼热，嘈杂不适，口渴喜饮，大便干结，五心烦热，舌红苔少，脉细数。治疗宜滋养胃阴。对此王师用叶氏养胃育阴之法，柔养津液，复育胃阴，用药以甘寒为主，以甘入胃，胃喜凉润。因甘寒凉润之品，既可生津以济胃，又可使胃气下行，顺气通降之性，寓通于柔润之中。常用自拟石斛养胃汤（石斛、北沙参、麦冬、竹茹、瓜蒌皮、炒白芍、炒麦芽、炙甘草）。全方用药以甘寒养阴为主，佐以理气和胃，缓急止痛。辛温通阳：胃阳宣通，胃之受纳腐熟、脾之运化精微功能如常。若素体脾胃阳虚或寒邪留饮损伤中阳，宣通不及，气机升降受阻，甚或停滞不通，发为胃脘拘急疼痛闷塞。对此，王教授遵叶氏"腑病以通为补，与守中必致壅逆"的原则，用药以辛温行散温中、甘淡补中为主，常用二陈汤合理中汤加减，一动一静，共成辛温通补阳气、甘淡养胃之意。建中补虚：若脾胃素体虚弱，或劳倦过度，饥饱失常，脾胃之气不足，脾胃阴阳俱虚，脾胃失养而拘挛疼痛。此时若益气温阳则不耐其辛燥，甘寒滋润则加重其阳运无力。王教授承仲景之法，以小建中汤加减，通阳益阴，复其之职，气血自生，脾胃得养，疼痛自除。

（3）辛润通络，化瘀以柔

《素问·血气形志》云："阳明常多血多气。"胃属阳明经，为多气多血之腑，而气血的正常生成和运行均离不开络脉的作用。胃痛日久，气血运行不畅，积久成瘀，停阻胃络。常见胃脘久痛屡发，迁延难愈，痛处固定，夜间为甚，兼见舌色暗紫或有瘀点，脉细涩等。对此，王教授秉承叶氏"辛润通络"的基本法则，在治疗上王师以"通"为总法。因"不通则痛""不荣则痛"，胃痛入络宜分虚实，虚证分经脉损伤、络脉不荣两种，实证则有络脉瘀塞、热毒滞络、寒凝络脉三证。对胃痛日久、损及胃络者，特别是胃镜示有肠上皮化生及异型增生者，王教授认为此符合"久病入络""久痛入络"，多采用辛柔之药，通络和中，常用桃仁、麻仁、丹参、九香虫、当归、生蒲黄等加入辨治方中；如气血不足者，伍黄芪、党参、白术、炙甘草、红枣；络气郁滞者，加香附、郁金、八月札、柴胡、苏梗；热毒滞络者，加蒲公英、黄芩、连翘、生山栀；寒凝络脉者，加桂枝、白芷、干姜、制附子、香附等。

3. 重视精神调摄

《素问·移精变气论》言："古之治病，惟其移精变气。"即是通过调节精神意念以达调节气机的目的。多个调查结果表明，消化系统疾患人群心理问题突出，且疾病与心理问题相互影响，亦增加负面情绪的产生，形成恶性循环。如慢性乙型肝炎患者，因其传染性和众多不良预后且目前尚无特效疗法，导致乙肝患者易产生焦虑、抑郁、敏感、暴躁等情绪，甚至身体任何不适，都觉得与此有关。因肝的疏泄功能对脾胃运化腐熟尤为重要，故长期处在这种情绪中则运化失司，易引起气机壅滞，从而易导致胃脘疼痛、反酸、呃逆、痞满等肝胃不和、消化不良症状。再如慢性萎缩性胃炎患者，因其易与有癌变倾向的肠上皮化生和不典型增生同时出现，常常造成患者的恐惧、绝望心理，导致很多不良情绪的产生，而患者的不良情绪更不利于身体不适症状的恢复。

学者对情志因素对胃脘痛的影响进行研究发现，调节情绪、养性修身等对精神的调摄可以减少胃脘痛尤其是肝气犯胃型胃脘痛的发生。在临床上，王教授非常重视精神调摄与药物的配合治疗。在进行药物治疗的同时，通过人文关怀使患者进行精神情志的调摄，可以增加患者的治愈率，缩短治疗时间。临床上，王教授对患者的人文关怀常包涵以下内容：①增加认知，消除恐惧：久病难愈者常"因病而郁"，容易产生悲观恐惧情绪，《灵枢·师传》指出："人之情，莫不恶死而乐生，告之以其败，语之以其善，导之以其所便，开之以其所苦，虽有无道之人，恶有不听者乎。"通过讲解开导，使病人对疾病有正确的认知，解除其因对疾病的疑惑而产生的恐惧、焦虑、紧张情绪，这也是疏肝法，肝气得疏，则胃痛易于康复。②移情易性，愉悦心情：《景岳全书》云："若思郁不解而致者，非得情舒愿遂，多难取效。"对于具有终日郁郁寡欢，常因一件事而纠结不休，易致肝气郁滞，气机凝结的患者，王教授常教导其要培养一些兴趣爱好，以愉悦自己。

多关心他人，转移注意力，不要整日纠结于"今天胃是因为什么开始痛的，怎么痛法"等与疾病相关的问题。

胃脘痛有常见的如前所述的7大类型，遵其治法常可获效，然王教授常教导我们，临床辨病，要注意见病求源，根据其特点来找出致病原因，推导出发病机理，不可仅拘于常。

4. 验案举例

刘某，女，21岁，学生。初诊：2018年3月24日。

因食欲不振前来就诊，诉每次月经来潮前5天左右开始出现口淡无味，饮食减少，无饥饿感，微有恶心，不可名状之胃脘不舒，至月经来潮胃脘作痛，痛势剧烈，有憋胀感，全身乏力困倦，甚时四肢发麻。约3天后胃脘始舒，食欲渐复。无呕吐，无小腹疼痛，经来量少，色黯黑有块。此症状反复出现1年半有余，月月如此，几经治疗无效。平素胃脘尚舒，食欲一般，一如常人，月经规则，28～30天一行，末次月经2018年2月27日，每因食欲不振而推知月经将至。既往饮食不规律，且喜食生冷食物尤以冰激凌为甚，去年6月正值经来之时食冰激凌后月经突断，未察觉不适，未予重视。次月月经来潮出现上述诸症，后虽已节饮食，而未见改善。夜寐安，二便调，舌质暗紫，苔白，脉弦。王教授辨此证为寒凝血瘀，冲脉受阻。处方：桂枝10g，茯苓20g，桃仁10g，红花6g，乌药10g，制香附20g，生蒲黄10g（包煎），五灵脂10g（包煎），小茴香6g，炒麦芽30g，焦六神曲10g，延胡索20g。7剂，每日1剂，水煎服。

二诊：2018年3月31日。诉昨日月经来潮，经来量可，色暗，血块较上次少，无胃脘疼痛，但仍有不舒感，食欲不佳，舌质暗红，苔白，左脉略滑，右脉弦。上方去桃仁、生蒲黄、五灵脂、小茴香，加陈皮 10g，制半夏 10g，7 剂，每日 1 剂，水煎服。

三诊：2018 年 4 月 7 日。月经已净，诉药后食欲已复。嘱其莫贪饮凉物，下次月经前复见上述症状复诊。上方加桃仁 10g，当归 20g，炒白芍 20g，去延胡索。7 剂，每日 1 剂，水煎服。

2018 年 5 月 3 日电话随访，此次月经 4 月 28 日来潮，纳食可，胃脘舒，诸症平，无特殊不适，未再发，病愈。

按：此胃脘痛随月经来潮而作止，故其病机与月经关系甚密。《素问·上古天真论》载："女子……二七而天癸至，任脉通，太冲脉盛，月事以时下。"说明月经随冲、任二脉，尤以冲脉气血盈亏而潮汐。《难经·二十八难》云："冲脉者，起于气冲，并足阳明之经，挟脐上行，至胸中而散。"该患者年值青春，平素饮食寒温不节，损伤胃络，且适经来之时过食寒凉之物，其寒循经直入冲脉，寒性收引凝滞，血脉闭塞，阻滞经络，故当时月经即断，寒气羁留冲脉，其性凝滞而使瘀血生。阳明为水谷气血之海，月经将行，气血由阳明下注渐盛太冲，寒瘀阻滞，其下行受阻，反上冲郁停于阳明血脉，血脉以通行为要，阳明气血郁滞，受纳腐熟受限，则出现纳食不佳等症。至月经来潮，气血郁滞已极，故出现胃脘作痛，待经血渐下，瘀血下行，其阻滞暂缓而诸症减轻而渐消。然其寒气羁留血室冲脉不除，瘀血之源未绝，故每月复见。对于此病王师不拘于常，断其病机乃由冲任寒瘀扰及胃腑所致，故治疗以冲任为要，获得佳效。

十一、慢性萎缩性胃炎辨治经验探析

慢性萎缩性胃炎是以胃黏膜固有腺体萎缩和肠腺化生为主要病理特征的临床常见病，在慢性胃炎中比例高达 23.2%，且随年龄增长，其组织学变异程度较大，部分可合并肠化生，少数可合并异型增生。极少数中、重度萎缩性胃炎经长期演变可发展成胃癌。西医常用质子泵抑制剂、促动力药、胃黏膜保护剂等对症治疗，收效甚微。且 PPI 的应用在缓解胃痛、反酸等症状同时，可能进一步加重胃黏膜萎缩。笔者跟随王师门诊，见其对慢性萎缩性胃炎辨治很有特色，疗效满意，现将其辨治经验介绍如下：

1. 久病必虚，胃阴亏虚为本

萎缩性胃炎属中医"胃痞""胃痛"等范畴。临床上常见萎缩性胃炎患者出现上腹部饱胀或疼痛、饥而不欲食、口干不欲饮、大便干结、恶心、嗳气等症状，其中以腹胀腹痛较为多见。胃为水谷之海，主受纳，腐熟水谷，为传化之腑，以降为顺，以通为用。素体亏虚，或饮食失宜，或病后失调，或他病误治，均可使脾胃虚弱，胃失濡润。胃阴是消化水谷的重要物质基础，胃阴受损，则腐熟水谷功能呆滞、减退。胃阴不足，络脉失养，胃络瘀阻，致胃黏膜腺体血供不足，腺体萎缩，而成 CAG 之变。CAG 病位在胃，胃阴不足、胃络瘀阻是 CAG 发生的病理基础。而随着现代医学的研究进展，电子内镜染色技术结合放大内镜、共聚焦激光显微胃镜的普及应用，不仅可以在内镜下看到胃黏膜失去正常的橘红色表现，取而代之的是红白相间的萎缩黏膜，甚至有血管纹理透见。同时共聚焦的光学活检技术对胃黏膜的观察可以达到细胞水平，能够实时辨认胃小凹、上皮细胞、杯状细胞等细微结构变化。因此无需黏膜活检即可看到上述细胞数量减少，进一步证实了正常的碳酸氢根屏障功能减弱，胃酸分泌下降，使得胃的消化功能以及耐受胃酸侵袭的黏膜屏障功能下降，这也是胃阴虚的微观征象。现代的"望诊"从细胞学水平角度解释了胃阴不足所出现的胃纳减退、胃痛、胃胀等症状产生的原因，使得我们对胃阴虚证理解更加深入。因此，王师确立滋养胃阴、通降和胃是治疗CAG的根本大法。并根据叶天士的"通降"理论创立养胃和络饮，叶天士根据"胃喜润，以通为用，得降则和"的特点，明确指出，"胃宜降则和"，"胃属六腑之一，传化精气而不藏，以通降为用"，"胃气上逆固病，既不上逆，但不通降，亦病矣"。叶天士治胃之通降法，既不是用辛开苦降之药，也不是用苦寒下达之品，而是另辟蹊径，用甘平或辛凉濡润之品，以养胃阴，从而创立了胃阴学说，"所谓胃宜降则和者，非用辛开苦降，亦非苦寒下夺，以损胃气，不过甘平，或甘凉濡润，以养胃阴，则津液来复，使之通降而已矣"。养胃和络饮药物组成：鲜石斛、竹茹、北沙参、白芍、炙甘草、瓜蒌皮、炒麦芽、八月札、九香虫、桃仁。方以鲜石斛甘平微寒，益胃生津，滋阴清热，补中有清，清中有补为君，得沙参则益胃生津之力更著，瓜蒌皮、竹茹皆味淡微寒之品，清热和胃，以顺胃腑通降之性，白芍、甘草酸甘敛阴，既能缓急止痛，又能敛肝抑木，更能酸甘化阴，伍八月札、九香虫、桃仁辛润通络，祛瘀和营，麦芽则消食和胃。诸药合用，共奏滋阴养胃、润降通络之功。在此同时王师亦强调，萎缩性胃炎患者脾胃功能较一般人虚弱，且江南地区，多湿多雨，在养阴同时亦需顾护脾运，脾胃同治，慎用滋腻碍邪之品，多选甘润通达之药。若萎缩性胃炎患者症见舌苔白腻，便溏，纳呆者，可先用茯苓、白术、薏仁、怀山药、炒扁豆之类方药健脾化湿，舌苔干净后再行滋养胃阴之剂，其中化湿药慎用或少用辛香干燥之品，需时时顾护胃阴。

2. 久病必瘀，肝郁血瘀为标

《血证论》曰："木之性主于疏泄，食气入胃，全赖肝木之气以疏泄之，水谷乃化。"中焦气机有赖肝之疏泄，情志不遂，肝气郁滞，肝失疏泄，土壅木抑，脾胃首当其冲，前人有"肝为起病之源，胃为传病之所"之说。肝木侮土，胃气不降反逆，出现恶心呕吐、腹胀等症。肝郁化火或阴虚内热，日久耗伤胃液，胃失濡润，导致胃黏膜萎缩，胃液分泌不足，反过来加重消化不良等症状，形成恶性循环。《内经》云："胃不和则卧不安。"临床上，我们常见慢性萎缩性胃炎患者合并心理障碍，或失眠，或焦虑，或抑郁，常常需要精神心理治疗。现代医学研究证实，原来存在于脑内的肽类物质被发现在胃肠道也存在，与睡眠密切相关的的5-羟色胺、胆囊收缩素、血管活性肠肽等活性物质在胃病发病时会出现异常分泌，从而干扰人的睡眠。中医观点不仅得到现代医学证实，且在生理病理方面有了更加详细的阐述，中西医观点不谋而合。王师认为，萎缩性胃炎患者在选用疏肝理气药方面，应当选气不伤阴的药，如香橼皮、佛手、苏梗、代代花、八月札、芙蓉叶，慎选柴胡、香附、郁金、青皮等辛香之品。同时可适当增加酸甘化阴之品，以收敛肝木，如乌梅、炒白芍、甘草、木瓜、山楂等，"肝苦急，急食酸以收之"，此其谓也。

"久病必瘀。"无论气滞血瘀抑或气虚血瘀，可见疼痛位置固定，呈针刺样疼痛，舌有瘀斑瘀点，脉细涩等症。从现代西医"望诊"出发，内镜下可见黏膜变薄、皱襞变细、平坦，黏膜下血管透见，如树枝状或网状。伴有异型增生性改变，黏膜可呈颗粒状、结节状。进而从内镜直视下进一步证实胃黏膜瘀血征象。王师在辨证施治时，常选用桃仁、丹参、九香虫、莪术、生蒲黄等活血通络，使得瘀去新生，胃络通畅，黏膜重生。

3. 既病防变，中西结合

慢性萎缩性胃炎患者常合并幽门螺杆菌感染，进一步发展，可出现胃黏膜肠化、异型增生，目前，西医针对以上病变无有效药物治疗方案，仅要求定期内镜复查。近年来抗 Hp 药物的耐药率越来越高，Hp 复发率也逐年增加，常规的抗 Hp 三联、四联治疗，疗程需 10～14 天，服用抗生素容易出现舌苔厚腻、恶心呕吐、腹胀腹泻等药物副作用。王师在辨证施治的基础上，针对萎缩性胃炎合并 Hp 感染者，常增加黄芩、蒲公英、半枝莲、白花蛇舌草等清热解毒之品。胃黏膜肠化、异型增生，王师认为主要与胃黏膜淤血、微循环障碍相关，中医认为系瘀毒内积所致，王师常选用莪术、丹参、藤梨根、九香虫等活血解毒药，能改善胃黏膜血流，提高局部免疫力，抑制肠上皮化生与异型增生，预防癌变。当出现重度异型增生甚至是早癌病理结果时，不能一味追求中药治疗，需及时行内镜下 ESD、EMR 等甚至外科手术治疗，预防胃癌转移或复发。

4. 病案举例

王某，女，50 岁，农民。2016 年 11 月 1 日初诊。

反复胃脘灼热隐痛 1 年，再发 1 个月。患者近 1 年反复出现胃脘灼热隐痛，伴有嘈杂易饥，纳谷不香，口干而燥，大便偏干，舌红苔少，脉细数。半月前胃镜示：胃窦小弯侧黏膜红白相间，以白为主，散在黏膜糜烂灶。诊断为浅表萎缩性胃炎伴糜烂。病理结果示：胃窦中度萎缩性胃炎伴灶区肠化。西药予质子泵抑制剂、黏膜保护剂等治疗 2 周，效果不显。中医辨证为胃阴亏虚、胃络失和证，治宜甘润养胃、和络止痛。处方：石斛 12g，北沙参 20g，麦冬 10g，竹茹 10g，瓜蒌皮 15g，炒白芍 20g，炒麦芽 15g，炒谷芽 15g，炙甘草 3g，苏梗 10g，八月札 20g，九香虫 20g，7 剂。

服药 1 周后患者诉胃脘隐痛明显缓解，嘈杂纳呆、口干症状较前好转。效不更方，持续服用 2 个月余，诸症均平。3 个月后复查胃镜示慢性浅表性胃炎。病理结果示：胃窦轻度慢性浅表性胃炎伴局灶萎缩。

十二、肠息肉治疗经验总结

1. 肠息肉之病因病机

肠息肉是指隆起于肠道黏膜上皮，并向肠腔突出的局限性病变，好发于乙状结肠及直肠，近年来该病的发病率呈逐年上升趋势。肠息肉的病因及发病机制较为复杂，目前认为遗传易感性和环境因素可能发挥着重要作用。此外，有研究表明，肠息肉的发病还与生活习惯、饮食结构、环境等因素密切相关，肥胖、红肉高摄入量和纤维与钙的低摄入量均是息肉发生的独立因素。多数息肉起病隐匿，临床上可无任何症状。一些较大的息肉可引起肠道症状，主要为大便习惯改变、次数增多、便中带有黏液或黏液血便、便秘、腹痛及肿物自肛门脱出和贫血等，可引起消化道梗阻、出血及腹泻等并发症。部分息肉具有恶变倾向。目前内镜是首选和最常用的检查手段，治疗上以内镜下摘除或手术切除为主。

　　肠息肉中医没有具体的病名，根据其表现与"肠覃"相类似，《灵枢·水胀》曰："肠覃如何？岐伯曰：寒气客于肠外，与卫气相搏，气不得荣，因有所系，癖而内着，恶气乃起，肉乃生。"明·王肯堂《证治准绳·杂病·肠覃》云："夫肠者大肠也，覃者延也。大肠以传导为事，乃肺之腑也。肺主卫，卫为气，得热则泄，得冷则凝。今寒客于大肠，故卫气不荣，有所系止而结瘕在内贴着，其延久不已，是名肠覃也。"故古有以"肠覃"名之，且大体概述肠息肉之发病特点，即寒邪入侵于肠，卫气与寒气相互搏结，气血积滞，日久发为肠覃。同时，依据肠息肉的临床表现，又可出现在"泄泻""便血""积聚"等病证中。近年来，各地医家基于各自临床经验对肠息肉的发病机制提出见解：高家信等认为脾虚是大肠息肉发病的关键，瘀浊、瘀血是该病的中医学病因；魏品康认为息肉的产生应归结于"痰"，外感或内伤的各种致病因素均可导致气滞痰阻、痰热郁结、痰瘀互结，最终发为息肉；薛晶等研究后发现肠息肉的发生与机体"阳虚"体质有关，随着年龄增大，阳气日渐衰竭，阴阳失调，患病风险提高。

　　王邦才主任认为现如今食物品种繁多，嗜食肥甘厚腻、辛辣刺激以及饮酒吸烟易导致"后天之本"的脾胃功能失调，生活压力及社会交际摩擦易引起情志内伤，此外或有不适时机复感外邪，而以上这些因素均可引发一系列内因致病。因此总体而言，本病的发生责之于饮食不节、情志内伤、外感六淫而导致的脾失健运，痰浊湿热内生，气血积滞，最终滋生成息肉。根据李东垣"胃虚则脏腑经络皆无以受气而俱病"的观点，王主任认为脾胃失运为发病根本，病变部位主要在胃肠，涉及肝脾。肠道的生理特性是泻而不藏，动而不静，降而不升，实而不能满，当脾运不健所致寒、热、湿、食、痰饮、瘀血等邪阻滞于肠道，可使肠腑升清降浊失常，出现肠道之疾病，如腹痛、泄泻、便秘、积聚等，而痰瘀、气滞、血瘀、湿热、寒湿可单一致病或相互作用共同致病。

王邦才主任认为肠息肉产生主要是脾运不健，湿热痰瘀互结而成，根据其症状表现不同可分为脾虚湿滞型、气滞血瘀型、痰瘀互结型。其病理变化常见虚实夹杂、寒热并存、气血同病，故在辨证之时须掌握其病变转化之机，分清主次，加以对证用药。脾虚湿滞型常用三仁汤加减，气滞血瘀型常用柴胡疏肝散合失笑散加减，痰瘀互结型常用自拟洁肠散加减。王邦才主任认为，大剂生薏苡仁对消息肉有特效。健脾常用炒白术、薏苡仁、白扁豆、茯苓、生黄芪；化湿用苍术、杏仁、砂仁；寒者选加桂枝、干姜、附子；热者选加黄柏、生栀子、黄连、制大黄；化痰善用半夏、胆南星、白芥子、浙贝；祛瘀用桃仁、石见穿、莪术、刘寄奴；解毒散结用藤梨根、露蜂房、生牡蛎、红藤。王主任亦常用仲景薏苡附子败酱散加味治疗本病。

2. 病案举隅

裘某，男，58 岁。2011 年 7 月 19 日初诊。

主诉：反复腹泻半年余。

患者半年前无明显诱因下出现大便稀薄，不成形，呈黏液样改变，每日 1 次。既往有溃疡病史。刻见腹胀，纳差，面色少华，肢冷，舌红苔薄黄，脉弦细。2011 年 6 月 30 日于宁波市鄞州二院行肠镜检查，结果示"回肠末段可见片状菜花样增生物，中间可见血管，局部黏膜息肉样隆起，另横结肠及直肠各见一息肉样隆起，大小约 0.2cm×0.3cm，无蒂"，予以活检，余肠黏膜未见异常。诊断：回肠末端增生性病灶，结肠多发息肉。病理结果示：横结肠淋巴样息肉；直肠黏膜慢性炎，符合炎性息肉；回肠末端黏膜慢性炎，伴淋巴组织增生，符合淋巴样息肉。西医诊断：结肠息肉，回肠息肉。中医诊断：肠覃。辨证属脾虚湿滞，痰瘀互结，渐损阳气，当以健脾助阳、清热祛瘀、解毒散结为治，处方：薏仁 30g，败酱草 20g，制附子 15g（先煎），石见穿 20g，刘寄奴 15g，清甘草 6g，猫爪草 20g，藤梨根 20g，生黄芪 30g，秦皮 20g，莪术 15g。7 剂。

2011 年 8 月 23 日二诊：腹胀，大便先干后溏，偶见黏液便，口干，面色少华，纳食一般，舌红苔中剥，脉数。治守原法出入，予上方加生地黄 20g，生蒲黄 20g（包煎）。7 剂。

2011 年 8 月 30 日三诊：大便尚调，无黏液便，脘腹略胀，口干而燥，舌红苔中剥，脉细。服药效显，予上方加山药 30g。7 剂。

三诊后大便已调，偶有口干腹胀，予原方上加减，病情控制稳定。

2011 年 12 月 6 日随诊：患者大便偏稀，脘腹略胀，无黏液便，纳食一般，口干，形寒肢冷，舌红苔剥，脉数。处方：炒白术 20g，炒白芍 20g，防风 10g，生牡蛎 30g（先煎），石见穿 30g，薏仁 30g，川石斛 12g，乌梅 10g，黄连 6g，干姜 6g，麦芽 30g。7 剂。

遵上方加减服用 1 个月后患者脘腹已舒，大便调，舌脉显著好转。于 2012 年 2 月 7 日前往上海市第十人民医院行无痛小肠镜检查，结果示："经肛小肠镜插至回肠末段，依次观察直肠、乙状结肠、降结肠、横结肠、升结肠及回盲部、回肠，见回肠末段散在颗粒样隆起，未见明显溃疡及肠腔狭窄。"诊断为慢性回肠炎性改变。

按：患者逐渐步入老年，脾胃功能渐弱，加之饮食不节等诱因，脾失健运，肠腑升清降浊失司，以致湿滞瘀结，日久发为息肉。邪聚不散，损及阳气，且热毒壅郁，血败肉腐而成脓溃；病在肠腑，燥湿不利，故见便溏；肠痈日久，耗气伤阳，加之原本脾虚之体，则不得化生水谷，故见脘腹胀，纳差，肢冷，面色少华；患者久病正气亏虚，阳损及阴，肠间脓汁不化，热毒尚存，邪正相搏，故见舌红苔剥，脉或细或数。对于此类患者，王主任则遵循温清并用、气血同调、攻补兼施之法，取仲景薏苡附子败酱散加味治之。一方面清热解毒，利湿散结，调血和肠；一方面健脾助阳以扶正气。方中生薏仁性味甘淡而寒，健脾清热利湿，排脓消肿，重用为君；败酱草辛苦微寒，可活血破瘀，清热解毒，与前药相结合，增其散结排痈之力，故用为臣。佐以辛热之附子，一来温助阳气，扶以正气，二来以辛热助瘀滞之气，既利于托里消肿排脓，又利于腑气运转，为佐药。三药相结合，共奏化湿排脓消肿之功。后期脓止仅见大便溏薄，且见寒热错杂之证，故王主任改以仲景乌梅方化裁，去附子以防大热伤阴，用以乌梅酸而收涩、黄连苦寒燥湿、干姜辛温助阳，共奏涩肠止泻、辛宣苦降、平调寒热之功。此外，秦皮清热利湿；藤梨根、猫爪草解毒散结；黄芪、山药、炒白术益气健脾扶正；刘寄奴、石见穿、莪术、蒲黄祛瘀散结；麦芽健脾理气；生地黄、石斛固护胃阴；白芍柔肝泄木；防风升清止泻。诸药共用，温清并举，攻补兼施，气血双调，息肉祛除，疗效显著。

十三、慢性腹泻临床辨治经验总结

笔者有幸追随老师学习，谆谆教诲，耳濡目染，受益匪浅。现将王邦才老师临床辨治慢性腹泻的经验综述如下：

1. 慢性腹泻的病因病机

慢性腹泻，中医统称"泄泻"，是指大便次数增多，粪质稀薄或完谷不化，甚至泻出如水样为主症，伴有腹痛、腹胀、腹鸣、纳呆等的一种疾病。患者一般有 2 个月以上的病史。病情缠绵难愈，时发时止，常由饮食不节、感受外邪、情志刺激等因素诱发。《内经》称本病证为"鹜溏""飧泄""注下"等。常见于西医学的溃疡性结肠炎、克罗恩病、肠易激综合征、肠道菌群失调、肠道非感染性炎症等疾病。

慢性腹泻病变在肠腑，而病机在脾胃，与肝、肾亦有密切关系。《素问·宣明五气》谓："心为噫，肺为咳，肝为语，脾为吞，肾为欠为嚏，胃为气逆为哕为恐，大肠小肠为泄。"张景岳云："泄泻之本，无不由于脾胃。"慢性腹泻的病因多由先天禀赋不足，加之感受外邪，饮食不节或情志不调，导致脾胃运化水谷精微失常，脾不升清，胃不降浊，大肠传导失职，小肠不能分清泌浊，水谷不能化为精微，下泄于肠间而成泄泻。如《内经》曰："清气在下，则生飧泄……湿盛则濡泄。"情志不舒，木郁不达，横逆犯脾，或忧思伤脾，土虚木乘，可脾失健运，水湿内停，气机升降失调而成泄泻。如《景岳全书·泄泻》曰："凡遇怒气便作泄泻者，必先以怒时夹食，致伤脾胃。"日久及肾，肾阳虚不能助脾运化，亦可致泄泻。

王师认为本病的病因较多，外感风、寒、湿、热，内伤饮食及情志失调，均可导致脏腑功能失调，而发生泄泻，且病机常寒热错杂，虚实互见。王师常常告诫我们说："疾病临床证候往往复杂多变，症状变化多端，但只要抓住主症，辨证正确，用药精准，自能披荆斩棘，使疾病痊愈。"王师认为疾病的发生、发展皆是由于正气不足，病邪内侵，导致气机失调所致。正如朱丹溪云："血气冲和，万病不生，一有怫郁，诸病生焉。"《内经》亦有"百病皆生于气"之论，故在慢性腹泻的治疗中，王师喜从虚论治，佐以扶正，使气机和调，病邪得去。

2. 诊治经验

（1）谨守病机，从脏腑论治

1）从脾论治：脾在五行中属土，主运化水谷精微，对食物进行消化、吸收并输布精微物质至全身。故脾被称为"后天之本"。元代李杲《脾胃论·脾胃盛衰论》说："百病皆由脾胃衰而生也。"脾虚为泄泻的致病关键，故治疗脾虚当以健脾为主。临证诊治时，王师整体辨证，又将临床常见证型归纳为脾胃虚弱型、脾不升清型、脾阴不足型，并据型采取对应的治法，常收效显著。

脾胃虚弱型：症见大便时溏时泻，迁延反复，完谷不化，反复发作，稍有饮食不慎即易泄泻，食少腹胀，面色萎黄，神疲倦怠，舌淡苔白，脉细弱。治宜健脾益气。方选四君子汤为主方，加木香、黄芪、茯苓、薏苡仁、炒麦芽、炒扁豆等药。若见腹泻与呕吐并作，腹满而痛，时作时止，喜温喜按，口不渴饮，饮食不下，或多涎唾，舌淡苔白，脉缓弱，则选理中汤加味。意在辛甘化阳，助阳益气，使清阳上升，浊阴下降，中阳健运，寒湿得去，升降有序，则腹泻自止。

脾不升清型：症见大便溏薄，纳谷不香，肠鸣腹痛，神疲乏力，舌淡，苔白，脉细。治宜升清止泻，佐以祛风。方选升阳除湿防风汤（自拟）加味。组成：苍术10g，防风10g，川芎10g，升麻10g，炒白术15g，茯苓15g，炒白芍20g。全方合用，益胃升清，淡渗利湿，祛风止泻。

王师认为腹泻由风蕴肠腑、湿邪内阻所致，喜用蝉衣。现代药理研究表明，蝉衣具有抗惊厥、镇静、降低横纹肌紧张度、阻断神经节、解除支气管平滑肌痉挛、抗过敏等作用。王师认为反复长期腹泻的患者，多属肠道敏感之人，稍用蝉衣既可以抗过敏，又可以祛风止泻，意在风能胜湿，风药具有胜湿止泻的作用，且风药又能鼓舞胃气，振奋脾阳，健脾而升清。《医宗必读》云："又如地上潴泽，风之即干，风药多燥，且湿为土病，风为木病，木可胜土，风亦胜湿，所谓下者举之是也……鼓舞胃气上腾，则泄泻自止。"

脾阴不足型：症见大便溏泻，形体消瘦，神疲易倦，口干而燥，或手足心热，舌红苔少或有裂纹，脉细数。治宜健脾养阴，甘酸收敛。方选参苓白术散加乌梅、木瓜、石斛、炒白芍、生山楂、五味子等甘酸养阴收涩之品以益气养阴，使阴津得复，脾之阴阳互相化生，脾司运化正常，则泄泻自愈。陈士铎曰："大泻之后，自多伤阴，宜以补阴药治之。"王师认为此时宜平补淡渗，故以党参、山药、炒扁豆为主，以炒白芍、甘草为辅，六曲、谷麦芽为佐，使脾胃功能渐复，阴液渐充，泄泻得止。

2）从肝论治：肝为肝脏，主升主动，在五行中属木，性喜条达而恶抑郁。肝具有调畅情志、主疏泄的作用，若情志不遂，肝气郁结，可横逆犯脾，使脾的运化失常，而成泄泻。故此型泄泻，病位在肠腑，病机却与脾的运化、肝的疏泄紧密相关。中医讲究治病求本，故需从肝论治。症见泄泻每因抑郁恼怒或情绪紧张时发生，伴有腹痛即泻，泻后痛减，腹胀窜痛，舌淡红，脉弦。治宜抑肝扶脾，方选痛泻要方合柴胡疏肝散加减。王师认为肝气条达是治疗慢性腹泻的关键，特别强调实脾要先疏肝，肝气条达，疏泄正常，则能促进脾土健运，从而防止腹泻反复迁延不愈。其善用柴胡疏肝散、五花芍草汤，并主张加大炒白芍的用量，一般用量至 30g。另王师还特别注重心理的疏导，针对患者的心理病结，循循善诱，从心理上克服患者对疾病的过度关注，从生活上指导患者建立健康的生活方式。

3）从肾论治："五脏之伤，穷必及肾"，慢性腹泻的患者多有数月至数年的病史，久病必虚，脾虚日久，气伤及阳，必致脾肾阳气俱虚。肾中阳虚衰，则令人洞泄不止。症见水样便或完谷不化，或黎明前腹痛，肠鸣，泻下急迫，形寒肢冷，腰腹冷痛，神疲易倦，舌淡胖，边有齿痕，苔白，脉沉细。治宜温补脾肾，益气升清。方选保元和中汤（自拟）加减，组成：黄芪60g，滑石20g（包），黄连6g，附子10g（先煎），干姜6g，黄柏10g，木香10g，炒扁豆30g，补骨脂20g。药用大剂量的黄芪补气健脾，升阳固涩，滑石分利水湿，益气分利并用，取王清任保元化滞汤意；附子、干姜温肾暖脾，逐寒固涩；黄柏、黄连苦寒，清热燥湿止泻，与姜、附并用，实效张仲景乌梅丸用方法度；木香、炒扁豆调理肠胃气机，燥湿健脾；补骨脂补肾涩肠止泻。全方合用，温肾健脾，益气升清，清化湿热，寒温并用，通补兼施，脾肾得补，湿热得清，祛邪安正，久泻得愈。

（2）善用通法，收涩有度

六腑主管饮食物的受纳、消化、吸收，以及代谢物的传导、排泄。《素问·五藏别论》说："水谷入口，则胃实而肠虚，食下则肠实而胃虚。"《素问·灵兰秘典论》云："大肠者，传导之官，变化出焉。小肠者，受盛之官，化物出焉。……三焦者，决渎之官，水道出焉。膀胱者，州都之官，津液藏焉，气化则能出矣。"因此六腑的特性是以"传化"为主，以通为顺，王师认为郁滞不通是人体病机所在。其认为在临床上如有积滞在内，应以"通"为法，通因通用，犹如治水，应疏通为主。若临床见便前腹痛，泻后痛减，泻下黏滞不爽，有大便不净感，应果断使用通下导滞之类，如槟榔、厚朴、瓜蒌、枳实、制大黄等，使积去滞通，胃肠安和。久泻多有湿邪内存，或夹有寒、热、瘀、郁、食等邪，若急于求成，一味涩补，则兼夹之邪难去，恐有闭门留寇之嫌。因此，王师极少使用收涩之力较强的药，而喜用乌梅、五味子酸甘收涩之剂，且在使用时常配伍厚朴、木香、香附等理气药，以求止泻而不留邪之功。

（3）重视经典，善用古方

王师注重经典，常说："要做一个好中医，必须要熟读经典，只有掌握了经典中的方剂，临床辨证才能思路清晰，拨冗去繁，抓住主症，对症下药，而获佳效。"但王师并不拘泥于古方，他同时强调说："尽信书不如无书，临床病人不可能按书上叙述的症症俱现，临床辨证用药时要根据病人情况调整，不可盲从，否则事倍功半，疾病不愈。"王师熟读经典，对古方的应用既重视原文的含义，又反复实践，几近做到知行合一，往往救病于危，以起沉疴之效。王师十分推崇张仲景、叶天士、王清任、张锡纯等临床大家，治疗慢性腹泻常用方如参苓白术散、葛根黄芩黄连汤、痛泻要方、理中汤、薏苡附子败酱散等。如王师治疗慢性结肠炎常取仲景之葛根黄芩黄连汤加减，组方：葛根30g，黄芩15g，黄连10g，清甘草3g，黄芪60g，秦皮20g，白头翁20g，马齿苋30g，乌梅10g，生地榆30g。用葛根升发脾胃清阳之气治下利，黄芩、黄连清肠胃之热，兼燥湿，使湿热出，下利止。黄芪益气生津利湿，秦皮苦寒性涩，清热止泻，白头翁清热解毒止泻，马齿苋清化湿热，乌梅生津涩肠止泻，生地榆和营安络。全方合用，益气养阴，清热利湿，效果明显。

3. 典型病案

叶某，女，42 岁。于 2011 年 11 月 6 日因"腹泻腹痛 2 年"就诊。

患者大便不成形，夹红白黏冻，每日 2 ～ 3 次，伴有腹痛，肠鸣，口干而黏，夜寐欠安，神疲易倦，舌红，苔黄稍腻，脉弦细。大便常规：白细胞（＋），隐血（＋）。肠镜示：溃疡性结肠炎（肛门至距肛缘 15cm 处见多发性溃疡及糜烂）。西医诊断：溃疡性结肠炎。曾予抗生素、美沙拉嗪及中药治疗 3 个月余未见明显好转。慕名而来求诊，王师诊断为泄泻，乃湿热蕴于大肠，气血与之相搏结，气机郁滞，肠道功能失职，脉络受损致病，治予清化湿热，理气和营，温清并用，取仲景薏苡附子败酱散加味，处方：薏苡仁 30g，制附子 10g（先煎），败酱草 30g，马齿苋 30g，生地榆 30g，槐花 30g，炒白芍 30g，木香 10g，黄柏 10g，清甘草 3g，7 剂，水煎服，每天 1 剂。并予锡类散 7 支口服，每天 1 支。

2011 年 11 月 13 日二诊：自诉服药后大便成形，黏液及红冻明显减少，腹痛减轻，大便常规正常，舌红，苔薄黄，脉弦细。原法既效，守方有恒，上方加乌梅 10g，7 剂，水煎服，每天 1 剂。

2011 年 11 月 21 日三诊：自诉服药后大便正常，每日 1 次，无黏冻，无腹痛，纳谷尚可，自觉神疲乏力，口干而黏，舌红苔薄，脉弦细。处方：薏苡仁 30g，制附子 10g（先煎），败酱草 30g，马齿苋 30g，炒白芍 30g，黄芪 30g，当归 15g，木香 10g，清甘草 3g。

2012 年 12 月 28 日四诊：上方服用月余，大便一直正常，腹无所苦，偶感疲劳，舌淡红，苔薄，脉细。健脾益气，养血和营。处方：黄芪 30g，薏苡仁 30g，怀山药 20g，乌梅 10g，党参 20g，百合 20g，炒白芍 20g，当归 15g，淮小麦 30g，炙甘草 6g，红枣 10 枚。

上方服用 1 个月，大便一直正常，症状平，查肠镜示：溃疡灶已愈合，无异常改变。

按：本例溃疡性结肠炎迁移日久，曾用中、西药治疗未见效验，观其脉症，乃湿热蕴于大肠，气血与之搏结，气机郁滞，脉络受损，取仲景之薏苡附子败酱散加味。用薏苡化湿消痈肿，利肠胃，败酱草活血化瘀，清热解毒，附子温通阳气，寓托里排脓之意，加马齿苋、黄柏清化湿热，生地榆、槐花凉血止血，和营安络，炒白芍缓急止痛，木香理气清肠，全方合用，清化湿热，凉血解毒，托里消痈，和营安络。锡类散出自《金匮翼》卷五，主要成分有珍珠、冰片、牛黄、青黛、壁钱炭等，具有解毒化腐的功能，主要用于咽喉糜烂肿痛。近年来，随着医学科学的不断发展，发现锡类散不但是中医喉科要药，它还有着更为广泛的临床用途。已有报道用锡类散灌肠治疗非特异性溃疡性结肠炎，有效率达到 98.3%。王师认为灌肠的效果既然很好，口服亦应有此效，遂用锡类散口服，获效果佳。三诊时大便已明显好转，湿热之邪已去，遂以缓则治其本为原则，予健脾益气之剂共进退。王师认为湿热是致病之本，治病之要在于除湿清热，但不可过用苦寒之品，以免苦寒伤胃，需中病即止，善后选用健脾益气之药，以使脾胃恢复其运化水湿的功能。

十四、产后抑郁辨治经验介绍

1. 临证辨治特点

古代"产后抑郁"记载多以形象化的症状为病名，如"产后恍惚"（《陈素庵妇科补解》），"产后乍见鬼神"（《万氏妇科》），"产后不语"（《妇人大全良方》）等。关于其病机，《医宗金鉴·妇科心法要诀》云："产后血虚心气弱，惊悸恍惚不安宁。"指出产后血虚，心营不足，心气怯弱，心神因失养，而见恍惚，多梦，心神不宁，忧虑悲伤等症。《产科经验宝庆集》指出："产后虚弱，多致败血停蓄，上干于心，心窍闭塞。"阐释了产后血虚气弱，气虚运血无力而血滞成瘀，或产后败血停滞，冲而上攻，蒙闭心窍，心神失明，而不喜言语，昏困呆滞。然"郁证之起，必有所因，盖因郁致疾，不待外感六淫，而于情志为更多"，产后妇人敏感脆弱，易出现情志不畅，气机郁滞而致抑郁诸症。王教授指出，产后妇人因分娩汗出、出血等，致津血、元气俱虚，或产后胎盘、胞衣残留子宫而使瘀血、败血内停，使产后抑郁存在多虚多瘀的病变基础，且产妇因产后身份角色改变、照顾幼儿等困扰而易存在思虑太过、情怀不遂的问题。气血亏虚，加之思伤脾又暗耗心血，情志抑郁而致气结于内，终因心脾失养，气机郁滞而致焦虑、抑郁的产生。其治疗特点如下：

（1）调治脾胃，安养心神

"安养心神调治脾胃"为李东垣的观点，其在《脾胃论》中有释：心脉为神之舍，心君不宁，化而为火，阴火太盛，则经营之气，不能养神，神无所养，则神志恍惚错乱，心中悸动，失眠多梦，时悲欲哭等诸症皆现。脾胃位处中焦，为后天之本，是制约阴火上乘的关键，故脾胃虚弱，制约无力，亦现阴火上乘，烦扰心神之象。所以李东垣提出："善治斯疾者，惟在调和脾胃，使心无凝滞。"脾胃调和，阴火不致上扰于心，自然心神宁静。王教授认为，妇人产后气血亏乏，脾胃虚弱，空洞虚豁，动及感伤，易使肝气郁滞。肝郁乘土，土虚加以木乘，更致脾胃虚弱，无制阴火，而心神遭扰；且"脾为五脏使"，脾胃化生气血精微以充养五脏，为气机升降之枢纽而调节全身气机。若久未愈能者，脾虚无力运化水湿，聚痰成饮，病更为复杂。因此，治疗此病重在调脾胃，增化源，以益气血，养心神。

（2）养心顾肝，用药以柔

叶天士云："凡肺肾为柔脏，可受刚药，心肝为刚脏，可受柔药。"其以脏腑喜恶特征为纲，发挥了柔法理论。王教授采叶氏之长，在临床上，对于产后抑郁营血亏虚、心失所养者，根据叶氏"营枯液耗，不受辛药，但以甘药柔剂，与心脾有益"立柔养心营之法，常用甘麦大枣汤、生脉散、归脾汤等加减。用药以甘柔为主，如炙甘草、小麦、红枣、柏子仁、麦冬、酸枣仁、莲子肉等。若兼心火之亢者，每加元参、竹叶、灯心草之类。对于产后抑郁辨证有瘀的患者，因虚瘀并存，而"香燥破血，凝滞滋血"，王教授强调既不能滥用辛燥破血之剂，亦不能乱投滋腻补血之方。对于疏肝理气药的应用，其提出两点：一是不可过用久用；二是用药避免燥烈辛香损伤肝体之品，且宜在理气药中加入如白芍、丹皮、木瓜等甘酸之品，以柔肝敛木。临床用药多选香橼皮、佛手、玫瑰花、绿梅花、代代花、八月札、芙蓉叶等理气而不伤阴之药。

（3）七情之病，当以情治

"情欲之感，非药能愈，七情之病，当以情治。"产后抑郁作为情志病的一种，王教授强调当重以情治。因产后抑郁者较一般情志病者更加敏感脆弱，故更应予以重视。临床上王教授"以情治情"，特别重视对病人的人文关怀，常用特鲁多医生的"有时是治愈，常常是帮助，总是去安慰"来教导我们。其对于产后抑郁患者的人文关怀，可以总结为：①听而不厌：耐心聆听病人倾诉抑郁之情，令其所困得疏泄之机。②诲人不倦：产后抑郁患者常纠结于某件事久久不能释怀，王教授总能不厌其烦地予以劝导，使患者常怀感恩之心去生活，宽待人，宽待己。对于生活作息不规律的患者，耐心地向其解说健康生活方式的重要性，时时不忘嘱病人节饮食、律作息、多运动。③增其信心，因此类病人多有敏感自卑、负罪感的心理，故沟通时要多用鼓励赞赏的语言，并耐心为其解说疾病的详情，消除患者内心的焦虑恐惧，可提供此类患者的成功治例与之，为其战胜自己增加信心。④移情易性，鼓励患者培养兴趣爱好以怡情养性，增添生活中欢愉之事。临床上王教授从容应对，循循善诱，察其态，析其因，解其郁，释其怀，后予以对证之剂以调之，每每获效。

2. 病案举例

许某，女，32岁。2017年10月21日初诊。

因情绪差，易焦虑抑郁，时悲伤欲哭就诊。患者于6月前顺产一女婴，产后月余因琐事与亲生父母发生争执，此后情绪低落，悲伤，难以自控，后就诊于精神科，诊断为抑郁症，予心理辅导加服用抗抑郁药物治疗，同时停止母乳喂养，但效果欠佳。现见：表情淡漠，语声低微，入睡困难，且睡眠轻浅，容易惊醒，疲劳乏力，多思忧虑，不自主而生悲伤之情，对生活失去希望，不愿与人交流，谈话间泪水即出，胃纳一般，二便尚调。舌淡红，苔白腻，脉弦细。西医诊断：产后抑郁。中医诊断：郁证。证属肝郁脾虚，痰湿内盛。治宜疏肝健脾，化湿宁心。处方：陈皮 10g，姜半夏 15g，茯苓 20g，炙甘草 3g，远志 10g，川连 3g，干姜 6g，石菖蒲 20g，制南星 10g，红枣 10 枚，当归 20g，淮小麦 60g，郁金 15g。7 剂，每日 1 剂，水煎服。建议其可渐停抗抑郁药物，多与家人交流，培养兴趣爱好。

二诊：2017 年 10 月 28 日。药后症减，情绪好转，悲伤情绪较前出现少，夜寐欠安，胃纳可，二便调。舌淡红苔薄，脉弦细。上方去川连、干姜，加佛手 10g，玫瑰花 6g。7 剂。嘱其可以停抗抑郁药，予以鼓励赞赏，并以要体谅父母不易等言而教导之。

三诊：2017 年 11 月 4 日。药后症减，胃纳佳，夜寐好转，但易醒仍存。舌淡红苔薄，脉细。上方去制南星，加党参 20g，炒白术 15g，7 剂。

四诊：2017 年 11 月 11 日。病史同上，药后症减，夜寐好转，余症尚平。舌淡红，苔薄白，脉细。上方去党参，加酸枣仁 20g，合欢皮 10g，7 剂。嘱其病已愈，无需过多担忧，无特殊不适，无需再服药。

按：此为新妇人初产，面对诸多新问题常思而不能解，且素来性格内向，多愁善感，加之平素父母宠溺，造就其忧郁脆弱的性格，不耐挫折。因木不能伸而生郁怒，土失木疏而滞凝，忧思之情绪则生。土气凝滞而气机升降受阻，故脾不散精聚而成痰。神藏于心血，精微成痰饮而不化气血，神失所藏则夜寐轻浅，易醒而多梦。血少神无所附，加之痰气内扰心神，常心愦愦然而将失，故悲伤自生。病证多由气血不足引起，而现主要矛盾为肝郁脾虚，痰湿壅盛。治以星连二陈汤加干姜、石菖蒲健脾化痰，除湿宁神，甘麦大枣汤加远志以安养心神，当归、郁金养血活血达郁。本病的治疗重点不仅在于精准辨证，巧妙施药，而且在于与患者进行耐心沟通，予以人文关怀，使患者移情易性，诸症得愈。

十五、妊娠剧吐治疗经验拾萃

妊娠早期出现恶心呕吐，头晕倦怠，甚至是食入即吐者，称为恶阻，也称为"子病""病儿""阻病"，主要是冲气上逆，胃失和降所致。其属于西医的妊娠剧吐范畴，常发生在妊娠早期至妊娠 16 周之间，发病率为 0.3% ～ 1%，以恶心呕吐频繁为重要症状。现代医学对本病发病机理尚无完整定论，可能与妊娠导致胃肠平滑肌松弛、胃肠道蠕动减弱等因素有关。中医学称之为"妊娠恶阻"。本病临床较为常见，一般持续时间较短，轻者不需治疗可自愈，或经治疗后即可痊愈。国外文献报道，70% ～ 80% 的孕妇在妊娠期间出现恶心，50% 出现呕吐，0.1% ～ 20% 发展为妊娠剧吐，临床表现为恶心，呕吐，头晕，厌食，择食，或食入即吐，甚至孕妇因营养不良而影响胎儿发育，更有甚者导致流产，或者导致孕妇本人营养失调、电解质紊乱、肝肾功能衰竭或

Wernicke 脑病而死亡，给患者及家属带来极大痛苦。西医常采用静脉大量补液，补充维生素等对症支持治疗，效果不明显。中药治疗妊娠恶阻取得了满意的疗效从而显示其独特的优势。

1. 病机探究

中医学对妊娠呕吐的诊治论述十分丰富。《胎产心法》云："恶阻者，谓有胎气，恶主阻其饮食也。"由于本病病因复杂，古代医家观点也不尽一致。金元四大家之一的朱丹溪曰："凡孕二三月间，呕逆不食，或心中烦闷，乃气血积聚以养胎元，精血内郁，秽腐之气，上攻于胃。"《女科指要》则指出："妊娠脾胃虚弱，夹气而涎内滞，致病恶阻。"各家总结其病机为"冲气上逆，胃失和降"，即妊娠后月经停闭，血海之血专供养胎，血分遂感不足，使气分有余，而形成气血不调。由于冲脉隶于阳明，冲气上升不得下泄，上逆犯胃，使胃失和降而呕吐。老师在长期的临床诊治过程中，发现本病以冲脉之气上逆，胃失和降，肝、脾二脏功能失调为其根本。因冲脉为"血海"，又有"十二经脉之海"之称，冲脉在循行中并于足少阴，隶属阳明，又通于厥阴，及于太阳，有调节某些脏腑（主要是肝、肾和胃）气机升降的功能，女子怀孕期间，精血下行以养胎，故冲脉失其所养，其气易上逆而犯胃，致胃失和降而恶心呕吐，肝、脾功能失调是其发病的根本。

（1）肝胃不和为主

若患者素体肝旺，或因情志刺激导致肝气郁结或肝气亢逆，抑或肝气正常而脾胃虚弱，肝气趁其虚而乘之，因冲脉隶于阳明而附于肝，故妊娠血下聚以养胎，血分不足，气分有余，冲气上升协肝气横逆犯胃，使胃失和降而呕吐。肝气不舒，故胸满胁痛，嗳气叹息；肝气上逆走空窍，故头胀而晕；肝胆相为表里，肝气上逆，胆汁亦随之上溢，故呕吐酸水或苦水，烦渴口苦。

（2）气阴两虚为辅

胃主受纳，脾主运化，将饮食水谷化生为水谷精气，为气血生化之源，津液亦来源于脾胃所受纳腐熟的饮食水谷。因此，妊娠剧吐日久，不能饮食或食入即吐，则气阴生化乏源。此外，吐泻伤津，妊娠剧吐流失大量津液，气随津脱，从而导致气阴两虚。临床表现为精神萎靡，四肢乏力，小便少，发热口渴，舌红苔薄黄或光剥，脉细滑无力等。

2. 病案举例

案1

高某，女，36岁，职员。初诊：2014年9月27日。

患者因"停经10周，恶心呕吐60天"来就诊。患者停经10天左右开始出现进食后恶心呕吐，食欲减退，见油腻食物即呕，尚能进食，随后症状逐渐加重，甚则食入即吐，曾于当地医院西药治疗后未见明显好转，故前来就诊，现症见：进食则吐，精神萎靡，口中反酸，多涎沫，大便欠畅，约2日一次，夜寐不安，舌淡红苔白，脉滑数。西医诊断：妊娠剧吐。中医诊断：妊娠恶阻。辨证：患者平素性格急躁，肝火偏旺，复加胎气扰动，胃失和降，上逆作呕。病发日久，耗损气阴，胃气受劫，脾不散精，诸症乃作。治法：疏肝和胃，降逆止呕。处方：炙甘草6g，姜半夏15g，陈皮6g，茯苓20g，炒白术30g，7剂。

二诊：2014年10月11日。症见：呕吐尚存，近日出现胃脘部隐痛不适，口中多痰涎，大便不畅，纳差，夜寐差，神疲乏力，舌红苔薄，脉数。处方：竹茹100g（煎汤代水），生大黄10g（后下），清甘草6g，黄芩10g，苏梗10g，姜半夏10g。7剂。

三诊：2014年10月27日。症见：恶心呕吐，口咸，胃脘仍觉不适，无明显疼痛，食之无味，夜寐欠安，大便欠畅，舌淡红，苔薄黄，脉滑数。处方：竹茹100g（煎汤代水），生大黄6g（后下），黄芩10g，苏梗10g，炒麦芽30g，乌梅10g，生晒参9g。7剂。

四诊：2014年11月5日。症见：呕吐已止，稍有恶心，胃脘已舒，夜寐欠安，大便正常，舌红苔薄白，脉滑数。处方：上方改竹茹20g，加山药20g，炒白术15g。7剂。

以上方为主调理近月，诸症消失，精神气色如常，嘱加强营养，调节心情，养心安胎。

案2

王某，女，30岁，职员。初诊：2010年10月9日。

患者因"停经13周，恶心呕吐50天"就诊。患者停经40天左右出现厌食，恶心呕吐，继之恶心呕吐日渐加重，每日十余次，甚则食入则吐，伴胃痛，脘腹作胀，反酸嗳气，大便不畅，曾经西医用维生素B_6、维生素C口服，并静脉注射50%葡萄糖注射液等无效而来就诊。刻下见：患者形容憔悴，双目下陷，恶心呕吐，吐出物为食物及清水涎沫，口干不欲饮，胃脘作胀时痛，反酸嗳气，大便不畅，心烦，两胁胀闷不适，体倦，舌红苔少，脉弦而虚。西医诊断：妊娠剧吐。中医诊断：妊娠恶阻。辨证：患者平素肝气易郁，复加胎气扰动，胃失和降，上逆作呕。

病发日久，耗损气阴，胃气受劫，化源不足，诸症乃作。治法：疏肝和胃，养阴安胎。处方：竹茹60g（煎汤代水），石斛20g，知母10g，炒白芍15g，黄芩10g，佛手10g，苏梗10g，炒白术10g，炒谷芽15g，炒麦芽15g，粳米20g，炙甘草6g。7剂。

二诊：10月16日。呕吐明显减少，每日仅一两次，大便好转，饮食增加，反酸嗳气好转，精神亦明显改善，舌红苔少，脉弦而虚。原法既效，继用上方加减。处方：竹茹15g，石斛20g，知母10g，炒白芍20g，黄芩10g，佛手10g，山药20g，苏梗10g，炒白术15g，炒谷芽15g，炒麦芽15g，太子参10g，炙甘草6g。7剂。

三诊：10月23日。呕吐已止，纳食增加，脘胀嗳气明显改善，精神转振，面色好转，心情舒畅，舌红苔薄，脉细数。治宜益气养阴，健脾和胃。处方：当归15g，石斛20g，知母10g，炒白芍20g，黄芩10g，佛手10g，山药20g，苏梗10g，炒白术15g，炒谷芽15g，炒麦芽15g，太子参20g，炙甘草6g，红枣10枚。7剂。

以上方为主调理近月，诸症消失，精神气色均正常，嘱增加营养，养心安胎。

按：妊娠剧吐属中医"妊娠恶阻"范畴，发病机制是冲脉之气上逆，胃失和降，肝、脾二脏功能失调是其发病的根本。上两例患者平素肝气易郁，复加胎气扰动，胃失和降，上逆作呕。病发日久，耗损气阴，胃气受劫，化源不足，诸症乃作。治宜疏肝和胃，养阴安胎。方以大剂量竹茹煎汤代水，配黄芩清热和胃，安胎止呕；苏梗、佛手、谷麦芽疏肝理气，消食和胃；石斛、知母、白芍养阴生津，柔肝抑木，养阴和胃，又能清热安胎。健脾安中，肝木得舒，胃气得滋，胎气得安，呕逆自止。大便不畅者佐以生大黄泻下通腑。后予益气养阴、健脾和胃之药，终使妊娠恶阻重症得愈。

十六、复发性口腔溃疡治疗经验浅析

复发性口腔溃疡，中医诊断称为"口疮""口糜"等。本病虽属常见病，但治疗比较困难，病情反复，常常屡治屡发，迁延难愈。王老师在复发性口腔溃疡的诊疗上亦颇有特色，现将其临床经验总结如下，从飨同道。

1. 火热之邪为病根

口疮病名首见于《素问·气交变大论》，文中言："岁金不及，炎水上行……民病口疮，甚则心痛。"首次提到了病发口疮是由于火热之邪所致。《素问·至真要大论》云："诸痛痒疮，皆属于心。"心在五行中属火，火性炎上。《诸病源候论》云："外将失宜，外有风邪，内有积热，热乘于血，血气壅滞，故使生疮。"舌为心之苗，心主血脉，热壅血瘀，血败肉腐而成疮。王师认为口疮之症，病发日久，往往虚实夹杂。火热之邪可分虚实。实证归于心火炽盛、胃火熏蒸，虚证归于气虚夹热、血虚燥热、肾阴亏虚。实热之证"热则寒之"，苦寒败火，王师临床上常用竹叶石膏汤、六一散等方，寒凉之品用生甘草、生石膏、黄连、黄柏、连翘、山栀等。王师使用生甘草治疗口疮药一般用 $10 \sim 15g$。虚热之证，方选滋阴降火的知柏地黄丸、麦门冬汤或甘温除大热的补中益气汤进行加减，滋阴清热之品用生熟地黄、知母、黄柏等，补脾益气之品用黄芪、党参、麦冬等。

2. 五脏辨治尤重脾胃

王师认为口疮之病虽发在口，但与全身脏腑功能失调关系密切。《灵枢·脉度》云："脾气通于口。"手阳明大肠经入下齿中，还出挟口，足阳明胃经入上齿中，还出挟口环唇。《灵枢·脉度》云："心气通于舌。"《灵枢·经脉》云："手少阴之别……循经入心中，系舌本。"《素问·阴阳应象大论》云："心主舌。"心"在窍为舌"。《灵枢·经脉》云："足少阴肾经……其直者，从肾上贯肝膈，入肺中，循喉咙，挟舌本。"王师在治疗口疮时，五脏并治，尤注重脾胃功能。舌为脾之外候，足太阴脾经连舌本、散舌下。脾为后天之本，气血生化之源，主运化，脾胃与口、经脉相连。《诸病源候论》云："足太阴脾经也，脾气通于口。脏腑热盛，热乘心脾，气冲于口与舌，故令口舌生疮也。"脾主肌肉，龈为胃之络，口腔舌体溃烂主要责之于脾胃。《丹溪心法》谓："口疮服凉药不愈者，因中焦土虚，且不能食，相火冲上无制。"以补益脾胃、益气升阳为原则，方药上选用补中益气汤或理中汤等加减。王师宗东垣之意，治疗口疮使用参、芪剂量不宜大，待火势折后，邪少虚多，再施重剂扶之。

3. 重视情志调治，从肝论治

王师认为口疮之病还要重视情志调治，从肝论治。肝主疏泄，调畅气机。气机顺畅，则情志舒；肝失疏泄，气机郁滞，气滞则血瘀，百病皆生于气。人的心理情绪活动与内脏密切相关，不同的情志变化对各脏腑有不同的影响，而脏腑气血的变化，也会影响情志的变化。方用逍遥散、柴胡疏肝散加减，药用郁金、柴胡、香橼、佛手、炒白芍等疏肝理气。

4. 病案举隅

案 1

冯某，男，61 岁，退休工人。初诊：2018 年 1 月 24 日。

舌疮反复发作 10 年余。患者舌疮反复发作 10 余年，一般 10 天左右一发，时轻时重，曾用各种方法治疗，治疗时舌疮可不发作，之后随即又发，深受舌疮之苦。今日来诊，刻下症见舌边尖见溃疡数枚，大小不等，色略红，进食疼痛加重，形寒怕冷，口干，胃纳尚可，夜寐安，二便调，舌红苔薄，脉弦。西医诊断：口腔溃疡。中医诊断：舌疮。辨证：阴虚内热，虚火上炎，灼伤津液。治法：滋阴降火，清热消疮。处方：知母 20g，黄柏 10g，生地黄 30g，山药 20g，山茱萸 20g，丹皮 20g，茯苓 15g，竹叶 10g，山栀 10g，肉桂粉 3g（冲服），土茯苓 30g，升麻 15g。7 剂。

二诊：2018 年 1 月 31 日。药后舌疮消退，形寒怕冷，纳谷尚可，夜寐安，舌红苔薄白，脉细。上方减竹叶、丹皮、生山栀，加生黄芪 15g。7 剂。

三诊：2018 年 2 月 7 日。舌疮未作，神疲缓解，纳食尚可，舌红苔薄，脉数。继以上方减肉桂粉，加菟丝子 20g，巴戟天 20g。7 剂。

此后两次复诊，均以上方加减，续服 14 剂，巩固疗效，患者未再诊。

按：本例患者舌疮日久，反复发作，根据四诊合参及体质特点，乃阴虚内热，灼伤津液所致。故治疗以滋阴降火，清热消疮，佐以补气。方用知柏地黄丸进行加减。知柏地黄丸滋阴降火。舌为心之苗，加竹叶、山栀清胃泻火，泻中焦之热治其标。妙用肉桂粉 3g 引火归原，比一般滋阴降火效果更加明显。《本草正义》云："土茯苓，利湿去热，能入络，搜剔湿热之蕴毒。"升麻大剂可以清热解毒。之后复诊又加黄芪取补中益气、升阳固表之义。加菟丝子、巴戟天寓之独阴不成，善补阴者，必于阳中求阴。

案 2

赵某，男，37 岁，公司职员。初诊：2019 年 1 月 23 日。

口疮反复发作十余年，加重 6 天。患者十余年来口疮反复发作，时轻时重。近 6 天来病情较以往严重，运用各种方法治疗，如外用锡类散、冰硼散及抗生素等，均无明显疗效。刻下症见：口舌糜烂，布满整个口腔，口唇溃疡色红，进食灼热疼痛，进食受影响，面色发红，纳食少，大便干结难解，腰部酸胀，形寒怕冷，手足汗出，舌红苔薄，脉细数。西医诊断：复发性口腔溃疡。中医诊断：口疮。辨证：热邪燔灼三焦，心肾水火失济。治法：清热解毒，引火归原。处方：黄连 10g，黄芩 10g，黄柏 10g，生山栀 10g，制大黄 10g，肉桂粉 3g（冲服），生甘草 6g，砂仁粒 10g（后下）。7 剂。

二诊：2019 年 1 月 30 日。药后症状好转，口舌糜烂，进食疼痛减轻，大便调，神疲易倦，手足心汗出，夜寐不安，小便多白浊，腰部酸胀，舌红苔薄，脉细数。原方即效，守方继服。上方加知母 20g，生地黄 30g。7 剂。

三诊：2019 年 2 月 13 日。口疮好转，有焮热感，胃纳可，夜寐欠安，腰酸，手足汗出减少，舌红苔薄，脉弦。上方减升麻，加黄柏10g，酸枣仁20g。7剂。

四诊：2019年2月20日。舌下细小溃疡尚存，大便偏硬，焮热感减轻，夜寐尚安，舌红苔白，脉弦。上方加升麻10g。7剂。

按语：本例患者口舌生疮日久，反复发作，且近日加重，四诊合参，诊为热邪燔灼，心肾不交。故治疗以清热解毒、引火归原立法。方用黄连解毒汤合封髓丹化裁。黄连、黄芩、黄柏、生山栀、制大黄清热解毒，清泻三焦之火。加肉桂粉旨在引火归原。黄柏、生甘草、砂仁三药组成封髓丹。对于封髓丹，清代医家郑钦安谈到："此一方不可轻视，余尝亲身阅历，能治一切虚火上冲、牙痛……诸症，屡获奇效，实有出人意外、令人不解者。余仔细揣摩，而始知其制方之意重在调和水火也。至平至常，至神至妙。"两方合用，加减出入，标本同治，对难治性口疮每能收获良效。

第四章 方药应用

一、蒲黄运用经验介绍

蒲黄为香蒲科植物水烛香蒲、东方香蒲或同属植物的花粉。《神农本草经》言其"主心腹膀胱寒热，利小便，止血，消瘀血"。蒲黄味甘，性平，入肝、心包经，有收敛止血、活血化瘀功效，主治痛经，闭经腹痛，产后瘀血腹痛，胃痛，癥瘕，吐血、衄血，唾血，痔血，便血，尿血，血崩，血淋，耳中出血，金疮出血，瘀血肿痛，口舌生疮等。现将王主任临床运用蒲黄经验加以归纳整理，以飨同道。

1. 妇科疾病

《本草汇言》云："蒲黄，血分行止之药也，主诸家失血。至于治血之方，血之上者可清，血之下者可利，血之滞者可行，血之行者可止。凡生用则性凉，行血而兼消；炒用则味涩，调血而兼止也。"王主任常用蒲黄治疗瘀血所致的妇科疾患，包括月经不调、痛经、崩漏、癥瘕等。认为蒲黄入血分，既能止血，又能活血，有双向调节作用。炮制不同，功效有殊。生用性滑，行血消癥；炒用性涩，功专止血。经期用炒蒲黄化瘀止血，月经将至则用生蒲黄通利经脉。处方时常用失笑散，方中五灵脂苦、咸、甘、温，有活血止痛、化瘀止血的功效，与蒲黄相伍可通利血脉，祛瘀止痛。临床上，治疗妇科癥瘕，用生蒲黄配伍桂枝茯苓丸、地鳖虫活血化瘀，软坚散结；治疗痛经，用少腹逐瘀汤或生蒲黄配伍乌药、香附、艾叶、桂枝温经理气，化瘀止痛；治疗崩漏、经期延长，用炒蒲黄配伍苎麻根、黄芪、升麻、当归、益母草益气养血，化瘀止血。

例1

朱某，女，47岁，2016年11月24日初诊。

月经量多2年，近半年来经期延长，常半月方净。查阴道彩超示子宫内膜增厚，血红蛋白95g/L。末次月经11月4日。经行二十余天未净，量少，色暗，伴小腹隐痛，面色少华，神疲乏力，动则气促，腰背酸痛，纳谷尚可，大便每天2～3次，舌淡红，有瘀点，苔白，脉细。西医诊断：子宫内膜增生症；缺铁性贫血。中医诊断：崩漏。证型：气虚血瘀，冲任不固。治拟益气活血化瘀，固冲止血。处方：炙黄芪30g，当归、炒白芍、益母草各20g，乌药、小茴香、艾叶、炙甘草各6g，炒蒲黄（包煎）、五灵脂各10g，三七粉3g（冲服），续断15g。5剂，每天1剂，水煎，分2次温服。

药后复诊，阴道仅少量褐色分泌物，腹痛已消，口中黏腻不爽，舌淡红，有瘀点，苔薄，脉细。上方减乌药、小茴香、五灵脂，加香附10g，杜仲20g。服药后出血止，继以益气健脾养血之剂调治1个月余，次月经量较前减少，经血7天而净。

按：本例患者常年月经量过多，致气血两虚，气虚则无力推动经血正常疏泄，血行不畅而造成瘀滞，瘀血不去，新血不能归经，故出血不止，经期延长，淋沥不尽。患者面色少华，神疲乏力，动则气促，为气虚之象；不荣则痛，不通则痛，故有小腹隐痛；舌淡苔白又有瘀点乃气血不足、血行滞涩之象。综合诸症，为虚实夹杂之气虚血瘀证。方用炙黄芪补气扶元；当归、炒白芍养血和营，补养冲任；乌药、小茴香、艾叶性温，暖经通络；《药品化义》谓蒲黄"若诸失血久者，炒用之以助补脾之药，摄血归原，使不妄行"，方用三七粉、炒蒲黄、五灵脂祛瘀止血；益母草活血调经；续断补益肝肾；炙甘草调和诸药，缓急止痛。诸药合用，补泻同施，祛瘀而不伤正，养血而不留瘀，既祛瘀止痛，又益气养血，服药后经血自止，经行归常。

2. 胃痛

胃痛是以上腹胃脘部发生疼痛为主症的一种脾胃肠病证，又称胃脘痛。引起胃痛之因，或因外感，或因饮食，或因情志，或因虚损，致使脾胃升降失调，润燥失宜，纳运失常，终致胃气阻滞，胃络瘀阻，胃失所养，不通则痛，或不荣亦痛。清代著名医家叶天士在《临证指南医案·胃脘痛》中说："胃痛久而屡发，必有凝痰聚瘀。"王主任指出，慢性胃痛多有饮食所伤、情志不遂、脾胃虚弱等病因，易形成食积、气滞、湿阻、寒凝、血瘀等邪实，久病入络，致胃络阻滞不通，中焦运化失司，胃脘作痛。古籍中对蒲黄治疗胃脘疼痛多有记载。《本草纲目》云："凉血，活血，止心腹诸痛。"《本经逢原》云："蒲黄，《本经》主心腹膀胱寒热，良由血结其处，营卫不和故也。"王主任认为生蒲黄有安络祛瘀、和胃止痛之效，同时可以保护胃黏膜，常用于胃痛日久、反复不愈者。临床常用生蒲黄配合六君子汤、黄芪建中汤等益气健脾方治疗消化道溃疡属脾胃虚弱型胃痛，配合自拟石斛养胃汤（石斛、北沙参、麦冬、竹茹、瓜蒌皮、炒白芍、炒麦芽、炙甘草）治疗慢性萎缩性胃炎属胃阴不足型胃痛等，收效良好。

例 2

周某，男，45 岁，2017 年 5 月 17 日初诊。

胃脘反复隐痛 2 年余，加重 1 个月。胃脘常有灼热感，空腹时疼痛加重，平素易疲劳，胃纳一般，大便每天 3 次，干稀不调。胃镜检查示：胃小弯溃疡，慢性浅表性胃炎，幽门螺杆菌（－）。曾多次用质子泵抑制剂、胃黏膜保护剂治疗，病情时有反复。刻下见：面色少华，神疲易倦，胃脘隐痛，舌淡红，苔白，脉弦涩。西医诊断：胃溃疡。中医诊断：胃痛。证型：脾虚络瘀。治拟益气健脾，和络止痛。方用归芍六君子汤加减。处方：当归、炒白术各 15g，炒白芍 30g，党参、炙黄芪各 20g，陈皮、茯苓、紫苏梗、炙甘草、白及、生蒲黄（包煎）各 10g。7 剂，水煎服，每天 1 剂。

5 月 24 日复诊：胃脘部隐痛缓解，纳谷稍增，大便已成形，每天 1 次。原法既效，守方有恒。上方加六曲 10g，再进 7 剂。

服药后患者诉胃痛已止，纳谷尚可。后又以上方加减治疗 2 个月，服药后诸症悉平，8 月 16 日胃镜复查示：浅表性胃炎。嘱平素注意饮食起居，劳逸结合。

按： 本例患者反复胃脘隐痛，空腹时加重，曾服西药治疗，但病情时有反复。观其脉症，平素易疲劳，面色不华，大便不实，兼有舌淡脉细，乃脾虚气弱之象。中焦气虚，再加饮食不节、劳倦内伤，致脾胃运化失常，气少血弱，瘀阻胃络而疼痛。方用归芍六君子汤加减益气养血、健脾止痛。方用六君加黄芪、当归健脾益气，补血活血；取大剂量炒白芍、炙甘草以缓急止痛；白及味涩质黏，生蒲黄活血通络、消瘀止痛，两药合用有敛疮生肌、修复胃黏膜之效，王主任常用治消化性溃疡，效果明显。

3. 代谢综合征

代谢综合征（MS）是以胰岛素抵抗（IRA）为病理生理基础，以中心性肥胖、糖尿病或糖调节受损、高血压、血脂异常为主要表现，是以多种代谢性疾病合并出现为临床特点的一组临床综合征。随着生活水平提高，物质生活日益丰富，MS人群发病率持续上升，心血管并发症的危险性亦明显增加。王主任认为MS属中医膏浊病范畴。膏浊病名来源于《内经》，膏，即膏脂，浊，即浊气。正常情况下，膏和浊作为精微物质滋养人体。"食甘美而多肥也"，若饮食不节，过食肥甘，则水谷精微运化无权，湿浊内生，痰湿内聚，堆积于人体五脏六腑，阻滞经脉，出现肥胖及血脂、血糖、血压等方面的异常，亦提高冠心病发生率。《神农本草经》中描述蒲黄："主心腹膀胱寒热，利小便，止血，消瘀血。久服轻身，益气力，延年，神仙。"现代药理研究证明，蒲黄具有明显的降血脂作用，能抑制脂质在主动脉壁上沉积，抑制胆固醇的吸收、合成，促进胆固醇排泄，具有明显的降低血清胆固醇及防止动脉粥样斑块发生和发展的作用。王主任认为生蒲黄活血化瘀，清泄痰浊，有祛脂、抗氧化、改善微循环功效，临床上常用自拟清化瘀浊方（生蒲黄、苍术、泽泻、生山楂、赤芍、决明子、丹参、荷叶）加减治疗代谢综合征，药量常用到20g，常谓生蒲黄祛瘀泄浊之功非他药能比，可明显改善人体内血脂、血糖的代谢。尿酸高再加冬葵子、土茯苓；气虚乏力加葛根、绞股蓝；腹胀气滞加枳壳、大腹皮；口干口苦，湿热内盛加茵陈、山栀、生大黄。对于膏浊患者降脂减肥、抗动脉硬化、防治冠心病颇有疗效。

例3

桂某，男，38岁，2017年3月7日初诊。

形体偏胖伴口干苦1年余。体检发现脂肪肝，ALT 73IU/L，UA 507μmol/L，CHOL 5.29mmol/L，TG 5.46mmol/L，GLU 6.7mmol/L。平素吸烟，喜肥甘厚味之品。刻下见：形体偏胖，面多油脂，口干而苦，胃纳旺盛，消谷善饥，大便次数多，黏滞不爽，小便灼热感，夜寐尚安，舌红苔薄黄，脉弦滑。西医诊断：代谢综合征。中医诊断：膏浊。证属痰浊内蕴，湿热瘀阻。治拟清热化湿，泄浊逐瘀。处方：苍术15g，丹参、生地黄、生山楂、绞股蓝各30g，川牛膝、泽泻、决明子、冬葵子、生蒲黄（包煎）各20g，黄柏10g。7剂，水煎服，每天1剂。并嘱控制饮食，加强运动。

2017年3月14日二诊：服药1周后，患者自觉身体轻松感，口干苦较前好转，大便渐成形，舌红苔薄黄，脉弦。上方加荷叶10g，再进7剂。

以上方为主加减治疗1个月后，复查血生化：ALT 37IU/L，UA 369μmol/L，CHOL 4.85mmol/L，TG 2.42mmol/L，

GLU 5.6mmol/L。实验室指标较前次明显好转，临床症状基本消失，嘱加强运动，控制饮食。

　　按:《中医汇通医经精文》云:"凡膏油皆脾所生物……脾气足则内生膏油，透于外则生肥肉。"本例患者形体偏胖，口干而苦，皆因平素饮食不节，喜食肥甘厚味，致脾胃运化失调，痰瘀阻滞，湿热内积，大便黏滞不爽，小便灼热。治宜清热化湿，泄浊逐瘀。方中苍术、泽泻燥湿健脾；川牛膝、冬葵子利尿通淋；绞股蓝、决明子清热泄浊；生山楂、丹参、生蒲黄逐瘀通络，活血祛脂；生地黄、黄柏清热解毒；葛根、荷叶升清降浊。诸药合用，方证相应，收效良好。

二、葛根临床应用经验拾萃

　　葛根为豆科植物野葛的干燥根。习称野葛。主产于湖南、河南、广东、浙江、四川等省。秋、冬二季采挖。块肥质硬，切面粗糙，充满粉状者为质佳。《神农本草经》载:"葛根，味甘平，无毒。主消渴，身大热，呕吐，诸痹，起阴气，解诸毒。"葛根甘、辛，凉。归脾、胃、肺经。功效解肌退热，生津止渴，透疹，升阳止泻，通经活络，解酒毒。用于外感发热头痛，项背强痛，口渴，消渴，麻疹不透，热痢，泄泻，眩晕头痛，中风偏瘫，胸痹心痛，酒毒伤中。现将王邦才教授临床运用经验介绍如下:

1.痹证

　　痹证是由于风、寒、湿、热等邪气闭阻经络，影响气血运行，导致肢体筋骨、关节、肌肉等处发生疼痛、重着、酸楚、麻木，或关节屈伸不利、僵硬、肿大、变形等症状的一种疾病。王师认为诸痹皆起于气血津液不流通，经络痹阻，导致肢体关节疼痛。临床上虚实寒热错综复杂。虚属于肝脾肾亏虚，气血不足，肝主筋，脾主肌，肾主骨，脾虚运化失司，痰湿内生，精血虚弱；实则风、寒、湿、热邪外袭，日久化瘀而脉络受损。王师认为，"正气在内，邪不可干"，治疗上分清主次，以扶正祛邪通络为基本原则，推崇采取补脾肝肾、益精血扶正为主，参以祛风、除湿、散寒、清热。临床上王师常分为以下证型：脾虚湿阻，清阳不升，治宜健脾化湿，益气升清，方用六君子汤加减；肝肾亏虚，络脉失和，治宜补益肝肾，通络和脉，方用独活寄生汤加减；精血亏损，阳气不足，治宜补益精血，佐以温通，方用青囊斑龙丸；风寒湿阻，郁而化热，治宜祛风渗湿，佐以清热，方用蠲痹汤合薏苡仁汤加减。在用药上，王师认为葛根起阴气升提津液的作用可以扩展引申到治疗内伤疾病引起的项背部痹证，其升津开痹之力，尤能柔润宗筋，缓解强直。治疗颈椎病，用葛根配川芎、天麻、片姜黄、桂枝、地龙；颈性眩晕，气血不足，脑动脉供血不足引起眩晕，常配黄芪、丹参、炙甘草、枸杞子；突发性耳鸣耳聋，葛根配石菖蒲、桔梗、川芎、菊花、白僵蚕。

案例1

柴某，52岁，女，职员。2013年10月16日初诊。

患者反复项背强痛不适3个月，加重1周。3个月前患者无明显诱因下出现项背强痛不适，时有头晕，胃纳欠佳，未予特殊治疗。1周前患者因事物繁忙，多日劳累后上诉症状加重，遂至门诊就诊。刻见面色少华，神疲乏力，项背强痛，时有头晕，胃纳欠佳，二便正常，夜寐尚调。舌红苔薄白，脉细数。西医诊断：疲劳综合征。中医诊断：痹证，眩晕病。证属脾虚湿阻，清阳不升。治宜健脾化湿，益气升清，予六君子汤加减。处方：党参 15g，苍白术各 15g，广陈皮 10g，半夏 15g，茯苓 15g，薏苡仁 20g，生黄芪 20g，葛根 20g，升麻 10g，苏梗 10g，炙甘草6g，红枣 10 枚，7 剂。

服药 1 周后，项背强痛减轻，头晕好转，胃纳稍增，神疲仍存，舌淡红苔薄，脉细数。效不更方，原方加六曲 10g，7 剂。

服药后患者自觉症状消失，胃纳可，心情转畅，获效良好。后又服药数剂巩固，并嘱平素加强运动，劳逸结合。

按：本例患者素体虚弱，多思多虑，容易损伤脾胃，脾胃运化失司，而致胃纳欠佳，气滞湿阻。清阳不升，津液不能上荣，则神疲乏力，项背强痛，头晕，面色少华。治当健脾化湿，益气升清，方选六君子汤加减。方中党参补气健脾养胃；苍白术辛香，燥湿健脾，以加强党参补气健脾之力；脾为生痰之源，脾虚容易聚湿成痰，陈皮、半夏，苏梗理气化痰湿以助脾运；再加茯苓、薏苡仁健脾渗湿，助其补脾之功；生黄芪补脾胃之气；葛根合升麻升阳，解散凝滞之力，俾津液上荣濡养头脑，滋项背筋脉；配炙甘草补气健脾，调和诸药；佐以大枣养血，和药性以益脾。诸药相合，使脾运复，津液升，气血调和，而头晕止，项背强痛得以舒缓。

2. 糖尿病

今人治疗糖尿病，多从"消渴"论治，其主要病机为阴虚燥热，分上、中、下三消，采用清肺养阴、清胃泻火、滋阴补肾等法。但当今社会，物质丰富，过食肥甘厚腻之品，营养过剩，又缺乏适当运动锻炼，以致形体肥胖，生脂生膏，代谢失调，故王师认为糖尿病辨证属虚者有之，但虚实夹杂者往往更多。临床上王师主要分为以下证型：脾虚失运，湿浊内蕴，治宜健脾助运，化湿泄浊，方用自拟方（葛根、苍术、生地黄、玄参、川连、黄芪、玉米须、丹参、生山楂）加减；肝肾亏虚，浊瘀内停，治宜补肝益肾，化瘀泄浊，方用六味地黄丸加减；胃热炽盛，治宜清胃泻火，养阴增液，方用白虎加人参汤合玉女煎。经大量实践，王师发现，该病常见神疲易倦，肢体困重，脘胀便溏，形体肥胖，动则气急，胸闷，口干而黏，多痰，呼噜声重，舌淡胖苔白腻，脉濡或细，辨证为脾虚失运，湿浊内蕴型，治宜健脾化湿，益气升清，以自拟糖尿病方加减，方中葛根用量30g起，其生津止渴作用奏效明显。另外除了药物治疗以外，王师重视指导糖尿病患者的生活饮食调摄：注意节制饮食，在保证机体合理需要的情况下，限制主食、油脂的摄入，忌食糖类，适当食用黑木耳、青瓜、萝卜等清淡降血脂血糖的膳食；戒烟酒、咖啡、可乐、雪碧等，适当喝绿茶；保持情志平和，多爬山、快走等，制定并实施早睡早起等有规律的生活起居制度。

案例 2

单某，男，52 岁，银行职员。2013 年 7 月 10 日初诊。

发现血糖升高 2 个月。患者于 2 个月前，感觉疲劳，口黏，便溏，易饥脘胀，去医院检查发现血糖升高，空腹 GLU 7.6mmol/L，CHOL 6.92mmol/L，TG 2.74mmol/L。刻见神疲易倦，肢体困重，脘胀便溏，形体肥胖，动则气急，胸闷，口干而黏，多痰，呼噜声重，舌淡胖苔白腻，脉濡。西医诊断：糖尿病，高脂血症。中医诊断：脾瘅。患者素喜饮酒，且多饮冰镇啤酒，以致湿浊内积，脾运失健，清浊相混，予升清泄浊，健脾化湿。处方：苍术15g，佩兰10g，山药20g，黄连6g，干姜3g，荷叶10g，葛根30g，薏苡仁30g，茯苓15g，半夏10g，滑石20g（包煎），绞股蓝20g。

服上方14剂后患者脘腹胀满好转，精神转佳，大便成形，肢体困重程度减轻，测空腹血糖6.8mmol/L，原方加减治疗1个月余，患者症状平复，空腹血糖介于5.8～6.2mmol/L之间。

按：患者素食甘美肥腻，肥者令人内热，甘者令人中满，加之缺乏运动锻炼，湿浊痰饮内积，脾运失健，壅滞中焦，形成中满，故见脘胀胸闷，动则气急，呼噜声重。积久化火以致内热，则口干而黏，多痰。代谢失调而致生糖尿病，属于中焦"脾瘅"之病。舌淡胖苔白腻，脉濡，皆为湿浊内积、脾运失健之象，宗《内经》"治之以兰，除陈气也"之旨，予升清泄浊，健脾化湿。方中苍术、山药、黄连、干姜、半夏健脾燥湿，荷叶、葛根、佩兰升清化浊，薏苡仁、茯苓、滑石淡渗利湿，绞股蓝清热泄浊。

3. 泄泻

《素问·阴阳应象大论》谓："湿胜则濡泄。"王师认为泄泻之疾，往往脾胃虚弱，正气耗损，而湿热滞浊之邪未清，病现虚中夹实、实中夹虚、虚实错杂之象。此时须审其虚实转化之理，辨清孰主孰次，权衡轻重缓急，各使补泻得宜，邪祛而正复。王师在临床上把泄泻分为以下证型：脾胃虚弱，湿蕴肠道，治宜健脾化湿，升清洁肠止泻，方用王师自拟木香四味合葛根芩连汤加减；湿热内蕴，气血瘀滞，治宜清化湿热，凉血和营，方用薏苡附子败酱散加味；脾肾阳虚，湿热内结，治宜温补脾肾，清热化湿，方用乌梅丸加减。而王师尤重视脾胃虚弱、湿蕴肠道证，认为本病主要病变在脾胃与大肠，而脾虚湿盛是导致本病发生的重要因素，脾虚失运，水谷不化精微，湿浊内生，混杂而下。在治疗上，脾气宜升，是其葛根由胃入脾，遂由脾阴以至肺，津气兼升。葛根之用，妙在非徒如瓜蒌根单滋阴津，亦非徒如升麻单升阳气，而能兼擅二者之长。在临床上治泄泻，急性热痢下注或伤寒下痢，王师重用葛根 30～50g，配黄连、黄芩、甘草、秦皮；慢性泄泻，久泄不愈，配黄芪、升麻、木香、炒扁豆、防风益气升清止泻，用煨葛根。

案例 3

董某，男，40 岁，职员。2013 年 7 月 24 日初诊。

患者反复腹胀腹泻 1 个月，再发 1 周。患者 1 个月前无明显诱因下出现腹泻，大便不成形，2～3 次/日，伴有肠鸣腹胀，便后腹胀缓解，未予特殊治疗。1 周前因饮酒后上述腹泻症状加重，查大便常规未见明显异常。予调节肠道功能、止泻药治疗，均未明显改善。刻见神疲乏力，腹胀腹泻，大便质稀，无黏液、脓血，每日 2～3 次，纳谷不香，夜寐尚安，舌红苔薄，脉数。西医诊断：肠功能紊乱。中医诊断：泄泻。证属脾胃虚弱，湿蕴肠道证，治宜健脾化湿，升清洁肠止泻，取王师自拟木香四味合葛根芩连汤加减。处方：木香 10g，炒扁豆 20g，石榴皮 20g，槟榔 10g，川黄连 6g，干姜 6g，山药 20g，葛根 30g，荷叶 10g，六曲 10g，7 剂。

服用 1 周后，腹胀腹泻好转，大便成形偏软，1～2 次/日，胃纳好转，神疲仍存，舌红苔薄，脉数，原方既效，守方有恒，原方加苏梗 10g，7 剂。

服药后腹胀腹泻已止，胃纳可，神疲乏力好转，夜寐安，舌红苔薄，脉细。继予上方加减服用 1 个月余，诸症状悉平，身无所苦。

按：患者平素饮食不规律，久则伤脾，致脾胃虚弱，运化失职，水谷不化，加之饮酒不节制的诱因，而致湿困脾土，损伤脾胃，肠道功能失司，清阳不升下陷，遂成泄泻，宜健脾化湿，洁肠止泻，选木香四味合葛根芩连汤加减。方中木香、炒扁豆调理肠胃气机，燥湿健脾；石榴皮涩肠止泻；槟榔辛散苦泄，疏中有涩，行气止泻；黄连清肠胃之热兼燥湿，使湿热出，下痢止；干姜温胃；山药健脾化湿；葛根鼓舞脾胃清阳之气上升，奏止泻之效；荷叶助葛根升清之力；六曲消食和胃。诸药相伍，共奏健脾化湿、升阳结肠止泻之功。

4. 酒精性肝病

酒精性肝病包括西医学的酒精性肝炎、酒精性脂肪肝、酒精性肝纤维化以及肝硬化。这些虽然是现代医学的病名，但古代中医文献中对因长期过量饮酒而引起的这种疾病，已经有较为丰富的记载。王师指出，根据酒精性肝病的临床表现，可归属于中医"胁痛""酒疸""酒积""酒癖""酒臌"范畴。对于酒精性肝病的病机演变过程，导师将其分为三个阶段：①因过量饮酒，湿热酒毒之邪伤人，脾胃首当其冲，蕴结于中焦，脾胃失运，升降失调而致木郁土壅，肝脾不调，治宜疏肝理脾，方用小柴胡汤加减。②长期大量饮酒造成湿毒内蕴不解，壅塞中焦，酿而生湿，湿阻气机，肝气因之不畅，而肝气郁结，血行亦不畅，渐则气滞血瘀久而成瘀，结成积块，停于胁下则为痞块，致湿、毒、瘀互结，治宜清热化湿，疏肝理脾，解毒活血，方用解毒活血汤加减。③若酒毒，瘀、湿日久不化，肝脾不调，久则及肾，此时肝、肾阴亏损，而成本虚标实之证。肝伤则气滞血瘀，脾虚湿浊内蕴，肾伤则水湿内停，水、瘀、毒凝聚腹中而成酒臌。对于正虚，或是肾阳不足无以温煦脾土，而成脾肾阳虚，治宜健脾补肾，活血利水解毒；或是肾阴虚损，肾水不涵肝木，而成肝肾阴虚之证，治宜养阴柔肝，治宜养阴柔肝，活血利水解毒。对于肝病，王师师法王清任原为治疗瘟毒吐泻转筋而设的解毒活血汤之意，将清热解毒与活血化瘀有机结合起来，对气血理论做一创新。仲景有"见肝之病，知肝传脾，当先实脾"之训，王师推崇，予健脾益胃之药以补后天之本，亦达扶正祛邪之目的，治疗要克伏疫毒，不能苦寒太过，方证相应，当守方有恒。在用药方面，治疗慢性肝炎，葛根有解毒作用，有一定的渗湿退黄疗效，王师治疗该疾病葛根用量较轻，一般10g左右，常配升麻、柴胡、黄芩、茵陈、垂盆草、平地木、蛇舌草、麦芽治疗慢性乙型肝炎，也可用葛花治酒精中毒性肝病，用量可稍重；治酒精性脂肪肝常配茵陈、丹参、泽泻、荷叶、决明子、赤芍、生山楂；治疗酒精性肝炎常配柴胡、黄芩、丹皮、赤小豆、生山栀、茜草、赤芍。

案例4

董某，男，47岁，职员。2012年7月4日初诊。

患者长期饮酒，每日 2～3 顿，每次饮黄酒 1～2 斤或白酒半斤。2 个月前感脘腹胀满，乏力，尿黄，口苦，纳谷不香，面目发黄，于当地卫生服务中心诊治未见明显好转，症状逐渐加重，遂来我处诊治。刻见面目黄染，形体消瘦，脘腹胀满，口干而苦，恶心，纳谷不香，大便稀溏，小便短赤，神疲乏力，舌红边有瘀斑，苔黄稍腻，脉弦。检查肝功能：TBIL 102μmol/L，DBIL 76μmol/L，ALT 116IU/L，AST 212IU/L，ALP 274IU/L，γ-GT 572IU/L，病毒指标 HBV、HCV、HEV 均阳性。腹部B 超示：肝硬化，脾肿大，慢性胆囊炎。西医诊断：酒精性肝硬化。中医诊断：酒疸。证属酒湿热毒，损伤肝脾，脾运失健，肝血瘀阻，疏泄失常，治宜清热化湿，活血解毒，疏肝理脾。处方：柴胡 10g，茵陈 30g，赤芍 60g，丹皮 20g，枳壳 10g，桃仁 10g，红花 6g，连翘 15g，水牛角 30g（先煎），竹茹 15g，蛇舌草 30g，茯苓 10g，赤小豆 30g，茜草 15g，垂盆草 30g，葛根 15g，7 剂。服上方 1 个月后患者面目皮肤黄色明显消退，口渴好转，小便晨起稍黄，大便调，纳谷正常，脘腹无胀，舌红，边有瘀斑，苔黄稍腻，脉弦。复查肝功能：TBIL 56μmol/L，DBIL 37μmol/L，ALT 63IU/L，AST 48IU/L，ALP 45IU/L，γ-GT 115IU/L。治宜养阴柔肝，解毒消瘀。处方：茵陈 30g，赤芍 30g，丹皮 20g，桃仁 10g，麦冬 15g，生地黄 20g，北沙参 20g，葛根 10g，连翘 15g，蛇舌草 30g，八月札 10g，赤小豆 30g，茜草 15g，麦芽 20g。以上方为主加减治疗月余，症状消失，肝功能检查正常。

按：本例患者有长期饮酒史，酒能生湿，酒湿热毒内伏，治疗不当，则病情加重。疫毒蕴结肝经，肝络失和，疏泄失职，横侮胃土，故脘腹作胀不适，大便稀溏。仲景有"瘀热在里，身必发黄"之论。湿热中阻，升降失调，则面目黄染，纳谷不香，时有恶心，口干而苦；湿热下注膀胱，则小便色黄；清阳不升，则神疲乏力；舌红，边有瘀斑，苔黄稍腻，脉弦，为肝血瘀阻，疏泄失常，脾运失健，湿热疫毒内蕴之象。故治疗予清热化湿，活血解毒，疏肝理脾。方以柴胡疏肝解郁；茵陈、蛇舌草、垂盆草清热解毒，利湿健脾；茯苓、赤小豆化湿健脾，佐以枳壳、竹茹调理健脾；赤芍、丹皮、桃仁、红花、茜草活血祛瘀解毒；连翘、水牛角清热解毒；配伍葛根渗湿退黄。

三、附子运用经验举隅

张景岳称附子为"药中四维"之一，其在《景岳全书》中云："夫人参、熟地、附子、大黄实乃药中之四维。……人参、熟地者，治世之良相也；附子、大黄者，乱世之良将也。"称"附子，秉雄壮之质，有斩关夺将之气，能引补气行十二经，以追复失散之阳，引温暖药达下焦，以祛除在里之寒湿"。附子具有温阳通脉、回阳救逆、散寒止痛之功，对体质虚寒者，无论其为表证、里证、气分、血分，在对证的主方治疗中，恰当地加入附子，能起到一两拨千斤的作用，所以有不少学者把附子誉为中药中的增效剂。然其大辛大热雄烈之性，以及涉及用药的安全性问题，世人或慎用，或少用，甚则不用。王师认为，附子味大辛，性大热，质雄烈，有大毒，为纯阳燥烈之品，其性善走，功能峻补下焦之元阳，而逐在里之寒湿，又可外达皮毛，而散在表之风寒。正如恽铁樵所说本品"最有用，亦最难用"。临床上用之得当，效如桴鼓；用之失当，祸不旋踵。老师临床运用附子经验有三：①临床上必须辨证准确，附子总以用治阳虚阴证为常。从脉象上看，仲景提出少阴病"脉微细"，老师总结附子脉：脉微细、细弱、沉伏、虚软无力或浮大中空无力。舌象：舌质淡胖苔白腻或白滑。临床症状则可参考吴佩衡提出的辨识阴证 16 字诀——"身重恶寒，目瞑嗜卧，声低息短，少气懒言"。当然这是用药之常，若用量得当，配伍得体，还可用于世人认为有舌红、烦渴多饮等阴虚发热，或大便溏薄，怕冷伴口苦，舌红苔黄属寒热互结之证。②运用附子配伍很重要，仲景用附子经验可以认真学习，后之医家如张锡纯、祝味菊等经验亦可参阅，用量从小量开始，严密观察患者的病情变化，再酌以加减附子用量。③对于初次服用的患者，须耐心细致地嘱咐患者将本品先煎久煎。消除附子的毒性，关键在于煮透，因附子毒性的主要成分为乌头碱及其衍生物，加热久煮后可分解。

1. 配合滋阴清热法治疗精神性烦渴

汪某，男，45 岁，农民。初诊：2013 年 8 月 26 日。

烦渴多饮多尿 2 年余，加重 3 个月。患者 2 年前无明显诱因下出现口渴喜饮，饮水逐渐加多，多时日饮 10L 以上，烦躁，尿频，日间基本每小时 1 次，夜间十余次，量多，色清白，曾在本地住院治疗，各项化验结果排除糖尿病及急慢性肾脏疾病，又转上海诊治，诊断为"精神性烦渴"。经用中、西药治疗症状未明显改善。刻见：烦渴多饮，日饮水 10L 以上，饮不解渴，小便频数，又以夜间为甚，纳谷不香，神疲乏力，身体困重，夜寐欠安，心烦易怒，大便黏溏，体重减轻十余千克，不能正常上班，舌红，苔白稍腻，脉弦数。西医诊断：精神性烦渴。中医诊断：消渴病。辨证：郁热内积，气化失司，津气受损。治宜清宣郁热，滋阴除烦。用仲景小柴胡汤合龙骨牡蛎汤加减，处方：柴胡15g，黄芩15g，半夏10g，北沙参30g，炙甘草6g，煅龙骨30g（先煎），煅牡蛎30g（先煎），山药60g，生山栀15g，淡豆豉10g，桑螵蛸20g，7剂。

四诊：2013年9月15日。以上方为主服用3周，患者渴饮稍有减轻，日饮水8～10L，夜寐好转，精神稍振，但小便频数依旧，纳谷不香，肢体困重，舌红苔白，脉弦数。方证相应，但获效不显，思患者小便频数，饮不解渴，《金匮》有肾气丸之制，但索其之前治疗，前医已用而无效。患者郁热津伤与肾气不固，气化失司并存，故治疗改用清宣郁热，益气生津，助阳化气。处方：柴胡15g，黄芩15g，生黄芪60g，山药60g，生地黄60g，山茱萸20g，制附子15g（先煎），知母20g，黄柏10g，生山栀10g，淡豆豉10g，炒麦芽20g。14剂。

五诊：2013年10月2日。上方服用1周后，患者小便明显减少，日间2～3小时一次，夜间3～4次，渴饮好转，日饮水5L左右，纳谷增加，自述近2年来从未神清气爽，疲劳及肢体困重明显减轻，夜寐安，舌红苔薄，脉弦数。上方改制附子20g（先煎）。服用1个月余，烦渴多尿消失，饮水、小便如常人，随访半年未复发。

按：精神性烦渴主要表现为烦渴、多饮、多尿及低比重尿，与尿崩症极相似，但抗利尿激素并不缺乏，主要是由于精神因素引起烦渴、多饮，这些症状可随情绪而波动，并伴有其他神经官能症的症状。诊断性试验均在正常范围内，西医无特殊药物治疗，暗示疗法收效甚微。在为数不多的文献报道中，多认为本病不外气阴两虚，阴虚为本，燥热为标，应用白虎加人参汤或白虎加人参汤合小柴胡汤加减治疗。本例患者烦渴喜饮，尿频量多，西医诊断为精神性烦渴，曾用多法治疗未见效验，初诊时老师辨证为郁热内积，气化失司，津气受损，治用清宣郁热，滋阴除烦，用仲景小柴胡汤加龙骨牡蛎及栀子豉汤加减，但收效不显。王师在四诊时分析病情，认为患者郁热津伤与肾气不固，气化失司并存，故治疗改用清宣郁热，益气生津，助阳化气。考虑膀胱气化失司，水液直趋下焦，津不上承。容川言："人身之气，生于肾中一阳，附子可以振肾阳以蒸动其气。附子是助热，热生于水中，是得天水之阳，故附子入气分以助阳，能补命门之火，是以火化水，为肾与膀胱要药。"单补阴难以化源，遂在大队滋阴清热药中佐以温补肾阳的附子，旨在微微生火，取"少火生气"之义，振奋肾阳以蒸动其气，助阳化气，津液得以上乘，则口渴得解，小便恢复正常。

2. 配合通补胃阳法治疗胃脘痛

刘某，男，71岁，退休工人。初诊：2014年4月2日。

胃脘隐痛半月余。患者半月前，无明显诱因下出现胃脘隐痛，呈阵发性，无恶心呕吐，至当地医院，查胃镜示：糜烂性胃炎；十二指肠球炎；贲门黄色素瘤；Hp（-）。西药予抑酸、护胃、促胃肠动力等药对症治疗后，上述症状仍反复。刻见：胃脘隐痛，按之痛缓，遇寒尤甚，喜温饮，纳谷欠香，大便偏软而欠畅，小便尚调，夜寐尚安，舌淡稍紫苔白，脉迟。西医诊断：糜烂性胃炎；十二指肠球炎；贲门黄色素瘤。中医诊断：胃脘痛。证属胃阳不足，阳虚寒凝，治宜温中健脾，通阳散寒止痛，予附子理中汤加味。处方：制附子 10g（先煎），桂枝 10g，党参 15g，炒白术 20g，炙甘草 3g，炮姜 6g，炒麦芽 20g，苏梗 10g，薤白 10g，7 剂。服用 1 周后，胃脘隐痛减少，胃纳可，夜寐安，大便好转，小便调，舌淡红苔白，脉细。效不更方，上方减去薤白，加上薏苡仁 20g，7 剂。服药后，胃脘疼痛已止，二便尚调，夜寐安，胃纳可，予补虚健脾调治 1 个月余，诸症均平。

按：附子为补中阳之要药，无论实寒、虚寒均可用之，虚寒用之可补，实寒用之可散。《本经》曰附子"温中"；张洁古称附子"温暖脾肾"；《主治秘要》言附子之用有三："去脏腑沉寒一也，补阳气不足二也，温暖脾肾三也。"胃为水谷之海，以通为用，以降为顺。素体阳虚，生冷饮食伤胃，以致中寒内生，胃纳功能失常。临床以胃脘部隐痛，每遇寒冷而发，喜温喜按，饮食减少且喜进热食，口淡不渴，舌淡苔白滑，脉沉迟无力为主症，伴有神疲乏力，肢冷喜暖，腹胀便溏，甚或完谷不化，呕吐清涎等症。"阳腑之阳，非通不阖，胃中阳伤，法当温阳"，王师常效仿叶天士，用"通补胃阳"之法。本例患者，年逾七旬，体质衰老薄弱，胃脘疼痛，按之痛缓，舌淡紫苔白，脉迟，属虚证无疑，乃中阳不足，脾胃虚寒。胃阳不足，胃腑失于温养，遇寒则胃络收引，故胃脘隐痛；寒凝于胃，胃阳无力温化，故喜温喜按以助胃阳；中阳温煦失司，寒则收引凝滞不通，不通则痛，故胃脘隐隐作痛，遇寒则重，喜温喜按；脾胃受纳无权，则纳谷欠香；脾虚运化升降失司，则大便偏软而欠畅。其治当取法仲景，予温中健脾，通阳散寒止痛。方中附子大辛大热，合桂枝温中通阳散寒；炮姜、炒白术温中健脾助运；炙甘草解毒，缓和止痛，调和诸药；炒麦芽消食健脾；配苏梗理气和胃；薤白通阳散浊，助便能顺畅。全方合用通补胃阳，温中健脾，功专效宏。

3. 配合化湿清热法治疗久泻病

王某，男，65 岁，商人。初诊：2014 年 4 月 9 日。

反复腹泻 20 余年，再发 1 个月。患者于 20 余年前开始进食荤菜后出现腹泻，伴脘腹胀痛，大便无红白黏冻样物，至当地医院，查胃镜示糜烂性胃炎，肠镜检查示结肠炎。西药先后予抑酸、保护胃黏膜联合改善肠道菌群药物治疗后，上述症状缓解。患者平素腹泻发作时，常自行服用"黄连素"，可缓解症状，延后又作，反复不愈，近月来发作明显。2014 年 4 月 2 日复查胃镜示，糜烂性胃炎，十二指肠球部溃疡（S2 期）。现患者每天素食，自行禁忌荤菜，大便每天 1～2 次，不成形，口苦，不喜饮水，平素怕冷，腰酸乏力，胃纳可，夜寐尚安，舌淡红，苔薄黄，脉缓。西医诊断：糜烂性胃炎，十二指肠球部溃疡（S2 期），慢性结肠炎。中医诊断：泄泻病。证属脾肾亏虚，湿热互结，治宜温肾健脾，化湿清热，取仲景之乌梅丸加减。处方：制附子 10g（先煎），干姜 6g，川柏 10g，川连 6g，乌梅 10g，炒白芍 20g，炒扁豆 20g，木香 10g，防风 10g，葛根 30g，7 剂。服药 1 周后，大便好转，怕冷好转，腰酸乏力，舌淡红苔薄，脉缓。予上方加补骨脂 20g，生黄芪 15g，7 剂。服上方后，大便每日 1 次，腰酸乏力减轻，胃纳可，舌红苔薄，脉缓。继予调治近 1 个月，进食荤菜后大便正常，诸症均平。

　　按：本病患者发病20余年，病情迁延不愈，属于久泻。因从事商业，平素诸多应酬，长期酒肉食伤，乃损伤脾胃，湿热内蕴，肠道通降功能失司。加之年近七旬，脾肾亏虚，脾失温养，纳运失职，是以食荤菜则泻。病延日久，虚实夹杂，寒热错杂，脾肾阳气不振，肠中湿热内蕴，取仲景乌梅丸组方之意。方中干姜、附子辛温之品，健脾助运，温振肾阳，川柏、川连苦寒燥湿清热，寒温并用；乌梅、炒白芍性酸收涩，且缓急止痛，又能制约姜、附之雄烈温燥；木香、扁豆健脾燥湿；合葛根、防风祛风升阳止泻。全方用药，寒热并用，补泻同施，既能温肾健脾，又能化湿清热。王师从长期临床实践中发现对寒热互结之久泻患者，他法无效，采用附子配合化湿清热法，寒热药并用，往往能获意想不到之效，此亦刘完素所说末治久泻法。

四、经方治疗泄泻验案三则

　　经方以张仲景的方剂为代表，是张仲景长期临床实践经验的结晶，其方证对应严密，组方章法鲜明，用之得当，疗效显著，为历代医家所称颂。王师熟读经典，喜用经方，方证相应，收效甚捷。

1. 薏苡附子败酱散治疗慢性直肠炎

　　王某，女，25岁，外贸公司职员。2018年6月19日初诊。

　　大便带血丝、黏液反复2年余。因长期饮食不规律引发。2016年2月查肠镜示：直肠广泛性糜烂充血。2018年1月肠镜示：距肛门10～20cm充血浅溃疡、息肉。2017年9月、2018

年 1 月两次因大便出血，经灌肠治疗后好转，饮食稍不慎则易致腹痛腹泻。刻下见：面色少华，形体消瘦，胃脘尚舒，时有嗳气，无反酸，纳谷尚可，大便尚成形，夹黏冻血丝，不伴腹痛，每日 1～2 次，夜寐多梦，神疲乏力，舌质淡红，苔白稍腻，脉细。现口服美沙拉嗪（2 粒，每日 3 次）。西医诊断：慢性直肠炎。中医诊断：肠风。证属脾肾不足，湿热内积，肠络受损。治宜健脾补肾，清热化湿，安络和营，予薏苡附子败酱散加味。处方：薏苡仁 30g，附子 10g（先煎），败酱草 30g，黄柏 10g，生黄芪 20g，秦皮 20g，炒白术 20g，地锦草 20g，白槿花 10g，乌梅 10g，生地榆 30g。7 剂。水煎服，每日 1 剂。

2018 年 7 月 10 日二诊：服药后患者大便夹血丝黏液减少，每日 1 次，纳谷尚调，肢体怕冷，舌质淡红，苔白稍腻，脉细。原方去秦皮，加莲子肉 20g。7 剂。

2018 年 7 月 17 日三诊：服药后患者大便出血止，无黏液，每日 1 次，神疲乏力，不耐寒热，舌质淡红，苔白稍腻，脉细。美沙拉嗪减至 1 粒，每日 3 次。效不更方，原方继进 7 剂。

上方加减治疗 1 个月余，嘱停用美沙拉嗪，大便正常。再进益气健脾之剂加减调补数剂，诸症俱平。

按语：本病患者大便带血丝、黏液因长期饮食不规律引发，湿热内积，损伤脾胃，又素体消瘦，脾肾阳气不足，湿困脾土，肠道功能失调，湿热滞于肠中，损伤肠络，泻而为病。本病虚实夹杂，寒热错杂。本例用薏苡附子败酱散加减，方中薏苡仁利湿排脓泄浊；败酱草清热解毒，排脓破瘀；附子温经祛湿，温补脾肾；黄柏清热燥湿止泻；黄芪补气健脾，升阳固涩；炒白术健脾益气；乌梅酸能收涩，具有收涩止泻作用；地锦草、白槿花清热燥湿，凉血止血；生地榆清热解毒，凉血止血，消肿敛疮。全方合用，健脾补肾，清热化湿，安络和营，洁肠止泻。对于久泻患者，虚实夹杂，脾肾不足兼有湿热者，王师常用薏苡附子败酱散加减伍益气健脾之黄芪，清热燥湿、凉血止血之地锦草、白槿花，益肾固精、补脾止泻之莲子肉，升阳止泻之葛根，收敛止泻之乌梅、白芍治疗，每获良效。

2. 乌梅丸加减治疗慢性结肠炎

章某，男，58 岁。2017 年 8 月 8 日初诊。

患者反复腹泻十余年，加重 1 个月。患者近来自觉食后偶感恶心，饮酒后加重，脐周隐痛，矢气频频，大便不成形，无黏液脓血便。6 年前肠镜显示：慢性结肠炎。曾予抗生素、止泻药物治疗，服药时好转，停药后腹泻又作。刻下见：形体偏胖，胃脘痞满偶作，大便次多，不成形，每日 3 ~ 5 次，脐周隐痛，矢气频频，无黏液脓血便，纳谷一般，夜寐尚宁，口干口苦，舌红苔黄腻，脉弦。患者有高血压、痛风、高脂血症、糜烂性胃炎史。西医诊断：慢性结肠炎。中医诊断：泄泻。证属饮食不节，湿热内蕴，脾失健运，肠道湿热，清浊不分，下而成泻，病移日久，虚实夹杂，治宜清热化湿，健脾止泻，乌梅丸加减。处方：制附子 10g（先煎），川连 10g，黄柏 10g，干姜 10g，乌梅 10g，炒白芍 30g，薏苡仁 30g，木香 10g，炙甘草 3g。7 剂。

2017 年 8 月 15 日二诊：服药后患者胃脘已舒，口干口苦减，大便好转，每日 2 ~ 3 次，较前稍成形，舌红苔薄腻，脉弦数。上方加葛根 30g。7 剂。

2017年8月22日三诊：患者药后腹泻未作，大便每日1～2次，质软，脐周疼痛未作，舌红苔薄，脉弦数。治宜健脾化湿，燥湿清肠。

处方：生黄芪20g，山药30g，炒白术15g，茯苓20g，木香10g，川连6g，炒扁豆20g，干姜6g。7剂。

以上方为主，随症加减服用1个月后，患者大便正常，脐周疼痛未再发作，诸症俱平。

按语：《内经》云："湿胜则濡泄。"泄泻之疾多因湿为病。本例患者反复泄泻十余年，乃因长期饮酒吸烟，湿热内蕴，损伤脾胃，肠道功能失调，湿热滞于肠中，泻而为病。病情迁延不愈，久病又必损伤脾阳，致使脾运不健，湿热内结。疾病虚实错杂，寒热互结。取仲景乌梅丸加减，方中附子、干姜乃辛温之品，能温振脾阳，黄连、黄柏苦寒，清热燥湿止泻，四药合用，寒温并施。乌梅、白芍、甘草酸甘化阴，缓急止痛，又能制姜、附之温燥；木香行气止痛并能醒脾；薏苡仁清热化湿泄浊。全方合用，既能清热化湿，又能温补脾阳，起到健脾清肠止泻之效。《伤寒论》388条言乌梅丸主蛔厥，又主"久利"，此方寒温并用，辛开苦降，治疗寒热错杂之久泻患者，他法无效，往往能获意想不到之效果。王师认为久泻者常虚实错杂，寒热互结，治疗时应寒温共施，补泻并用，能温补脾肾、清热化湿洁肠而止泻。

3. 葛根芩连汤加减治疗急性肠炎

李某，男，48岁，职员。2017年7月11日初诊。

患者反复腹泻半年余。患者于半年前食生冷不洁食物引发，食后即腹部隐痛，肠鸣辘辘，泻如鹜溏，气味臭秽，每日10余次，自服黄连素、左氧氟沙星片腹泻未止。到社区医院诊治，查大便常规：白细胞（＋＋），隐血（＋＋）。左氧氟沙星输液治疗3天后，大便次数减少，每日2～3次，质偏稀，复查大便常规未见明显异常。此后，饮食稍不慎即易腹泻，服用抗生素、止泻药后好转。3天前食用生海鲜后大便出现黏冻，腹部隐痛，泻如鹜溏，气味臭秽，肛门灼热，每日4～5次，服左氧氟沙星片、黄连素等未见明显好转，查大便常规：白细胞（＋＋），隐血（＋）。刻下见：形体消瘦，面色少华，大便每日3～4次，质稀如鹜溏，夹有黏冻，腹痛，肛门灼热感，口干口苦，舌红苔黄，脉数。西医诊断：慢性肠炎急性发作。中医诊断：泄泻。证属饮食不洁，脾胃受损，脾失健运，水谷不化精微，湿热内蕴，肠道湿热，清浊不分，下而成泻。治宜清热化湿，洁肠止泻，取仲景葛根芩连汤合白头翁汤加味。处方：葛根30g，黄芩10g，川连6g，黄柏10g，白头翁20g，秦皮20g，炒扁豆20g，清甘草3g。7剂。

2017年7月18日二诊：服药后大便次数减少，每日2～3次，黏冻减少，腹痛减轻，肛门灼热感消失，复查大便常规正常，口干口苦减，纳谷欠香，舌红苔薄黄，脉数。上方加山药20g，炒山楂15g。7剂。

2017年7月25日三诊：患者药后腹泻未作，大便每日1～2次，成形，纳谷好转，舌红苔薄，脉弦数。治宜健脾化湿，洁肠止泻。

处方：木香10g，川连6g，山药30g，炒扁豆20g，炒白术15g，茯苓20g，炒麦芽30g，炒山楂20g，六曲10g。7剂。

以上方为主，随症加减服用1个月后，患者大便正常，诸症俱平。

按语：本例患者乃服用生冷不洁食物引起腹痛腹泻，长期使用抗生素致肠道菌群失调，产生耐药。观其脉症，乃由于饮食不洁，脾胃受损，脾失健运，水谷不化精微，湿热内蕴，肠道湿热，清浊不分，下而成泻。治宜清热化湿，洁肠止泻，取张仲景葛根芩连汤合白头翁汤加味。大剂量葛根升清止泻，黄芩、黄连、黄柏苦寒清热燥湿，湿热除而下痢止；白头翁，清热解毒，凉血止痢；秦皮苦涩而寒，清热解毒而兼以收涩止痢；炒扁豆健脾化湿止泻；甘草甘缓和中。全方合用，清热化湿，洁肠止泻，效如桴鼓。

王师指出，泄泻就其病因而言或因感受外邪，或因饮食所伤，或因情志不舒，或因脾胃虚弱，或因脾肾阳虚等，就其证候而言，有阴阳表里寒热虚实之分，就其治法而言有淡渗、升提、清凉、疏利、甘缓、酸收、燥脾、温肾、固涩之别。而在临证中，往往阴阳并病、表里合邪、寒热互见、虚实夹杂，应"知犯何逆，随证治之"。

五、苓桂剂应用述要

1. 理论发微

苓桂剂是以茯苓、桂枝为主药的一组方剂群，应用于水气病的治疗，其方首见于《伤寒杂病论》，以苓桂术甘汤为其代表方。王师擅用苓桂剂，其病位不拘于心肾，其药味不泥于原方。内科杂病，凡见水气上逆诸证，皆可用之。加减化裁，则须病证方药相应，辨证施治。其法本源仲景，受启于叶氏诸方，结合多年临

床实践，化裁妙用，存乎一心，可谓于无方处索方，不治处求
治。王师常用的加减化裁方有苓桂术甘汤、苓桂枣甘汤、茯苓甘
草汤、苓桂姜术汤、五苓散、真武汤等方剂。

　　水液代谢的过程最早记载于《内经》："饮入于胃，游溢精
气，上输于脾，脾气散精，上归于肺，通调水道，下输膀胱。"
故水液代谢与肺、脾胃、肾、膀胱等脏腑关系密切。然上述脏腑
功能的正常运行，又与气的温煦推动功能有关，《伤寒来苏集》
言："盖水体本静，其动而不息者，火之用也。火失其位，则水逆
行。"故水气的形成又与心阳、肾阳、脾阳之气有关。心为君火，
制阴于下，心火不足，则坐镇无权；脾阳不振，运化无力，故无
以制水；肾阳虚衰，坎中无阳，则水体失职。

　　对水气病的认识历来医家多有不同见解，《内经》中称之为
"水"，并详细描述了水肿的症状："目窠上微肿……颈脉动……
腹乃大。"《金匮要略·水气病脉证并治》中以临床表现将水气病
分成风水、皮水、正水、石水、黄汗五种，又以脏腑论，将水气
病分为心水、肝水、肺水、脾水、肾水，从而将水气病的概念延
伸开来，而不单指水肿病。成无己认为"水寒相搏，肺寒气逆"，
致病因素为水之寒饮；刘渡舟认为"水气"的概念，既指水饮，
又包括水之寒气。贾春华对水气病进行了认知原型研究，指出水
气病并不等同于水肿病。现代不少学者以方证论苓桂剂，但对
水气病的理解尚不一致。王师认为，水气之为病，水为致病之
源，所言其邪，气为起病之形，所云其势，无气则水无以亢害，
无水则气不至敛邪。言水之邪，包含水、湿、饮、津液甚则部分
寒痰。言气之害，当升不升，当降不降，则为逆。水为阴邪，其

性趋下，而与逆气相合，上则行云布雾，头眩身瞤；中则化雨成饮，心下作悸，胃中振振；下则蓄水成沼，小便不利。故水气病表现不一，变化多端，临床上常表现为小便不利、口渴、水逆、水悸、痞满、目眩、水肿、咳嗽、水斑等。而水气病的特征性舌苔为水滑苔，舌体胖大，苔上白腻水滑，边或有齿痕，或有淡紫。齿痕为脾虚水泛之象，淡紫为久病入络之征。《伤寒论》言："脏结无阳……舌上苔滑者不可攻也。"水为阴邪，其性本寒，水气病常见的脉象有沉、弦、紧等，皆属于阴脉。张志聪曰："水由地中生，上升于天，下归于泉，天气与水气上下相通，故在地为水，而在天为寒。"故言水气病，则不能把水和寒分开来讲。

2. 临床应用

"病痰饮者，当以温药和之"水气病的治疗大法当为益火之源，以消阴翳，故苓桂剂之化裁组方虽变化万千，但温阳、化气、行水，三者缺一不可。其中茯苓为主药，味甘入心脾，培土渗湿而养心神，性平归肺肾，调气治节而利水道。桂枝有三功：入心经以平惊悸，温中阳以散寒饮，平冲逆以降水气。苓桂合用，相辅相成，故为基础用药。

（1）苓桂术甘汤

苓桂术甘汤为基础方中加入白术、甘草，是苓桂剂的代表方，治疗水气上冲，痰饮内停证。苓桂术甘汤的辨证要点为起则头眩，心下逆满，气上冲胸。寒饮因阳气内扰，故起则头眩。脉见沉紧，为病邪在里。原文为发汗强解其外，使津液枯竭，经脉失养，故身为振摇。方中加用白术培土安胃，以复胃气，甘草调和气血，涤饮与散邪并施，使津液得布，五经并行。王师运用苓桂术甘汤，除治疗常见的眩晕综合征、耳鸣、慢性胃炎等，还用于治疗哮喘、失眠、腰痛、关节痛等凡见脾阳虚衰、痰饮内停这一证型的疾病。用于治疗哮喘常合用定喘汤、三子汤；用于治疗失眠常合用半夏秫米汤；用于治疗关节痛、腰痛常合用黄芪防己汤。

（2）苓桂枣甘汤

苓桂枣甘汤为基础方中重用桂枝、茯苓以振奋心阳、平冲降逆，加入大枣、甘草两味药。甘草、大枣顾护脾土，故取其培土制水之意，用以治疗"脐下悸，欲作奔豚"的心脾阳虚，肾水上泛之证。心为君火，居于上焦以制肾水，脾为王土，居于中焦以运水液。今心脾阳气不足，肾水乘心而上克土，挟气上升，形似奔豚。王师在临床上应用该方多重用桂枝平冲降逆，或加用白芍化裁此方，取桂枝加桂汤之意。

（3）茯苓甘草汤

基础方中，重用茯苓，加生姜、甘草，则为茯苓甘草汤。从方药中可看出，该证的病机在于胃中气机逆乱，与寒饮相搏结。生姜与桂枝合用，一为温中散寒，再为平冲降逆；甘草与桂枝同用，辛甘化阳，入心经，平惊悸；重用茯苓亦取其安神平悸之功，故可见该证的辨证要点在于"心下悸"。临床上对"心下悸"的拓展有很多，王师用于治疗饮停肠胃、"腹中振振有水声"的脾胃系疾病，也可以用于治疗"心悸、胸闷"心饮不化的心系病证，其他如顽固性失眠、咳嗽等凡符合该病因病机都可以用此方。

（4）五苓散

基础方中，加入猪苓、泽泻、白术，则为五苓散证。方中猪苓、泽泻性甘淡，有利尿渗湿泄热的功效，白术甘温，除湿健脾，故五苓散用于治疗表热未解，膀胱蓄水之证。其辨证要点当为"小便不利，微热消渴"。"小便不利"为膀胱气化失司之象，"微热消渴"为表寒里热未解之证。本方利肺气，健脾气，通调三焦水道，王师在临床上应用该方范围十分广泛，如用本方加干姜治疗中阳不足、水饮内停之久泻；加用茵陈、田基黄用于治疗寒湿内阻之黄疸；加用蒲种壳、车前子用于治疗水肿病；加用平胃散化裁为胃苓汤，用于治疗胃中水停之证。

（5）苓桂姜术汤

该方为王师常用方剂，是对《叶氏医案》中苓桂干姜汤和苓桂术姜汤化裁应用，为基础方加干姜、白术、炙甘草组成。此证由阳亏于下，中焦胃气交阻，气逆引动寒饮。上下交损治其中，故必先以甘草、干姜复其胃气，甘草伍干姜，得理中之半，取其守中之意。茯苓配桂枝温肺化饮，白术健脾利水，使中焦得运，胃气得复，然后可徐徐调阴。其辨证要点为"中焦饮停，逆而上咳"，对于各类肺胃疾病，乃至失眠焦虑皆有效。该方加用白芍、木香、乌药亦可用于寒邪客于肠间引起的腹痛泄泻。

（6）真武汤

真武汤则由附子易桂枝，加入白术、芍药、生姜。因其也是水气病的代表方，故纳入此节。真武汤证为少阴病，阳虚水泛证。水寒在内，经脉拘急，则腹痛；下焦蓄水，阳虚不化，则小便不利；水寒外溢肌肤，则四肢沉、水肿；阳虚脾运不化，则泄泻；水寒射肺，则咳嗽气急；水气凌心，则心悸怔忡。真武汤证与苓桂术甘汤证虽都有"头眩身眴"，但侧重点不同。苓桂术甘汤证为太阳寒水内侵，土虚木犯，膀胱经气不利，故用桂枝散寒降逆，真武汤证则是少阴邪水犯溢，坎中之阳外亡，肾水凌心，故用附子振奋心阳，其辨证要点在"心下悸，小便不利"。方用白术、茯苓培土渗湿，使水气得利；生姜辛散，以散四肢皮肤之水气；白芍甘酸，制姜、附之燥。诸药合用，则开阖有度，君相之火正，则水肿得退，小便得利。王师用于治疗各种慢性心力衰竭、慢性肾炎等有较好的疗效。合并瘀浊内结者加地龙、水蛭；合并肾阴不足者加黑大豆、熟地黄；水肿严重者加猪苓；阳气虚竭者倍用附子，加党参、黄芪，化裁为附子汤之意。

由于苓桂剂的总体病机特点为阳虚水逆，故上述方证在许多症状上都有相似的表现，故在临床上应细细体会，从病位、病因、病形各方面对比鉴别。如苓桂术甘汤证病位在中焦，为饮停脾胃，苓桂枣甘汤证虽有心脾阳虚，但病形为下焦肾虚水泛，茯苓甘草汤证虽有"胃中振振"等脾胃表现，但其病位则在上焦心肺。故方无定方，法无定法，抓住辨证要点，结合病因病机，明辨病邪深浅，方可做到用药精到。

3. 验案举隅

案 1：苓桂术甘汤治疗哮喘案

包某，女，58 岁，2017 年 11 月 25 日初诊。

反复气喘、咳嗽、咳痰 10 年余，再发 3 天。患者 10 年前受寒出现气喘、咳嗽、咳痰，曾至当地医院就诊，诊断为支气管哮喘，予对症治疗后缓解。10 年来上述症状反复出现，每于受冷或季节变化时加剧。现症见：气急，喉中有哮鸣声，咳嗽，咳痰，痰色白，质黏，偶有胃中有寒气上泛，背微恶寒，大便微溏，每日 1 ~ 2 次，眼睑水肿，胃纳尚可，夜寐安，舌质淡，苔白滑，脉沉。西医诊断：支气管哮喘。中医诊断：哮病。证属肺脾阳虚，痰饮不化，浊气上逆，治拟温化寒饮，化痰平喘。方用苓桂术甘汤加减：桂枝 10g，炒白术 20g，茯苓 15g，炙甘草 3g，炙麻黄 10g，细辛 3g，姜半夏 15g，桑白皮 15g，苏子 10g，浙贝 10g，杏仁 10g。7 剂，水煎，每日 1 剂，分两次服。

二诊：2017 年 12 月 3 日。服药后，咳喘、喉鸣、气促缓解，咳痰减少，大便难，舌淡苔白，脉细。上方加莱菔子 20g。7 剂，水煎，每日 1 剂，分两次服。

按：哮喘病机多为本虚标实，与外邪侵袭、饮食不当、体虚病后有关。其发病关键在于"夙根"伏痰受感引发，肺气宣降失常。王师参仲景之意，患者"胃中有寒气上泛"之证，正合苓桂术甘汤条文"心下逆满，气上冲胸"之证；"脉得诸沉，当知有水"，患者苔白滑、脉沉，则应寒饮内伏之证；阳气微下，太阴上行，阴气不散，而客于脾胃。《内经》云："水胜则上干于肺而为喘矣。"根据有是症用是药的原则，故以苓桂术甘汤为主方治疗该病，效果卓然，7 剂而诸症除，舌苔净，可见经方一旦用对证，则有立竿见影之效。方中用桂枝，一取其平冲降逆之功，二取其温阳化饮之效。白术、茯苓健脾利水，甘草补中和胃，更合定喘汤止咳平喘、清肺化痰以治其标，寒热并用，标本同治，故能效如桴鼓。

案 2：苓桂姜术汤调治肺癌化疗后案

蒋某，男，64 岁，2017 年 12 月 30 日初诊。

肺癌术后半年，伴咳嗽、咳痰。患者半年前因咳嗽、咳痰反复不愈至当地医院就诊，查 CT 示肺部占位，曾至上海某医院行手术治疗，出院诊断为肺部恶性肿瘤，并行化疗两次（具体不详）。半年来咳嗽咳痰频作，每于受冷或季节变化时加剧。现症见：咳嗽、咳痰。痰色白，胸闷，口干，胃脘胀满不适，大便偏稀，每日 1～2 次。患者诉化疗后体质虚弱，动则乏力，气促，畏寒，胃纳尚可，夜寐不安，查舌质淡，苔白腻，脉沉细。西医诊断：支气管肺癌。中医诊断：肺岩。证属肺脾气虚，痰毒未清。方用苓桂姜术汤加减：桂枝 10g，茯苓 15g，干姜 10g，炙甘草 3g，炒白术 20g，远志 6g，仙鹤草 20g，木香 10g，淮小麦 30g。7 剂，水煎，每日 1 剂，分两次服。

上方为主连服 1 个月，胃脘胀好转，睡眠改善，偶有咳嗽，大便正常，舌质红舌苔薄腻，脉沉。症状趋平后改用六君子汤合沙参麦冬汤健脾养肺。

按：肿瘤术后放化疗导致元气耗损，引起的各项并发症、后遗症也是现代医学的一大难点。化疗药毒伤阴居多，该案患者因化疗之后，肺脾受损，津不上承，故见口干；胃中胀满，可知脾运不健，饮停胃中，胃气上逆，肺失宣降，故见咳嗽；苔上白腻，故可知痰饮未除。本病属于本虚标实，本虚为肺脾亏虚，标实为痰毒未清。故必先温运中阳，复其肺脾之气，以达健运清肃之功。服药后胃胀除，舌苔净，可知寒饮已去，再复其已损之气阴，培本固元。若但知有肺阴不足，却不知应先化寒饮，则谬矣。此案也是透过现象，观其本质，辨识寒热虚实之妙。

案 3：真武汤加减治疗慢性心力衰竭案

章某，男，83 岁，2018 年 5 月 19 日初诊。

反复咳嗽、胸闷、气急 20 余年，再发伴心悸、下肢水肿 3 天。患者 20 年前受寒出现咳嗽、胸闷、气急，曾至当地医院就诊，查 CT 显示慢性支气管炎、肺气肿，予对症治疗后缓解。20 年来上述症状反复出现，每于受冷或季节变化时加剧，并逐渐出现心悸、下肢浮肿、小便不利。外院诊断：慢阻肺，肺心病，房颤，肝硬化，脑梗后遗症。3 天前无明显诱因下上述症状又作，现症见双下肢浮肿，按之凹陷不起，心慌心悸，胸闷气急，咳嗽，腹胀。查体：口唇、指端发绀，桶状胸，叩诊过清音，听诊两肺底可及细湿啰音，心律不齐，第一心音强弱不等，肝脾肋下未及，双下肢凹陷性水肿，眼睑水肿。形寒肢冷，腰酸乏力，爪甲色青，肌肤甲错，有黑色水斑，大便日 1 ~ 2 次，胃纳差，夜寐不安，不能平卧，舌质淡，苔少而滑，脉沉细结代。西医诊断：慢性肺源性心脏病伴全心衰。中医诊断：水肿。证属肾阳不足，心脉瘀阻。治拟益气强心，通阳利水。方用真武汤加减：附子 20g（先煎），茯苓 20g，炒白术 30g，丹参 30，益母草 20g，炙甘草 6g，蒲种壳 30g，猪苓 10g，麦冬 15g，生黄芪 30，党参 20g。7 剂，水煎，每日 1 剂，分两次服。

二诊：2018 年 5 月 26 日。药后，下肢肿稍退，腹胀，胃纳可，牙龈痛，舌淡苔薄白，脉结代。上方加熟地黄 30g，7 剂，水煎，每日 1 剂，分两次服。

三诊：2018 年 6 月 2 日。患者水肿消退，腹胀已好转，无明显咳喘等症，胃纳一般，夜寐可，舌质淡，苔薄白，脉沉细。急症已除，续用原方加减缓图收功。

按：慢性左心衰竭，继发于多种肺部基础疾病，久之可发展成为全心衰竭，出现下肢水肿、腹水等症，属危重病变。中医可归纳于"肺胀""心悸""水肿"范畴中。其因心肾不足，久病劳倦，或饮食不节、感受外邪引起。其病位在于心、肺、脾、肾。本例患者老年男性，久病命门火衰，少阴阳虚不能制水，故水邪泛溢。水凌心肺，则见咳喘；饮溢皮肤则见水肿；饮停肠胃，则见腹胀；坎中无阳，肾气不利，则小便不利。故用真武汤加减温阳散寒利水。患者微渴苔少，全身水肿，故加猪苓，去生姜。久病伤阴，且患者舌苔少，已有气阴两虚之象，故用麦冬、党参、黄芪益气养阴。心气不足，心阳不振，推动无力，则心脉瘀阻，故加丹参、益母草活血化瘀。诸药合用，进退得宜，故显效卓然。

六、四逆散应用经验介绍

1. 原文解读

四逆散是仲景《伤寒论》中之一首名方，出自《伤寒论》第318条，原文曰："少阴病，四逆，其人或咳，或悸，或小便不利，或腹中痛，或泄利下重者，四逆散主之。"四逆，即四肢逆冷。少阴为水火之脏，机体感邪后，根据少阴水火两虚的偏重不同，病势向寒热两极从化。若少阴寒化，阳虚阴盛，如四逆汤证、附子汤证，阴盛格阳如通脉四逆汤证等。若少阴入热而化，形成少阴水亏火旺证，如黄连阿胶汤证。而四逆散证后世医

家对其病机及功能上的认识颇多分歧，当今诸多医家将其归为调
和肝脾、疏解少阳之剂，王师认为此并非仲景原意。本条的四
逆散证主症仅"四逆"症，而或然症较多而杂。仲景原方用柴
胡、白芍、枳壳、生甘草外，或然症加减用干姜、五味子、附
子、桂枝、茯苓、薤白等，对此《医宗金鉴》曾云："凡少阴四
逆，曾属阴盛不能外温，然亦有阳为阴郁，不得宣达，而令四肢
厥冷者……今但四逆而无诸寒热证，是既无可温之寒，又无可下
之热，惟宣畅其阳，故用四逆散主之。"当今医家李心机主任提
出本方的病机是阴遏阳郁，具有消阴霾、畅阳气、升清降浊的作
用。王师认为这个观点颇合仲景原意。正是本方"疏其气血，令
其条达，而致和平"的作用，故后世医家推而广之，以疏肝解
郁，调畅气机，透达郁阳，调和肝脾应用甚广。

2. 方义分析

四逆散一共四味药，甘草（炙），枳实（破，水渍，炙
干），柴胡，芍药。柴胡辛平升散，可疏肝解郁，透表畅里；枳实苦泄
凉降，行气泻热；芍药、甘草和营护脾，缓急柔肝。四味合用，
则升降散收，调畅气机，达木疏土，安和中州，故临证只要病机
符合邪滞气机，阳郁不畅，即可用此方疏肝解郁，畅达阳气。

3. 四逆散的临证加减化裁

四逆散在临床上应用广泛，历代医家各有发挥，王师于临证
之际，常用本方加减化裁治疗消化系统疾病及其他内科杂病。如
治疗胃痛，属肝木侮土者，善用平胃四逆散；肝胃不和兼有湿热
者，善用四逆散合用越鞠丸；胃火偏盛者，王师自拟四逆清胃散
（四逆散加黄芩、蒲公英、麦芽、竹茹等）；反酸多者，合用海贝

散、左金丸；治疗慢性胆囊炎、胆囊结石者，常用四逆利胆汤（四逆散加郁金、金钱草、鸡内金、茵陈、黄芩等）；治疗慢性病毒性肝炎者，用四逆解毒汤（四逆散加连翘、垂盆草、蒲公英、凤尾草、半枝莲、生麦芽等）；有黄疸者，合用茵陈蒿汤；早期肝硬化者，常加赤小豆、茜草、泽兰、炙鳖甲、地鳖虫等；治疗抑郁症，合用栀子豉汤等；治疗泄泻木郁乘土者，四逆散加薤白、川连、木香、防风等；治疗胸痹心痛，与血府逐瘀汤合方；治疗病毒感染性发热，本方可合升降散，加银花、黄芩，热甚者加生石膏。

4. 病案举隅

案1：四逆散合越鞠丸加减治疗胆汁反流性胃炎

梅某，女，67岁，2017年11月18日初诊。

胃脘胀痛、反酸2月余。患者9月份曾因"胆管炎"在某医院住院，经治疗后好转出院。出院后开始出现胃脘部胀痛，与进食无关，伴嗳气、反酸，曾在当地医院就诊，予保护胃黏膜、促进胃肠动力药口服，症状未见明显好转。1周前曾在某医院查胃镜检查提示慢性浅表性胃炎，伴胆汁反流。病理检查示胃窦慢性浅表性胃炎，Hp阴性。刻下见：胃脘胀痛，与进食无相关，伴嗳气反酸，口干口苦，大便偏稀，日行3次，质不成形，胃纳一般，夜寐不安，小便频数，舌红，苔黄腻，脉数。西医诊断：胆汁反流性胃炎。中医诊断：胃痛。证属肝胃不和，湿热内积。治宜疏肝和胃，清热利湿。方用四逆散合越鞠丸加减：柴胡10g，炒白芍20g，枳壳10g，生甘草3g，苍术15g，香附15g，生山栀10g，六曲10g，姜半夏15g，陈皮10g，炒麦芽30g。7剂。

二诊：2017 年 11 月 25 日。服药后患者胃脘胀痛好转，嗳气反酸时作，大便次数减少，口干口苦好转，胃纳可，夜寐安，舌质红，苔薄黄，脉数。原法既效，守方有恒。上方加竹茹 20g，7剂。

三诊：2017 年 12 月 2 日。服药后胃脘胀痛缓解，反酸嗳气减轻，舌质红，苔薄，脉数。上方加苏梗 10g。7 剂。

此后以上方随症增损治疗 1 个月左右，诸症悉平。

按：肝与胆相连，胆汁是肝之余气。肝的疏泄，不仅有助于脾胃的运化，还体现在胆汁的分泌与排泄上。肝疏泄失职，气机郁结，胆汁的分泌和排泄不畅，可出现胁下胀满、疼痛、口苦、纳食不化甚至黄疸等。《素问·宝命全形论》说："土得木而达。"本例患者老年女性，有胆管炎发作史，胃脘胀痛，嗳气，反酸，大便次多质稀，舌红，苔黄腻，综合脉症，属肝失疏泄，气机壅滞，胃失和降，湿热内积所致。治疗以疏肝和胃，清热利湿为主，方予四逆散合越鞠丸加减。其中柴胡辛平升散，疏肝解郁，透表畅里；枳实苦泄凉降，行气泻热；芍药、甘草和营护脾，缓解柔肝。四味合用，升降散收，调畅气机，达木疏土。越鞠丸为解六郁良方。香附为气病之总司，疏肝行气解郁；苍术燥湿运脾；生山栀清热泻火；六曲消食导滞；半夏、陈皮燥湿理气，降逆和胃；炒麦芽和胃。两方合用，可条达肝木解诸郁，气机畅达胃痛止。

案 2：四逆利胆汤治疗慢性胆囊炎

姚某，女，43 岁，2017 年 10 月 14 日初诊。

反复右上腹胀痛不适 4 年，再发 1 周。患者 4 年前进食油腻饮食后开始出现右上腹胀痛，向右侧肩背部放射，并感恶心欲吐，当时就诊于当地某医院，查腹部彩超提示胆囊壁毛糙，诊断为"急性胆囊炎"，予抗炎、解痉止痛对症治疗后症状缓解。此后每遇饮食不慎上症即发，性质同前，发作时口服"消炎利胆片"可缓解，严重时需抗炎、解痉输液等治疗，2年前曾复查腹部彩超，提示慢性胆囊炎。1周前油腻饮食后症状再发，向右侧肩背部放射，无恶心呕吐，无畏寒发热等，自服"消炎利胆片"缓解不明显，伴有口干口苦，大便干燥，胃纳欠佳，舌红，苔薄黄，脉数。西医诊断：慢性胆囊炎。中医诊断：胆胀。证属肝胆湿热，胆腑郁滞，治宜疏肝利胆，清利湿热，方用四逆利胆汤加味。处方：柴胡15g，炒白芍20g，枳壳10g，生甘草3g，茵陈30g，蒲公英20g，鸡内金15g，金钱草30g，生山栀10g，炒麦芽30g，生大黄6g（后下）。7剂。

2017年10月21日二诊：服药后右上腹胀痛及右侧肩背部放射痛有所减轻，口干口苦减轻，大便调，胃纳转好，舌红，苔薄黄，脉数。法遵前，方续服，上方去大黄，加郁金10g。7剂。

2017年10月28日三诊：服药后症状明显改善，夜间时有右上腹胀痛，怕冷，大便欠畅，舌红，苔薄，脉数。效不更方，上方去炒麦芽，加生山楂20g，7剂。

以上方为主，随症加减出入，服用1个月，右上腹胀痛未再发作，诸症悉平，半年后复查腹部彩超未见明显异常。

按：慢性胆囊炎属于中医学中"胆胀"范畴，病位在胆。胆为中清之府，以通为用；胆与肝经脉相互络属，互为表里。凡饮食不节、忧郁恼怒、过食肥甘、六淫侵袭等，均可导致肝胆疏泄失职，胆汁通降失常，胆腑郁滞，不通则痛，形成胆胀。王师认为治疗本病以疏肝利胆、和降通腑为关键。本例患者患病日久，常因肥甘厚味而引发，乃食浊湿热之邪蕴积肝胆，疏泄失职，胆腑郁滞所致。治疗当以疏肝利胆，清热利湿为主。王师自拟四逆利胆汤加减。方中柴胡疏肝利胆，炒白芍缓急止痛，二者配伍，一疏一敛；枳壳行气导滞，与柴胡相配，一升一降，疏调气机；茵陈、生山栀、金钱草清热化湿；鸡内金、炒麦芽消食化石，健脾助运；生大黄通腑利胆，清热利湿；生甘草调和诸药。诸药合用，共奏疏肝利胆、清热利湿之效。二诊时患者右上腹胀痛症状明显减轻，大便已调，故去苦寒之大黄，防服用日久伤及胃气，加夏枯草清肝火，郁金疏肝理气。经治疗1个月余，患者诸症均平。王师在临床应用此方治疗慢性胆囊炎及胆囊结石属肝胆湿热证者，均能取得较好疗效。

案3：四逆散合栀子豉汤合小陷胸汤治疗抑郁症

赵某，女，40岁，2017年7月8日初诊。

情绪不畅、心胸烦闷3年。患者近3年来情绪不畅，心胸烦闷，善悲欲哭，痛苦万分，曾在某医院精神心理科就诊，予口服抗抑郁药，患者因担心药物副作用大，一直未服用。在朋友推荐下来吾师处寻求中医治疗。刻下：情绪不畅，心胸烦闷，口苦，夜寐欠安，入睡困难，多梦易醒，胃纳一般，大小便尚调，平素月经周期正常，量少，色暗，无血块，舌质淡，苔白腻而干，脉数。西医诊断：抑郁症。中医诊断：郁证。证属肝气郁滞，痰热内扰。治宜疏肝理气，化痰清热。王师取四逆散合栀子豉汤合小陷胸汤加减：柴胡10g，炒白芍20g，枳壳10g，生甘草3g，生山栀 10g，淡豆豉 10g，郁金 15g，苏梗 10g，半夏 15g，瓜蒌皮 15g，川连 6g，7 剂，水煎服。并嘱其放松心情，生活起居有度，适当锻炼，避免劳累。

2017 年 7 月 15 日二诊，服药后情绪改善，烦闷减轻，咽部梗阻感，口苦，夜寐好转，舌质淡红，苔薄黄，脉数，月经现行，色偏暗。法遵前，方续服。上方去川连，加香附 20g，益母草 20g，继服 7 剂。

2017 年 7 月 22 日三诊：服药后情绪稳定，胸闷减轻，夜寐多梦，易醒，纳谷可，二便调，舌质淡红，苔薄，脉细。上方加淮小麦 30g，7 剂。

后以上方随症加减治疗 2 个月，情绪平和舒畅，抑郁基本痊愈。

按：抑郁症是以情绪低落、思维迟缓、意志活动减退为主要特征的综合征。中医认为多由情志不舒、气机郁滞而致病，故"肝郁"是抑郁症的基本病机，临床治疗以疏肝理气为基本治法。抑郁症属于心理性疾病，患者躯体症状多，心理负担重，药物治疗难以速效，且常易反复，王师治疗本病颇有经验，强调"治郁首先治心"，在辨证用药的同时，一定要做好心理疏导，耐心与病人沟通，悉心劝导病人，让其心情放松，树立战胜疾病的信心，这样再加上正确的辨证用药，多能取得事半功倍的效果。本例患者长期情绪不畅，心胸烦闷，口苦，结合舌质、脉象，认为证属肝气郁滞，痰热内扰，治宜疏肝理气，化痰清热，故予四逆散合小陷胸汤、栀子豉汤加减。四逆散可疏肝理气，和畅气机，被誉为疏肝之祖方，在临床治疗抑郁症等相关疾病中有较好疗效。姜半夏、川连、瓜蒌皮清热化痰；生山栀、淡豆豉清热除烦；苏梗宽胸理气；郁金行气解郁。三方合用，功效卓然。

5. 总结

四逆散在临床上应用广泛，王师于临证之际，常喜用此方加减化裁，不仅广泛应用于肝胆脾胃等消化系统疾病的治疗，对于郁证、厥证、失眠、病毒感染性发热等内科杂病也常效如桴鼓。只要掌握其疏肝解郁、调畅气机的作用机理，方随证变，方证统一，加减活用，即可收获理想效果。

七、麻黄连翘赤小豆汤应用经验

1. 病因病机

麻黄连翘赤小豆汤首见于《伤寒论·辨阳明病脉证并治第八》第 262 条："伤寒瘀热在里，身必黄，麻黄连轺赤小豆汤主之。"本方主治的基本病机为湿热郁结，表里合邪。张仲景在"原序"中说："虽未能尽愈诸病，庶可以见病知源，若能寻余所集，思过半矣。"因此，麻黄连翘赤小豆汤不单为"身必黄"而设，可遵仲景之训，"见病知源"，谨守病因病机，广泛用之。

2. 方义分析

麻黄连轺赤小豆汤方：麻黄二两（去节），连轺二两，杏仁四十个（去皮尖），赤小豆一升，生梓白皮一升（切），生姜二两（切），大枣十二枚（擘），甘草二两（炙）。上八味，以潦水一斗，先煮麻黄再沸，去上沫，内诸药，煮取三升，去滓，分温三服，半日服尽。其中连轺即连翘根，气味相近，今人不采，即以连翘代之。生梓白皮有一定的催吐作用，应慎用，李梴在《医学入门》中改用桑白皮，取其利水消肿之功，现多用之。方以麻黄、杏仁、生姜辛散表邪，开提肺气以利水湿；连翘、生梓白皮、赤小豆辛凉而苦，清热利湿；甘草、大枣益脾和胃，盖土厚可以御水湿之蒸。诸药协同，清透利湿，表里双解。正如《医宗金鉴》所云："用麻黄汤以开其表，使黄从外散，去桂枝者，避其热也，佐姜枣者，和其营卫也，加连翘、梓皮以泻其热，赤小豆以利其湿，共成治表实发黄之效。"

王教授认为麻黄连翘赤小豆汤是表里双解之剂，解表发汗以散在表之寒湿，清利小便以泄在里之热，而发汗、利小便均是除湿祛水之途径，即开鬼门、洁净府之意。举凡外有伤寒表邪，内有湿热之邪者均可用之，取自"有是证，用是方"之意，故原方虽是为发黄一证所设，然王教授广泛运用于临床各科病证，每获佳效。

3. 病案举例

案 1. 荨麻疹

患者某，男，32 岁，2016 年 6 月 18 日初诊。

皮肤疹块伴瘙痒 3 天。荨麻疹病史数年，服用马来酸氯苯那敏片、氯雷他定片等药不能有效缓解，反复发作。3 天前爬山淋雨后复发，周身瘙痒，遍起云状团块，搔之色红，连接成片，时隐时现，遇风、遇冷痒甚。刻下症见：全身皮肤散见白色疹块，搔之色红，四肢、颈部有抓痕，遇冷痒甚，口苦，鼻流浊涕，纳便调，夜寐安，舌红苔白，脉浮数。西医诊断：荨麻疹。中医诊断：瘾疹。证属风寒夹湿蕴于肌表，方拟麻黄连翘赤小豆汤加减：炙麻黄 10g，连翘 10g，赤小豆 20 g，苦杏仁 10g，桑白皮

10g，蝉衣 6g，生姜 30g，细辛 3g，荆芥 10g，白僵蚕 10g，生甘草 3g。7 剂，每日 1 剂，水煎分 2 次服。后复诊诉诸症俱消。

按：荨麻疹俗称"风疹块"，中医称为"瘾疹"，其临床表现为白色或红色风团，时隐时现的一种过敏性皮肤病。其病因多为素体禀赋不耐，又风、湿、热邪侵犯皮肤所致。正如《诸病源候论·风瘙身体瘾疹候》所言："邪气客于皮肤，复逢风寒相折，则起风瘙瘾疹。白疹者，由风气折于肌中热，热与风相搏所为。白疹得天阴雨冷则剧，出风中亦剧，得晴暖则灭，着衣身暖亦瘥也。"该患者全身皮肤白色疹块，遇冷痒甚，口苦，鼻流浊涕，舌红苔白，脉浮数，此为风寒湿邪客于肌表，内夹湿热，故用本方外解风邪，内治湿热。麻黄、杏仁、生姜、细辛辛温宣发，解表散邪；连翘、赤小豆、桑白皮苦寒，清热除湿；蝉衣、白僵蚕、荆芥散风止痒，上行头面；生甘草调和诸药，兼清内热。全方合用，则辛温宣发，外散风寒，苦寒清泄，清热利湿，祛邪身安，肤疾得愈。

案 2. 急性黄疸型肝炎（肝细胞性黄疸）

患者某，女，56 岁，2016 年 4 月 13 日初诊。

面目发黄伴发热 2 周。2 周前无明显诱因出现发热恶寒，咳嗽，痰少，继则面目黄染，皮肤略痒，食欲不振，腹部胀满不适，曾于当地社区医院就诊，给予给予抗菌、消炎等治疗，发热、恶心、腹部不适、纳差乏力等症状未见明显好转。乃转来我院诊治，刻下症见：发热，面目黄染，神疲易倦，面色欠华，厌食油腻，恶心欲吐，肝区略胀，夜寐尚安，大便黏溏，每日 2 次，小便黄赤，舌红苔白，脉弦数。查体：体温 378℃，皮肤巩膜黄染，上腹部压痛，无反跳痛，肝脾肋下未触及，包块未触及，墨菲征阴性。实验室检查：总胆红素（TBIL）75μmol/L，直接胆红素（DBIL）25μmol/L，间接胆红素（IBIL）50μmol/L，谷丙转氨酶（ALT）89U/L，谷草转氨酶（AST）74U/L。B超未见胆管梗阻。西医诊断：急性黄疸型肝炎（肝细胞性黄疸）。中医诊断：黄疸（阳黄）。证属内蕴湿热，复感外邪。处方以麻黄连翘赤小豆汤加减：炙麻黄6g，连翘15g，赤小豆30g，杏仁10g，桑白皮15g，浙贝母10g，茵陈30g，生甘草3g。水煎服，7剂，每日1剂，水煎分2次服。

二诊（2016年4月20日）：皮肤、巩膜黄染较前减退，乏力好转，渐有食欲，肝区尚舒，无恶心呕吐，自诉近日牙龈出血，余无不适，舌红苔薄黄，脉数。上方减杏仁、麻黄，加桑叶10g，白茅根30g，牡丹皮20g，继服7剂，煎服法同上。

三诊（2016年4月27日）：黄疸消退，牙龈出血已止，纳可，大便偏稀，小便尚调，舌红苔白，脉数。实验室复查：TBIL 162μmol/L，DBIL 61μmol/L，IBIL 101μmol/L，ALT 34U/L，AST 29U/L。上方减白茅根、丹皮、浙贝母，加薏苡仁20g，炒扁豆20g，继服7剂。煎服法同上。后复诊大便好转，体温正常，余症未作。

按：《素问·六元正纪大论》说："湿热相薄……民病黄瘅。"首次提出黄疸产生的根源是湿热搏结。该例患者素有湿热，复感外邪，侵袭肌表，郁而不达，湿热郁于肝胆，致胆液外泄，溢于肌肤而成黄疸。虽湿热在里，但黄在肌肤，故用麻黄连翘赤小豆汤表透外邪，内清湿热退黄。加浙贝母清热化痰，茵陈清利湿热，利胆退黄。清代柯琴认为，"茵陈禀北方气，经冬不凋，傲霜凌雪，偏受大寒之气，故能除热邪留结，令一身内外之瘀热，悉从小便而出"，实为治黄之要药。综看上方，有清热利湿之功，药证相符，效若桴鼓，适用于急性黄疸初起邪郁于表、湿热内蕴的患者。现代研究表明，麻黄连翘赤小豆汤对四氯化碳急性肝损伤所致的肝细胞性黄疸小鼠具有明显保肝退黄作用。

案3.慢性肾炎

患者某，女，32岁，2016年4月2日初诊。

慢性肾炎病史，反复肾功能异常3年，自行口服百令胶囊治疗，2天前因不慎伤风，出现恶寒发热，鼻塞流涕，打喷嚏，稍有咳嗽，无痰，口干口苦，纳差乏力，伴有腰部酸胀不适。刻诊：恶寒发热，鼻塞流涕，喷嚏时作，神疲易倦，纳谷不香，夜寐早醒，腰部不适，二便尚调，舌淡苔白腻，脉浮数。查体：双肾区无叩击痛，双下肢无水肿。体温38.2℃。实验室检查：尿潜血（+），尿蛋白（+），24h尿蛋白61.25mg，谷氨酰转肽酶（GGT）93μ/L，低密度脂蛋白胆固醇3.73mmol/L。西医诊断：慢性肾炎。中医诊断：感冒。治拟宣肺解表，佐以清化，方投麻黄连翘赤小豆汤：炙麻黄10g，连翘15g，赤小豆20g，杏仁10g，桑白皮15g，生石膏30g（先煎），生甘草3g，淡豆豉10g。7剂，每日1剂，水煎分2次服。

二诊（2016年4月9日）：发热已退，咳愈，乏力较前减轻，腰酸尚存。舌淡红苔白，脉数。处方：生黄芪30g，山药30g，黑大豆30g，六月雪20g，积雪草20g，玉米须20g，生地黄30g，芡实30g，金樱子30g。7剂，煎服法同上。

三诊（2016 年 4 月 16 日）：乏力、腰酸好转，大便偏稀，纳谷尚可，夜寐尚安，舌淡红，苔薄白，脉数。实验室复查：尿潜血（－），尿蛋白（－），24h 尿蛋白 60mg，GGT40U/L。上方减金樱子，加薏苡仁 20g，继服 7 剂，煎服法同上。

后规律复诊，基于三诊方药加减服用 1 个月，病情稳定。

按：肾脏病人内湿黏着，风寒外邪内侵，风邪与湿搏结肾络，可诱发血尿、蛋白尿。《诸病源候论·小便血候》有"风邪客于少阴则尿血"之论，说明血尿的产生与风邪有关。风邪内入，穿透肾膜、血络，膜络受损而开泄，则血液外渗而发为尿血。对于没有水肿的慢性肾炎因外感反复者，血尿或者尿潜血阳性者，可从风辨证，投以此方，有力挽狂澜之效。麻黄连翘赤小豆汤寓发汗解表、宣肺清热、祛风利水于一体，能开鬼门，洁净腑，配伍生石膏以退热，淡豆豉解表透邪，宣发郁热。

案 4. 类风湿性关节炎

患者某，女，45 岁，2016 年 7 月 5 日初诊。

反复膝关节疼痛半年，加重 1 周。半年前膝关节疼痛反复发作，每遇阴雨天加重，曾于附近诊所所激素类药物治疗，未予确诊，初服药后，疼痛减轻，之后多次服用，关节仍然疼痛，无明显好转。1 周前无明显诱因出现咽痛，畏寒，流鼻涕，膝关节疼痛再次发作，晨起关节僵硬不舒。刻诊：膝关节疼痛，怕冷，发热，咽痛不适，神疲乏力，纳谷欠香，夜寐不安，舌红苔薄，脉细。查体：关节无肿大变形，皮肤略红，皮温增高。实验室检查：血清抗链球菌 A 溶血素"O"（ASO）607U/L，类风湿因子（RF）（＋），红细胞沉降率（ESR）104mm/h，C 反应蛋白（CRP）

516IU/L。西医诊断：类风湿关节炎。中医诊断：痹证。证属风寒湿痹阻络脉，治以麻黄连翘赤小豆汤：炙麻黄10g，连翘15g，杏仁10g，赤小豆20g，桑白皮15g，生甘草3g，秦艽20g，豨莶草20g，独活10g，滑石20g，香薷10g。7剂，每日1剂，水煎分2次服。

二诊（2016年7月12日）：发热已退，咽部无不适，纳谷乏力好转，膝关节疼痛较前减轻，腰痛，夜寐尚安，二便尚调。处方：独活10g，桑寄生15g，木瓜15g，五加皮20g，乌梢蛇12g，桂枝10g，生黄芪30g，忍冬藤20g，海风藤30g，络石藤20g，鸡血藤20g，炒麦芽20g，7剂，煎服法同上。

三诊（2016年7月19日）：关节痛、腰痛已舒，咳嗽有痰，咽痛，口干，舌红苔薄，脉数。实验室复查：ASO 100U/L，RF（−），ESR 15mm/h，CRP 8IU/L。上方减络石藤、鸡血藤，加连翘15g，杏仁10g，继服7剂，煎服法同上。后复诊，咳嗽、咽痛好转，关节疼痛未发。

按：类风湿关节炎属中医痹证范畴。《黄帝内经》中提出痹证的病因为风寒湿三气，如"风寒湿三气杂至，合而为痹也"，"所谓痹者，各以其时重感风寒湿之气也"，"逆其气则病，从其气则愈，不与风寒湿气合，故不为痹"。观本例患者临床表现，乃外感风寒湿邪，入里化热，湿热之邪流注经络，痹阻筋脉关节而致。《金匮要略心典》云："寒湿之邪，非麻黄不能去。"《药性论》言："麻黄可治身上毒风顽痹。"治当解表清热，利湿除痹，通络止痛。方用麻黄连翘赤小豆汤轻清宣化，解表清热。加秦艽、豨莶草、独活，以祛风湿，通络宣痹；滑石、香薷，加强利湿解表之力。诸药合用，表里共清，通络祛邪，故表解湿去，邪清络畅，痛止病缓。

八、桂枝茯苓丸治疗内科杂病两则

案1：子病治母愈红斑

忻某子，男，1月半，于2017年2月28日初诊。

因全身皮肤发斑2周而由其母抱来就诊，初时在宁波某医院就诊，效果不佳，后至上海市儿童中心医院确诊系统性红斑狼疮。其母27岁，为系统性红斑狼疮隐性患者，从未发病。此次婴儿发病，二人一同检查抗核抗体谱，提示均为抗SSB（＋），ANA（＋），因患儿太小，父母不忍其接受激素治疗，恐影响其发育，故来寻求吾师。婴幼儿治疗非吾师所长，但吾师急患者之所急，患者有所求必勉力一试。观婴儿较瘦小，全身红斑，胸背部及双腿明显，压之不褪色，部分斑疹红中透紫，婴儿卧不安，其母当时行剖腹产手术，产后至今奶水不足，恶露不绝，量少色暗红。婴儿舌难视诊，其母面色无华，形体羸瘦，舌红苔白，舌边有紫斑，脉细涩。王师当时拟出治疗方案：治疗母亲为主，药物通过乳汁治疗孩子，兼以中药外洗婴儿全身。一方面从母体出发治疗孩子，一方面顾护孩子胃气，避免伤正。治宜凉血解毒，祛风消斑。拟方如下：桂枝10g，茯苓15g，丹皮15g，赤芍20g，乌梢蛇12g，薏仁30g，桃仁10g，蝉衣6g，僵蚕10g，紫草15g，生甘草5g，7剂，并以该方药渣再煎汤外洗婴儿。

3月7日复诊：婴儿夜寐安，嗳气、打嗝较多，呼吸略促，皮肤仍有红斑，色较前次浅，未见紫斑。母亲舌红，苔白，脉细。上方去茯苓，加桑叶 10g，连翘 15g，仍由其母服药 7 剂，药渣煎汤外洗。

3 月 14 日复诊：小儿皮肤已好转，奶量增加，皮肤饱满，不见红斑，母略有口干，舌红，苔薄白，脉细。上方去薏仁，加生地黄 20g，玄参 15g，继续服用 7 剂，药渣仍按原法煎水外洗患儿。

后婴儿父亲代其母子来口述病情，其子红斑未再发，上方继续服用 7 剂后停药，至今 3 个月未发红斑。

按：有研究证实，桂枝茯苓丸有扩张血管、促进局部炎症组织的吸收和消散等作用，还可降低血液黏度，改善微循环，减轻瘀血症状。但以该方治疗系统性红斑狼疮较少见，似吾师这样"子病治母"治疗婴儿难治病更为难得，足见吾师心思之巧妙，用药之灵活。张景岳在其著作《景岳全书·小儿则》中十分推崇"子病治母"学说，哺乳不当、乳汁不节可致乳儿疾病，提出"母病及子"的病因；重视母亲先天之气对小儿发病的影响，在望诊上提出"望母气"，通过望母来扩展儿科望诊内容。随着现代医学的发展，婴儿病越来越多人习惯西医，以求速效，更不论"子病治母"了，岂不知很多病"欲速则不达"。激素等对婴孩损伤极大，停药又易复发，不若在中医学中寻求治法。该患儿年龄极小，查体不能配合，仅能通过望诊来判断病情，治疗上较为困难，吾师通过观察其母面色，问其母病情，再结合患儿本身体征，判断病因，其母肝肾亏虚，热毒内结，毒蕴血分，冲任失调。至患儿先天不足，脾胃运化无能，气化失司，气血统摄失常，致血外溢，离经之血为瘀血，故可见患儿皮下瘀斑。选用桂枝茯苓汤加减治疗其母，药汤外洗，既不伤患儿之脾胃正气，也治疗了母体，此时治疗乳儿治标，调治乳母治本，为标本同治之妙法。方中桂枝温通经脉而行瘀滞，茯苓健脾利湿，桃仁活血化瘀，丹皮、赤芍药凉血和营，叶天士云："入血就恐耗血动血，直须凉血散血。"此之谓也；方中加入祛风解毒、凉血透斑之蝉衣、僵蚕、乌梢蛇、紫草；又加薏苡仁健脾化湿，甘草解毒和中，调和诸药。全方共奏祛风消斑、凉血解毒、健脾和胃之功，凉血而不留瘀，祛邪而不伤正。通过调治乳母为主，母病愈子亦安，体现了上工治未病的思想。

案2：通因通用治崩漏

李某，35岁，职员。2006年12月16日就诊。

因月经淋沥不净2个月余就诊。患者2个月余前经水适来，出差劳累，加之淋雨受风，遂感身寒怕冷，经行色紫，腹痛难忍。1周后月经停后再至，淋沥不尽，色黯有块，略有腥味，少腹痛胀隐隐，腰背刺痛，辗转反侧，夜卧不宁，胸闷，神疲乏力。现症：身寒，胸闷，少腹痛胀，痛及腰背，舌淡紫，舌苔薄白，脉弦紧。中医诊断：崩漏。证属寒邪内侵，瘀阻胞宫，冲任失调，血不归经。治宜通阳散寒，行气活血，祛瘀和营。用桂枝茯苓丸改为汤剂服用，改赤芍为白芍。处方：桂枝10g，茯苓10g，桃仁10g，丹皮10g，炒白芍10g，制香附15g，当归20g，制附子10g（先煎），炒蒲黄10g（包）。服药3剂，诸症均减，腹痛减，少腹似有坠胀感，瘀血有下行之机。效不更方，原方再服4剂，患者无腹痛，血止，停药。后患者因胃脘痛来诊，告之崩漏未复发，经事正常。

按：崩漏，有因于热者，有因于寒者，有气郁者，有血瘀者，病因不同，治之各异。该病案崩漏为寒凝血瘀，患者受寒后，寒凝气血，血不归经，而见淋沥不尽；寒凝，故阳气不通而腹痛；阳气不能温煦可见身寒；舌淡紫，苔白，脉紧，均为寒凝之象。上方选桂枝茯苓丸化汤治之，一则汤剂温服本身就有散寒作用，二者汤剂有促药力之效。方中桂枝温经通阳，与附子相互温通之力非他药能胜；香附行气止痛；当归、炒白芍养血和营，调和冲任，缓急止痛；丹皮、桃仁、炒蒲黄活血止血，祛瘀调经。全方合用，温经散寒，活血止血，祛瘀止痛，调和冲任，祛瘀而不伤正，止血而不留邪，邪祛正安，病自得疗。

王老师临床带教，对疑难病证，要求学生细察病情，多加思考，并结合古人的经验予以论证，明辨寒热阴阳、标本虚实，急则治其标，缓则治其本，选方用药则从实际出发，师古人之意而不泥古人之方，辨证施治，其方药看似平常，但疗效显著，从以上两例可见一斑。桂枝茯苓丸出自《金匮要略·妇人妊娠病脉证并治》，主治"妇人宿有癥病"者，上述两例，均为老师辨证施治，巧用桂枝茯苓丸，改丸为汤，稍促其力，则疗效显著，也体现了中医药"异病同治"的精妙。

九、三才封髓丹验案三则

三才封髓丹出自元代罗天益所著《卫生宝鉴》一书。"三才"者，天门冬、熟地黄、人参。《医方集解》云："此手足太阴少阴药也。天冬以补肺生水，人参以补脾益气，熟地以补肾滋阴。以药有天、地、人之名，而补亦在上、中、下之分，使天地位育，参赞居中，故曰三才也。"封髓丹一方最早见于元代许国祯编纂的《御药院方》"补虚损门"中，言其"降心火，益肾水"。清代医家郑钦安《医理真传》中多次提及，此方由黄柏、砂仁、甘草组成。清代喻嘉言《医门法律》云："此于三才丸方内加黄柏、砂仁、甘草。以黄柏入肾滋阴，以砂仁入脾行滞，而以甘草少变天冬、黄柏之苦，俾合人参建立中气。"三才封髓丹由天门冬、熟地黄、人参、黄柏、砂仁、甘草组成，功能泻火坚阴、固精封髓，常用于阴虚火旺、虚火上炎所致的梦滑遗精、腰膝无力、口腔溃疡、牙痛等证。

1. 滥用补药案

刘某，男，46岁，职员。2018年8月28日初诊。

患者因"舌苔厚腻不适半年"就诊。今年2月份因服用大量高度人参酒后引发舌苔厚腻不适，咽喉肿痛，纳谷不香，大便质稀，辗转多家医院，经中医清热泻火、健脾化湿、补肾健脾等治疗半年未见明显好转，半年来体重下降10斤。刻下见：形体消瘦，面部汗出，手足心热，阴囊湿疹，纳谷不香，小便无力，夜尿频，每夜3次，大便质稀，每日1次。夜寐欠安，口干口臭，舌质红苔白腻，脉细。辨证为虚火内扰，肾气不足，湿热下注。治以泻火坚阴，补肾化湿。方药：生地黄30g，天门冬15g，党参15g，知母20g，川柏20g，砂仁6g（后入），炙甘草6g。7剂。水煎服，每日1剂，早晚分服。

2018年9月11日二诊：服药后诸症减，患者自觉舌苔厚腻不适感明显减轻，面部汗出减少，手足心热减，阴囊湿疹减退，小便无力改善，夜尿每夜1次，纳谷好转，大便成形，夜寐安，口臭减，舌质红，苔白稍腻，脉细。效不更方，原方加益智仁20g，7剂。

上方加减治疗1个月，患者症状基本平复，已无所苦。

按语：本例患者乃因服用大量高度人参酒后引起。《丹溪心法》云："气有余便是火。"人参性温，大补元气，服用过量导致阴阳平衡失调，出现形体消瘦、面部汗出、手足心热等阴虚阳亢，虚火内扰之象；酒性湿热，酒湿内积，湿热郁蒸，脾运不健致舌苔厚腻，胃纳不香，大便质稀；湿热下注致阴囊湿疹；日久阴损及阳而致小便无力，夜尿频多。王师认为其病机根本在于温热之品重伤其阴，虚火内扰，肾气不足，酒邪湿热下注。治拟泻火坚阴，补肾化湿，方用三才封髓丹加减治疗。首诊在三才封髓丹基础上改人参为党参，易熟地黄为生地黄，加入知母，加强滋阴清热泻火之功。方中生地黄清热凉血，养阴生津；天冬养阴清热，润肺滋肾；党参补中益气，和胃生津，取其补气之力平和而代替峻补之人参，更能切合病机；知母清热泻火，滋阴润燥；黄柏坚阴泄火，清热燥湿；砂仁行滞醒脾；炙甘草缓黄柏苦燥之弊，调和诸药。全方共用，泻火坚阴，补肾化湿。《灵枢·百病始生》言："察其所痛，以知其应，有余不足，当补则补，当泻则泻，毋逆天时，是谓至治。"王师用药直切病机，药少力专，故立竿见影。

2. 药物性肾功能损害案

王某，男，45岁，职员。2018年10月9日初诊。

患者因"小便泡沫1个月"就诊。患者原有乙肝大三阳病史数年，服用阿德福韦酯抗病毒治疗后肝功能正常而停药，停药后出现肝功能及 HBV-DNA 反复，改用恩替卡韦治疗 2 个月，小便出现泡沫。9 月 19 日查尿常规：尿蛋白（+++）。替换成替诺福韦后，10 月 3 日复查尿常规：尿蛋白（++）。刻下见：神疲乏力，腰背酸痛，小便泡沫多，纳谷尚可，大便尚调，心烦失眠，口干，舌质红苔白，脉弦细。西医诊断：乙型病毒性肝炎，药物性肾功能损害。中医诊断：肝疫，淋证。证属阴虚火旺，下焦湿热，治以滋阴泻火，清热利水。方药：生地黄 30g，天冬 10g，党参 15g，知母 20g，川柏 10g，砂仁 3g（后入），薏苡仁 30g，赤芍 20g，猪苓 10g，黑大豆 30g，六月雪 20g，生黄芪 20g。7 剂。水煎服，每日 1 剂，早晚分服。

2018 年 9 月 16 日二诊：服药后患者小便泡沫减少，心烦失眠好转，纳便调，舌质红苔白，脉细。效不更方，原方去砂仁，7 剂。

2018 年 9 月 23 日三诊：服药后患者小便泡沫减少，腰背酸痛，夜寐宁，舌质红苔白，脉细。9 月 22 日复查尿常规：尿蛋白（±），效不更方，原方去玉米须，加金樱子 20g，地龙 10g，7 剂。

上方随症加减治疗 1 个月，患者症状基本平复，复查尿蛋白阴性。

按语：本例患者原有肝疫，服用抗病毒药物引起肾功能损害。其病机终属疫毒内结，耗伤阴血，阴虚火旺，致心烦失眠；药物损害肾与膀胱，致气化失司，出现蛋白尿。观其脉症，乃阴虚火旺，湿热下注，本虚标实，宜补泻兼施，治拟滋阴泻火，清热利水，方用三才封髓丹加减。首诊在三才封髓丹基础上改人参为党参，易熟地黄为生地黄，加入知母、赤芍加强滋阴清热泻火之功。薏苡仁利水渗湿解毒，猪苓养阴利水渗湿。黑大豆利水解毒，六月雪健脾利湿，四药合用，清热解毒，利水渗湿。小剂量生黄芪利水消肿。诸药合用，滋阴泻火，清热利水，方中益阴与利水并重，利水而不伤阴。本例中王师治疗药物引起蛋白尿未按一般单纯补肾或清热利湿治疗，病证结合，辨证论治，直切病机，补泻兼施，效如桴鼓。

3. 病后不寐案

童某，女，64岁，退休干部。2018年10月16日初诊。

患者因"心烦失眠1个月余"就诊。患者1个月前曾患带状疱疹，经中西药治疗后带状疱疹已愈，但心烦失眠至今，曾用养血安神、清热除烦之酸枣仁汤加减治疗，未获良效。刻下见：形体消瘦，面色少华，夜寐不宁，入睡困难，多梦易醒，心情不畅，头晕头胀，纳谷尚可，大便偏稀，口干，舌质红，苔薄黄，脉细。西医诊断：睡眠障碍。中医诊断：不寐。证属阴虚火旺，心神不宁，治以滋阴泻火，宁心安神。方药：三才封髓丹加减。熟地黄30g，天麦冬各15g，党参15g，知母20g，川柏10g，砂仁3g（后入），炙甘草6g，当归20g。7剂。水煎服，每日1剂，下午、睡前分服。服用7剂诸症悉减，再以原方出入调理半月，诸症平复，已无所苦。

按：失眠在《内经》中称为"目不瞑""不得眠""不得卧"，并认为失眠原因主要有两种，一是气血阴阳失和，使人不能人寐；二是其他病证影响，使人不得安卧。《医效秘传·不得眠》言病后失眠病机："夜以阴为主，阴气盛则目闭而安卧，若阴虚为阳所胜，则终夜烦扰而不眠也……新瘥后，阴气未复，故不眠。"
本病患者治疗带状疱疹时或热病邪盛伤及气阴，或过用寒凉而至
伤阴，疾病新瘥，阴气未复；加之患者年过花甲，年迈血少，肝
肾不足，《灵枢·本神》言："肝藏血，血舍魂。"肝血不足，则
魂不守舍，心失所养。肾精损耗，则水火不济，虚火扰神，心
神不宁，再者阴虚生内热，虚热内扰，故虚烦失眠；血虚无以荣
润于上，则头目眩晕，咽干口燥；舌红苔薄黄，脉细，乃阴虚火
旺之征。其病机终属阴虚火旺，心神不宁，治以滋阴泻火，宁心
安神，方用三才封髓丹加减。方中熟地黄补肾滋阴；天冬清热养
阴，润肺滋肾，麦冬养阴生津，清心除烦，二冬合用养阴清热，
清心除烦；党参补中益气；知母辛苦寒凉，上清肺金而泻火，下
润肾燥而滋阴，乃肺肾二经气分药；黄柏清热燥湿，泻火除蒸，
为肾经血分药，二者常相须为用；当归补血和血；砂仁行滞醒
脾，而防上药滋腻太过；炙甘草调和诸药。全方合用，共奏滋阴
泻火、宁心安神之效，方药对证，故诸症悉除。

　　王师善用古方，但师古而不泥古，应用灵活。其用三才封髓
丹治疗时，常改人参为党参，取其补气之力平和而代替峻补之人
参；熟地黄性温偏补，生地黄性寒偏清，两者常根据病证选用或
合用；天冬、麦冬常同用，加强养阴清热之功，兼能清心安神，
对于出现心烦、心悸、口干者尤为适宜。常加入知母，加强滋阴
清热泻火之功，更能切合病机。

十、三才封髓丹治验举隅

　　三才封髓丹首载《卫生宝鉴》，方由天冬、熟地黄、人参、

黄柏、砂仁、甘草组成。原治"一切虚火上冲，牙痛、咳嗽、喘促、面肿、喉痹、耳肿、面赤、鼻塞、遗尿、滑精诸症"。方中天冬味甘苦性寒，归肺、肾经，下能滋补肾阴，上能清肺降火；熟地黄味甘性温，滋阴补肾，填精益髓；人参大补元气，补脾益肺；黄柏味苦入心，苦寒善清下焦相火，以泄火坚阴；砂仁辛温芳香，既可暖脾行滞，又可布化津液、通利三焦以化湿；甘草甘平，益气健脾，缓黄柏苦燥之弊。此方组方精简，配伍巧妙，意在通阳破阴，纳气归肾。王邦才主任中医师，系浙江省名中医，临证三十余载，熟读经典，博采众长，辨证准确，屡起沉疴，遣方用药灵活之中自有法度，师古意而不拘古方，守古法而不泥古药，稳妥之下进退化裁，屡获奇效。王师遵三才封髓丹制方之旨，认为其更适用于阴虚火旺、脾肾不固之证，凡病机属脾肾不足、虚火上炎者，可用此方化裁，以滋阴清热，调和水火。兹选录其治验数则，以飨同道。

1. 舌痛案

唐某，女，53岁，退休工人。初诊：2018年12月22日。

舌尖痛反复发作5年。既往有糖尿病、高脂血症病史，绝经2年。患者5年前劳累后开始出现舌尖痛，呈烧灼感，当时未正规诊治，症状自行好转。此后上症反复发作，且逐渐加重，服用清热解毒中药及西药均无好转。刻下：舌尖疼痛，烧灼感，口干口黏，左上肢麻木，神疲易倦，大便时干时稀，咽中痰多，色白易咳，胃纳可，夜寐欠安，舌红，中有裂纹，苔薄黄而干，脉沉细。中医诊断：舌痛。证属气阴两虚，痰热内积，治宜益气养阴，清热化痰，方予三才封髓丹合小陷胸汤加减。处方：天冬、麦冬、党参、姜半夏、瓜蒌皮各 15g，生地黄 30g，知母 20g，黄柏 10g，砂仁（包）、生甘草各 3g，黄连 6g。7 剂。二诊时，舌尖痛好转，烧灼感减轻，咳痰减少，夜寐欠安，左上肢麻木，胃纳可，大便调，舌红中裂，苔薄黄，脉沉细。原法既效，守方有恒。上方加枣仁 20g，川芎 15g。7 剂。服药后舌尖痛减轻，咳痰减少。此后再以上方加减治疗半月，诸症皆安。

按：《灵枢·经脉》说："手少阴之别循经入心中，系舌本。"足少阴肾经"循喉咙，夹舌本"。舌与脾肾经通过经络有直接或间接的联系，故舌痛是内在脏腑诸多疾病的外在表现。舌尖痛病因多与火有关，火又分实火、虚火。观其脉症，该患者证属本虚标实，气阴不足为本，痰热内积为标。患者年过七七，肾气转衰，又病消渴，口干神疲，再加之患病日久，久治不愈，舌苔薄黄而干，中有裂纹，气阴不足为本；又舌尖灼痛，口黏，痰多，大便干稀不调，夜寐不安，痰热内积为标。治宜益气养阴，清热化痰，王师予三才封髓丹合小陷胸汤加减。方中二冬合用滋肾补肺；熟地黄改生地黄，既滋阴降火生津，又避免滋腻敛邪；人参改党参，补脾益气；黄柏泄火坚阴；砂仁行滞醒脾；甘草益气补脾。王师认为本方既可滋阴增液，三焦并治，又可清降相火，引火归原。小陷胸汤为清热化痰之主方，主治痰热互结心下。黄连苦寒，清热解毒泻火；半夏辛温，善涤心下痰饮，燥湿化痰；瓜蒌皮甘寒滑润，荡热涤痰，能助黄连清热，助半夏化痰。二方合用，共奏益气养阴、清热化痰之功。

2. 虚劳案

周某，女，51 岁。初诊：2018 年 9 月 8 日。

　　神疲乏力 3 年。患者 3 年前因神疲乏力在当地医院体检，查血常规示血色素 92g/L，提示轻度贫血，后查贫血四项、网织红细胞均正常，间断口服葡萄糖酸亚铁口服液，血色素多波动在 90～100g/L。刻下：面色欠华，贫血，神疲乏力，心烦，腰背酸痛，时有肢体浮肿，月经紊乱，潮热盗汗，胃纳欠香，夜寐不安，烦闷咳痰，大便略黏，舌淡红，苔薄稍腻，脉细。2018 年 8 月 28 日查血常规示：血红蛋白 91g/L，余正常。西医诊断：贫血。中医诊断：虚劳。证属脾肾不足，兼有痰热，上扰心神，治宜补益脾肾，清热化痰，宁心安神，方予三才封髓丹合温胆汤加减。处方：熟地黄、淮小麦各 30g，知母、竹茹、茯苓各 20g，川柏、陈皮、姜半夏、枳壳各 10g，砂仁（包）、炙甘草各 3g，红枣 10 枚。7 剂。二诊时，神疲乏力有所减轻，时有心烦气躁，无肢体浮肿，大便偏干，胃纳可，夜寐好转，舌淡红，苔薄，脉细。守原法出入。上方去茯苓，加栀子 10g。7 剂。此后在上方基础上加减调治 1 个月，复查血常规示血红蛋白 102g/L，诸症均平。

　　按：中医学认为，贫血多因脾、肾二脏功能失调所致。该患贫血日久，观其脉症，证属天癸将竭，脾肾不足，水谷不化精微，肌肉筋脉失养，故见面色欠华，神疲乏力；腰为肾之府，肾虚精亏，骨髓不充，故腰背酸痛；阴虚生内热，故潮热盗汗；脾虚不运，水谷不化，聚湿成痰，痰热内积，热扰心神，故见心烦失眠。结合舌脉，符合脾肾不足，兼有痰热，上扰心神之证，治宜补益脾肾，清热化痰，宁心安神。王师取三才封髓丹合温胆汤加减。方中熟地黄养血滋阴，补肾填精；黄柏、知母滋阴降火，补肾壮髓；砂仁补脾行滞；茯苓健脾利湿；半夏燥湿化痰；陈皮、枳壳理气化痰；竹茹清热除烦；淮小麦宁心安神；红枣补血健脾；甘草调和诸药。全方合用，共奏补益脾肾、清热化痰、宁心安神之效。

3. 口疮案

张某，女，68岁。初诊：2018年10月17日。

口疮反复发作半年余。有高血压病史。患者半年余来每遇劳累反复出现口腔溃疡，缠绵难愈，西医曾予抗生素及维生素 B_2 片口服，中医曾予清胃散加减，口腔溃疡均无明显好转。刻下：口腔内可见两处米粒大小溃疡，溃疡面呈淡红色，灼痛明显，进食尤甚，形体消瘦，胃纳一般，大便干结，夜寐欠安，目糊，舌红，苔光剥，脉细。西医诊断：口腔溃疡。中医诊断：口疮。证属肾阴不足，虚火上炎。治宜滋肾养阴，引火归原，方予三才封髓丹合知柏地黄汤加减。处方：天冬、麦冬、生地黄、熟地黄、党参、北沙参、知母、山茱萸、山药、生石膏（先煎半小时）各20g，黄柏10g，肉桂粉（冲）、砂仁（冲）、炙甘草各3g。7剂。二诊时，口腔内溃疡面缩小，疼痛减轻，大便欠畅，夜寐尚安，舌红、苔薄少，脉细。上方去党参，加枣仁15g。7剂。上方随症加减治疗半月，溃疡愈合。

按：口疮的发病与五脏六腑有密切关系，其发病原因总离不开"火"。实火多因心脾火盛或胃火上炎，火邪炎上，灼伤肌膜，腐蚀血肉而致；虚火多因肝肾阴虚，水亏火旺，虚火上炎，腐肉生疮。该患年过六旬，过劳伤肾，真阴亏损，心肾不交，水亏火旺，水不济火，阴虚火旺，循经上炎口腔，故发为口疮；虚火上炎，故疮面淡红；阴虚津亏，肠失濡润，故大便干结；阴虚火旺，热扰心神，故夜寐不安。结合舌脉，符合阴虚火旺之证，治疗当以滋肾养阴，引火归原，方予三才封髓丹合知柏地黄汤加减。方中天冬、麦冬滋肾补肺，生津润肠；生地黄、熟地黄滋阴降火，补肾填精；党参、北沙参益气养阴健脾；砂仁入脾胃经，醒脾行气化湿；黄柏清虚火，坚肾阴，泻火不伤阴，是治疗口疮要药；配知母滋阴清热降火；山茱萸补益肝肾；山药补益脾肾；再加石膏清热泻火，敛疮生肌；反佐肉桂粉引火归原；甘草调和诸药。全方合用，共奏滋阴补肾、引火归原之效。待虚火得退，可再以养阴生津清热之品加减调治。

纵观以上验案，虽病状各异，但究其病机，均系脾肾不足，阴虚火旺之证。王师投以三才封髓丹化裁治疗，从下焦肾入手治本，上清虚火，方证相应，每获良效，体现了中医异病同治、治病求本的辨证思想。

十一、龙胆泻肝汤验案举隅

龙胆泻肝汤首载于元代李东垣《兰室秘藏》，后亦被载于《医宗金鉴》《医方集解》。方由龙胆草、栀子、黄芩、泽泻、木通、车前子、柴胡、当归、生地黄、甘草等组成，主治肝胆实火上逆所致的"胁痛口苦，耳聋耳肿"以及肝经湿热下注所致的"筋痿阴湿，热痒阴肿，白浊溲血"。方中龙胆草大苦大寒，上泻肝胆实火，下清下焦湿热，为君药；配栀子、黄芩泻火解毒，清热燥湿；佐以泽泻、木通（现多改用通草）、车前子渗湿泄热；兼以生地黄、当归滋阴养血；加柴胡疏畅肝胆之气，并引诸药入肝胆；甘草缓肝急，又可协调诸药。综观全方，泻中有补，降中寓升，祛邪而不伤正，泻火而不伐胃。

王邦才教授，系全国第二批优秀中医临床人才，浙江省名中医、硕士生导师，临证三十余载，熟读经典，博采众长，善用古方，屡起沉疴。笔者有幸从师侍诊，受益匪浅。王师遵李氏制方之旨，将龙胆泻肝汤化裁应用治疗内外科多种疾病，每获佳效。兹选录其治验数则，以飨同道。

1. 验案举隅

案 1、急性湿疹

杨某，女，20 岁。2018 年 3 月 3 日初诊。

面部泛发红色皮疹伴瘙痒 5 日。患者 5 天前进食羊肉后发病，面部出现红色丘疹，瘙痒难忍，搔抓流水，溃破结痂，心烦口苦，胃纳可，大便 2 日未行，小便黄赤，夜寐不安。外院诊断为"湿疹"，予抗组胺药及激素类药膏（具体不详）治疗，效果不显。现症见皮损潮红，有丘疱疹，灼热瘙痒，抓后糜烂渗出，部分结痂，伴大便干结，小溲色黄，舌红，苔薄黄腻，脉细数。西医诊断：急性湿疹；中医诊断：湿疮；证属湿热蕴肤，治宜清热利湿，透疹止痒。处方：龙胆草 10g，生山栀 15g，柴胡 10g，黄芩 10g，生地黄 20g，车前子 20g（包煎），泽泻 20g，生甘草 3g，生山楂 30g，连翘 15g，僵蚕 10g，升麻 15g。7 剂，水煎服，每日 1 剂。并告诫患者饮食清淡，勿过食辛辣油腻、煎炸烧烤食物，作息规律。服药后，面部湿疹明显好转，未见新发，渗出减少，瘙痒减轻，舌淡红，苔薄腻，脉细。思原法既效，守方有恒，上方去泽泻，加蒲公英 30g。7 剂，水煎服，每日 1 剂。按前方调治 2 周后，皮肤散在细小红疹，基本无渗出，偶有轻微瘙痒，纳谷可，舌淡红苔薄，脉细。继投凉血活血、清热除湿之剂以资巩固。处方：丹皮 15g，赤芍 20g，连翘 15g，生山栀 10g，生山楂 30g，升麻 15g，僵蚕 10g，麦芽 30g，六曲 10g，生甘草 3g。7 剂，水煎服，每日 1 剂。守方再进 7 剂诸症得除，随访至今未复发。

　　按：湿疹是临床常见的过敏性炎性反应性皮肤病，具有剧烈瘙痒、多形损害、反复发作而缠绵难愈等特点。根据其临床特征，可归于中医学"湿疮""浸淫疮""湿毒"等范畴。古代文献对其病因早有相关论述，《医宗金鉴》谓："此证由肝、脾二经湿热，外受风邪，袭于皮肤，郁于肺经，致遍身生疮。形如粟米，瘙痒无度，抓破时，津脂水浸淫成片，令人烦躁、口渴、瘙痒，日轻夜甚。"《外科正宗》也认为："其乃风热、湿热、血热三者交感而生，发则瘙痒无度，破流脂水，日渐沿开。"本案患者因过食肥甘厚味，致脾胃运化失常，湿毒内生，蕴而化热，湿热相搏，郁于腠理肌肤而发病，因此"急则治其标"，乃拟龙胆泻肝汤苦寒直折其火。根据现代药理研究，本方能增加小鼠胸腺重量，增强腹腔巨噬细胞吞噬功能，改善血管壁通透性，降低局部组织的炎症反应，提高机体免疫功能。加连翘清热解毒散结，宣透营分湿热，有"疮家圣药"之称；僵蚕搜风通络止痒；升麻解毒透疹；山楂健脾利湿，化食消脂。诸药相伍，相得益彰，效如桴鼓。然本方苦寒降泄，易伤脾胃，临床应用当中病即止，以免有伤正之虞。

案 2. 盗汗

成某，男，50 岁。2017 年 2 月 18 日初诊。

盗汗 2 个月余。患者自诉夜寐全身汗出如浴，尤以胸部为甚，醒则汗止，晨起口干口苦，大便黏腻不爽，小便黄少，溲时有灼热感，夜寐不安。平素嗜酒，尤喜白酒，每日能饮半斤多，性情急躁易怒。曾服用当归六黄汤之类药物无效。现症见面赤烘热，口苦口臭，烦躁不安，大便黏溏，便不尽意，小便短赤，舌红，苔黄腻，脉弦滑数。西医诊断：汗出异常；中医诊断：盗汗。证属湿热郁蒸肝胆，内迫营阴，津液外泄，治宜清肝泄热，化湿和营。处方：龙胆草 10g，生山栀 15g，黄芩 15g，柴胡 10g，车前子 20g（包煎），生地黄 30g，泽泻 20g，生山楂 30g，红曲 10g，桑叶 10g，稽豆衣 10g。7 剂，水煎服，每日 1 剂。服药后盗汗明显减少，略口苦，大便偏稀，舌红，苔黄稍腻，脉弦数。效不更方，上方加葛根 30g，继服 7 剂，告愈。随访半年未复发。

按：睡时汗出，醒后则止，谓之盗汗。《明医指掌·自汗盗汗心汗证》云："盗汗者，睡而出，觉而收，如寇盗然，故以名之。"历代医家多从阴虚论治，《医学正传》曰："盗汗者，寐中而通身如浴，觉来方知，属阴虚，营血所主也。盗汗宜补阴降火。"《临证指南医案》亦云："阴虚盗汗，治当补阴以营内。"但联系临床，并非尽然，临证之际，自当明察。该患者平素应酬颇多，饮酒过度，膏粱厚味乃助热蕴湿之物，内热熏蒸，阴阳失和，乃致盗汗。正如《张氏医通》所云："酒客睡中多汗，此湿热外蒸也。"故投以龙胆泻肝汤清利湿热以治本，辅以桑叶、稽豆衣等固表敛汗以治标，药证相符，收效甚速。王师在治疗汗证时，喜用桑叶作为引经药，引诸药入腠理，直达病所。陈士铎《辨证奇闻》谓："桑叶……引经止汗。"《本草纲目》亦载："经霜桑叶，除寒热盗汗，末服。"治疗期间嘱其注意日常生活调摄，饮食清淡，禁食烟酒，以利病情恢复。

案 3. 代谢综合征

王某，男，44 岁。2017 年 8 月 19 日初诊。

肥胖、乏力 2 年余。患者近 2 年来体重增加明显，神疲乏力，脘腹作胀。有高血压病史 5 年，未按时服用降压药，血压控制不理想。外院血生化：甘油三酯 3.60mmol/L，尿酸 495μmol/L，空腹血糖 7.60mmol/L，糖化血红蛋白 66g/L，肝功能正常。腹部 B 超示：脂肪肝。无病毒性肝炎病史。现症见形丰体胖，肢体困倦，头胀重着，心中烦闷易怒，口苦而黏，口臭，大便泻而不爽，2～3 次/日，小便灼热，少寐多梦，舌红，苔黄腻，脉弦滑。平素嗜食肥甘，又喜烟酒，静而少动。查体：血压 155/96mmHg，体重 80kg，BMI25.2kg/m²，腹型肥胖。西医诊断：代谢综合征；中医诊断：膏浊。证属湿热内盛，浊瘀互结，肝脾失和，治当清热利湿，泄浊化瘀，疏肝运脾。处方：龙胆草 10g，生山栀 15g，柴胡 10g，车前子 20g（包煎），生地黄 30g，泽泻 30g，通草 6g，生山楂 20g，川连 10g，丹参 30g。7 剂，水煎服，每日 1 剂。同时嘱其饮食清淡，加强体育锻炼。药后患者觉精神转佳，脘腹胀满好转，头昏重胀减轻，大便偏溏薄，舌红，苔尚腻，脉弦。原法既效，拟予再进，上方加生蒲黄 20g（包煎）。7 剂，水煎服，每日 1 剂。以上方为主，随症稍作加减，连续服用

1个月余，患者症状基本平复，每天坚持步行1小时，体重减轻5kg，空腹血糖波动在5.6～6.2mmol/L。

　　按：代谢综合征是以中心性（腹型）肥胖、高血压、血脂异常、糖尿病或糖耐量受损以及高尿酸血症等多种代谢性疾病聚集出现为特点的一组临床症候群。以胰岛素抵抗为共同病理基础，促发动脉粥样硬化等多种危险因素，最终导致各种心脑血管疾病的发生和发展。中医古籍中虽无此病名论述，但可归属于"膏浊""消渴""脾瘅""肥满"等范畴。《素问·奇病论》言："肥者令人内热，甘者令人中满。"《素问·通评虚实论》曰："凡治消瘅仆击，偏枯痿厥，气满发逆，甘肥贵人，则膏粱之疾也。"观其脉症，乃嗜食荤腥肥甘之品，好逸恶劳，以致脾胃受损，健运失司，痰湿内生，酝酿而成浊脂，日久痰瘀互结，若积聚血脉则血糖、血脂、尿酸增高；若痹阻肝脏络脉，则生成脂肪肝；若阻于心脉，则成胸痹；肝火上亢，蒙蔽脑窍，则发高血压、中风、偏枯。王师细审其证，舌脉相参，取龙胆泻肝汤清肝泻火，配山楂消食降脂，丹参活血化瘀，川连苦寒，善清中焦湿热，有较好的降血糖作用。诸药合用，清热通腑，化湿泄浊，涤痰祛脂，效果明显。王师近年常以该方治疗代谢失调性疾病数例，疗效颇佳。

案4. 痛风

　　张某，男，45岁。2016年10月19日初诊。

　　左足第一跖趾关节肿痛反复发作2年余，加重1周。患者2年前无明显诱因下出现左足关节针刺样疼痛，夜间加重，当地医院查血尿酸偏高（具体不详），考虑"痛风"，予秋水仙碱及别嘌醇片治疗1周后症状缓解，遂自行停药，未复查。近年来痛风仍时有发作，1周前恣食海鲜、啤酒后，出现左足部红肿热痛，行走困难，自行服用水杨酸类等止痛药物后，症情稍有缓解。现症见左足第一跖趾关节疼痛肿胀，皮温稍高，左足不能履地，活动不利，伴见口干口苦，大便干结，小便短赤，夜寐欠安，舌红苔黄腻，脉滑数。实验室检查：尿酸553μmol/L，总胆固醇6.05mmol/L。西医诊断：痛风；中医诊断：痹证。证属湿热下注，脉络痹阻，治宜清热利湿，通络止痛。处方：龙胆草10g，生山栀15g，柴胡15g，黄芩10g，生地黄20g，泽泻20g，车前子20g（包煎），苍术10g，川柏10g，土茯苓30g，绵萆薢30g，红曲10g。7剂，水煎服，每日1剂。嘱忌酒，低嘌呤、低盐饮食，多饮水。药后左足部疼痛大减，关节肿胀明显消退，大便稀软，小便稍黄，夜寐好转，舌红苔薄黄腻，脉滑。上方加赤芍20g，续服7剂。以上方为主调治1个月余，患者自诉左足部无明显疼痛，活动自如，复查尿酸468μmol/L，余症亦瘥。

按：痛风是体内嘌呤代谢紊乱所致的疾病，主要表现为高尿酸血症及由此引起的反复发作性痛风性急性关节炎、痛风石沉积、痛风性慢性关节炎和关节畸形，常累及肾脏，引起慢性间质性肾炎和尿酸肾结石形成。本病属于中医学"痹证"范畴。《景岳全书》论其病因："自内而致者，以肥甘过度，酒醴无节，或多食乳酪湿热等物，致令热壅下焦，走注足胫，而日渐肿痛。"《张氏医通》也指出："肥人肢节痛，多是风湿痰饮流注……壮年人性躁，兼嗜浓味，患痛风挛缩，此夹痰与气证。"本案患者平素饮食不节，嗜食甘美肥腻或酒热海膻之物，脾胃运化失常，湿热内生，壅闭经络，留注骨节，而致关节红肿热痛，不敢行路，痛苦难耐；口干口苦，大便秘结，小便黄赤，舌红苔黄腻，均为湿热内盛之表现。故而王师选用龙胆泻汤加味，辅以二妙散清热燥湿；土茯苓解毒除湿，通利关节，绵草薢利湿泄浊，二者合用，能促进尿酸排泄，抑制黄嘌呤氧化酶，保护肾脏，为治疗痛风之常用药对；红曲活血化瘀，健脾消食。诸药合用，共奏清热解毒、利湿化浊、活血通络之功。

2. 体会

"观其脉证，知犯何逆，随证治之。"如前所举4则验案，虽病状各异，但究其病机，均系肝经实火上炎或湿热下注，故而王师投以龙胆泻肝汤加减化裁治疗，方药对证，均获良效，体现了中医异病同治、治病求本的辨证论治思想。王师认为："临证时须以证为基，以症为靶，以病为参，立足于当今生活方式、饮食结构、社会自然环境变化的实际情况，参考现代药理研究成果，不断继承创新，探索并扩展古方的适用范围。"吾当细心揣摩学习，必将有助于临床。

十二、复方治中汤运用经验介绍

1. 治中汤的探源及古代应用

治中汤是临床常用方剂，具健脾温中散寒、调气和胃之功，是温中类的代表方剂。治中汤的出处不一，药物组成也略有出入，最早出自哪一本书，各家说法不一，清代《退思集类方歌注》记载治中汤出自李东垣，并言李东垣用其治忧思郁结、脾虚气滞、胸腹痞满兼食积者，理中汤加青皮、陈皮各一两，大法理中汤为主，青皮、陈皮破滞疏肝。然李东垣为金元时期著名医学家，早在北宋大观二年，朱肱所著的《类证活人书》就已经记载治中汤治疗脾胃伤冷物、胸膈不快、腹痛气不和，方药组成为人参、炮干姜、白术、炙甘草、陈皮、青皮，上各等分为细末，每服三钱，水一盏，煎数沸，热服，寻常入盐点服。其药制为细末，按其形态可归为现在的散剂，和汤剂相比颇有优势和特点，李东垣曾指出："大抵汤者，荡也，去大病用多；散着，散也，去急病用多。"蒲辅周则言："中药煮散，轻舟速行。"意指其用药量小，相比汤剂大包药材而言极为节省，而且对于急症来说，煎煮时间短，起效快。《活人书》中治中汤的服法亦非常讲究，要求热服，究其所治为脾胃伤冷物而致寒证腹痛，故要寒者热之，热服。同时"寻常入盐点服"，《本草拾遗》谓："盐能调和脏腑，消宿物。"《太平惠民和剂局方》载其："伤冷腹痛，酒食所伤，酒疸、黄疸，结气痞塞，鹤膝，并用盐汤、盐酒下。"李时珍在《本草纲目》中说："盐为百病之主，百病无不用之。"并记载："气味咸微辛，寒，无毒，盐味咸，咸归肾，其可入肾补脾，间接补益，而今多不用之。"

宋代《太平惠民和剂局方》收录的治中汤同治脾胃不和，饮食减少，短气虚羸而复呕逆，霍乱吐泻，胸痹心痛，逆气短气，中满虚痞，膈塞不通，或大病瘥后，胸中有寒，时加咳唾，同样要求热服，并要空心、食前服用。南宋《三因极一病证方论》则收录在食呕证治，治疗胀满呕逆等。至明代《仁术便览》记载治中汤功用与前基本相同，药物增加半夏、丁香等，呕吐不已则加藿香。明代《瘴疟指南》又言其可治瘴疟，呕吐心腹满痛，水煎热服，不拘时，并指出瘴疟多呕者，因脾土虚寒，痰气上逆而然也，故以干姜之辛热治寒，人参、白术、甘草之甘温以补脾。同为理中之剂，而陈皮、青皮之辛以散气，气降则痰下而呕止矣。

上述古代各医家所列治中汤，其或治腹痛，或治痞满吐泻，病因多为伤冷后导致的脾胃虚寒，或兼有食积，或兼有肝气郁滞，运用治中汤来起到温中散寒、调气和胃的作用，其剂型有医家提倡用散剂，其服法有提倡加盐服用，同时多要求热服，增加其温中的力量。

2. 复方治中汤的组成和功用

王教授自拟的复方治中汤取自《类证活人书》，在治中汤的基础上加味而成，全方由党参、炒白术、干姜、炙甘草、半夏、陈皮、青皮、鸡内金、炒麦芽、薏苡仁、玫瑰花组成。王教授认为脾胃之证，多虚实夹杂，脾胃虚寒，温运乏力，寒湿内生，食滞不化，是以病延日久，迁移不愈。复方治中汤则在单纯的治疗脾胃虚寒证上增添了消食和胃、疏调气机的作用。方中党参味甘性平，可补中益气，健脾益肺；白术甘温而兼苦燥之性，甘温补气，苦燥健脾，为补气健脾之要药，脾为湿土，虚则易生湿浊，故用之健脾燥湿，合党参而复运化；干姜辛热，专顾中焦，温中回阳，祛在里之寒邪，对于干姜的用量，轻则 6g，重则 10g，主要根据病情，随虚寒程度而定；半夏味辛性温，可燥湿化痰，降逆止呕，消痞散结；陈皮可理气健脾，燥湿化痰；青皮入肝胆胃经，疏肝破气，消积化滞；鸡内金、炒麦芽均可消食健胃；薏苡仁利湿健脾；玫瑰花行气解郁，活血止痛；炙甘草可缓急止痛，调和诸药而兼补脾和中。王教授的复方治中汤很好的体现了"六腑以通为用""胃气以降为顺"的特点，同时方中除用温阳之品外，并用半夏等降胃之品，充分体现了叶氏"通补为宜，守补为谬"，鸡内金、炒麦芽等开涤中焦之呆滞食物，是为通也，降也。加用玫瑰花则反映出治胃佐以疏肝柔肝，制其胜也，"肝为起病之源，胃为传病之所"，肝木肆横，胃土必伤，土木互济，则肝疏有章，胃降有节，故其治肝可以安胃。

诸药合用，温中健脾，消食和胃，疏调气机，对脾胃虚寒、气机不调、痰湿内积之脾胃疾病，治之较单纯用理中类效果明显。脾胃之疾，纯虚纯实者少，每多虚实互见，寒热错杂，故临床以动以运为主，调升降，和气机，建中宫，健脾运，以通为用，呆补壅塞非其所宜，苦寒峻泻亦当慎用。正如叶天士所云："胃虚益气而用人参，非半夏之辛，茯苓之淡，非通剂矣。"复方治中汤处方简洁，择药精确，方中气味于理吻合，药物刚柔相济，佐使合宜。复方治中汤的临床应用十分广泛，其主要适应证为胃痛、痞满不适、喜温喜按、形寒怕冷、饮食减少且喜进热食、食后易腹胀、口淡不渴等属脾胃虚寒、气机不和者。其实际运用，有全方用之，有加减用之，当结合患者的具体情况而定。若大便稀溏、次数增多者，去青皮、玫瑰花，加木香、黄连；胃脘疼痛者，加炒白芍、甘松；泛酸多者，去青皮、鸡内金，加煅瓦楞子、海螵蛸；大便隐血阳性者，去青皮、玫瑰花，加白及、槐花。

3. 病案举例

案1

王某，女，71岁，2015年12月8日初诊。

反复胃脘胀满不舒10年余。患者素体较弱，10年前即感到胃脘部胀满不适，食冷加重，食热减轻，喜温喜按。2015年10月12日胃镜示浅表性胃炎、幽门螺杆菌（Hp）（＋），曾服用质子泵抑制剂、胃黏膜保护剂、促胃动力药及中药治疗均未见明显效果，症状反复。现症见患者形体偏瘦，胃脘胀满，食少纳呆，神疲易倦，近来常流清水鼻涕，大便稀薄，每天3～4次，小便清长，夜尿增多，夜寐不安，舌淡红，苔薄白，脉沉细。西医诊断：慢性浅表性胃炎。中医诊断：痞满（脾胃虚寒，胃阳不足证）。治宜温中健脾，通补胃阳，予复方治中汤加减，处方：干姜、木香、防风各10g，党参、炒扁豆、炒麦芽各20g，炒白术、茯苓各15g，炙甘草3g，陈皮6g。7剂，每天1剂，水煎服。

2016年1月5日二诊：服上方后，患者胃脘胀满不适感明显减轻，纳谷增加，食后胀闷亦减，无流清水鼻涕等症，大便次数减少至每天1次，成形，小便正常，夜寐尚安。舌淡红，苔薄白，脉细。效不更方，拟以原方加减，上方加山药30g。7剂，每天1剂，水煎服。

2016年1月12日三诊：药后患者乏力好转，精神尚佳，胃脘偶有胀感，大便每天2次，不成形，余症均减轻，舌淡红，苔薄白，脉细。拟以原法加减，一诊方加芡实30g，黄连6g。7剂，每天1剂，水煎服。

上方继服2周后余症均安。

按：东垣云："行年五十以上，降气多而升气少。降者阴也，升者阳也。""患者年过古稀，自然降气多升气少，阴多阳少。阴阳失和，气机失调，中焦气机不利，脾胃升降失常，胃不降浊则胀满，故反复胃脘胀满不舒。"《灵枢·口问》言："邪之所在，皆为不足……中气不足，溲便为之变。"故脾之阳气不足无以升清而腹泻。胃脘胀满长达 10 年之久，脾不生精，后天失养，阳气已少，胃阳不足，故食冷则重，食热则轻。而今其脾胃失调，胃阳不足，化生营卫之气不足，营卫不和，卫外不固，寒温不适，易受邪侵，故近来常流清鼻涕。病机总属胃阳不足，气机不调，升降逆乱，故治宜温中散寒，健脾和胃，健运中焦，以复方治中汤加减。方中重用干姜温运中焦，以散寒邪；党参补气健脾，协助干姜以振奋脾阳；白术健脾燥湿，以促进脾阳健运；炙甘草调和诸药，而兼补脾和中；陈皮、木香、扁豆调理肠胃气机，增其燥湿健脾之功；防风，取其生发阳气，风能胜湿之意，升清止泻；茯苓健脾利湿；炒麦芽消食和胃。诸药合用，使中焦重振，脾胃健运，升清降浊机能得以恢复，则痞满腹泻可愈。

案 2

张某，女，51 岁，2015 年 12 月 16 日初诊。

胃脘隐痛反复发作 2 年余。患者近年来反复胃脘部隐痛，胀满不适，多于饥饿、受凉后加重，喜温喜按，得热痛减，泛酸，纳谷不香，曾多次求医，服用质子泵抑制剂、胃黏膜保护剂及中医治疗，病情反复不已。既往有过敏性鼻炎和慢性浅表性胃炎伴糜烂病史。现症见胃脘隐痛，喜温喜按，胃纳欠佳，形体消瘦，面色少华，神疲乏力，形寒怕冷，手足冰凉，多思善虑，夜寐不安，大便正常，小便尚可，舌淡苔白，脉细。查体：腹平软，剑突下有压痛，无反跳痛。胃镜检查示：浅表性胃炎伴糜烂，Hp（－）。西医诊断：慢性浅表性胃炎伴糜烂。中医诊断：胃痛（脾胃虚寒，脾运不健，升降失司证）。治宜温中散寒，健脾和胃，予复方治中汤加减，处方：党参、薏苡仁各20g，炒白术、炒麦芽、炒谷芽、制半夏各15g，防风、鸡内金、陈皮各10g，炙甘草、干姜、玫瑰花各6g。7剂，每天1剂，水煎服。

12月23日二诊：服上方后，患者自诉胃痛减轻，精神好转，口淡乏味，大便偏干，夹少许鲜血，舌红，苔黄腻，脉弦细。拟以原方加减，上方去陈皮、玫瑰花，加槐花20g。7剂，每天1剂，水煎服。

2016年1月16日三诊：药后，胃痛未作，手足冰凉等好转，夜寐尚可，二便正常，但感口干，口淡乏味，舌红，苔薄黄，脉细。拟以原方加减。处方：党参、薏苡仁、扁豆、炒白芍各20g，炒白术、炒麦芽、炒谷芽、制半夏各15g，防风、鸡内金、木香、淡竹茹各10g，炙甘草6g。7剂，每天1剂，水煎服。

按：观其脉症，可知患者素体脾胃虚寒，故其胃脘部隐痛，多于饥饿、受凉后加重，得热痛减。脾胃升降失常，气机失调，则胃脘部感到胀满不适。胃阳不足，胃腑失于濡养，不荣则痛，故胃部常伴隐痛，痛为虚寒，故喜温喜按。脾胃运化失调，卫阳之气生化不足，营卫失和，鼻为肺之窍，皮毛为肺之所主，卫外不固，则邪易侵皮毛犯肺，而致打喷嚏、流鼻涕、鼻塞、鼻痒等过敏性鼻炎症状。脾为土，肺为金，土生金，金为土之子，土虚子亦虚，此为母病及子。其病机总属中焦虚寒，胃阳不足，脾胃升降失司，可选复方治中汤加减。以干姜温补中阳散寒，党参、白术补中气健脾，陈皮、薏苡仁健脾化湿，鸡内金、炒谷芽、炒麦芽消食和胃，防风祛风解表、胜湿止痛，加制半夏降逆和胃，加玫瑰花疏肝理气、活血止痛，炙甘草则调和诸药，众药合用则胃阳可补，气机调和，胀满可消，胃痛可止。

十三、血府逐瘀汤验案举隅

案 1. 不寐病

王某，女，47岁。2017年2月14日初诊。

患者近3年来因工作压力增大，入睡困难，甚则彻夜不眠，每晚需服用2粒舒乐安定方能入睡，伴腰背酸痛，平素时有心烦，易急躁，面部皮肤起疹，舌红苔白，脉弦。西医诊断：睡眠障碍。中医诊断：不寐病。初起考虑患者肝郁气滞，心神失养，予丹栀逍遥散加减以疏肝理气，养心安神。

2月28日二诊：患者述服药后效果不佳，睡眠质量未见改善，入睡困难，睡眠时间为1～3小时，易醒，情绪差，胸闷心烦明显，舌稍紫，苔薄，脉弦。改予血府逐瘀汤加减：生地黄20g，赤芍15g，桃仁10g，川芎10g，枳壳10g，柴胡10g，怀牛膝10g，红花6g，桔梗6g，生甘草3g，淮小麦30g，石菖蒲20g。7剂，每日1剂，水煎服。

3月11日三诊：夜寐好转，可睡2～5小时，醒后亦可入睡，疲劳，胸闷，胃纳可，二便调，舌淡紫，苔薄，脉弦。上方减桔梗，加桂枝10g。7剂。

3月11日四诊：患者自述精神好转，睡眠质量改善，焦躁减轻，上方加用煅龙骨30g（先煎）重镇安神。

按：王清任《医林改错》曰："夜不安者，将卧则起，坐未稳又欲睡，一夜无宁刻，重者满床乱滚，此血府血瘀，此方服十余付可除根。"又云："夜不能睡，用安神养血药治之不效者，此方若神。"本例患者，年近七七，精神紧张，肝气不疏，气滞日久，瘀血内结，心神失养以致不寐。初诊予丹栀逍遥散加减以疏肝理气未见效验，是药轻而病深，再诊见其舌呈紫色，且胸闷心烦较著，故改投王清任血府逐瘀汤。本方以桃红四物汤合四逆散加减而成，桃仁、红花、川芎活血祛瘀通脉；生地黄、赤芍、当归养血活血和营，祛瘀养血同施，则活血而无耗血之虑，行气又无伤阴之弊；柴胡、枳壳行气宽胸疏肝，桔梗载药上行可作舟楫之功，且有宣肺开郁之功；牛膝活血通经，引血下行，两者一升一降宽胸行气；淮小麦宁心安神；石菖蒲开窍醒神，宁神益智。全方疏其气血，令其条达，而致和平，则夜寐可安。

案 2. 郁证

周某，女，64 岁。2017 年 8 月 1 日初诊。

胸闷烦躁 7 年余。患者于 7 年前生气后出现烦躁易怒，语声高亢，胸闷，心中如有物堵，易激动。曾四处寻医看病，使用大量疏肝理气、化湿健脾中药及抗焦虑药，疗效不显，病情反复。现见：胸闷心烦，夜寐不安，胸中似有物堵，咽中不利，心悸，脘腹痞满，肩背板滞，腰背酸痛，下肢无力，精神不振，舌红边有瘀点，苔白腻，脉滑数。中医诊断：郁证。治宜活血和营，理气化痰。予血府逐瘀汤加减：当归 15g，生地黄 15g，赤芍 15g，怀牛膝 15g，桃仁 10g，柴胡 10g，枳壳 10g，川芎 10g，红花 6g，桔梗 6g，郁金 10g，石菖蒲 20g，制南星 15g，生甘草 3g。7剂。

8 月 8 日二诊：患者面带喜色，连呼神清气爽，胸闷好转，胃纳香，二便调，舌红边有瘀点，苔白，脉滑数。效不更方，上方继服 7 剂。

朱丹溪云:"气血冲和,万病不生,一有怫郁,诸病生焉。故人生诸病,多生于郁。"人以气血调和为主,气和血畅则志达。本病患者因情志所伤,肝失条达,气郁不舒,致烦躁易怒,胸闷心悸,日久化热入里,邪热郁于胸膈,导致气血升降失常,气滞血瘀而出现肩背板滞、脘腹痞满等全身症状,且其舌象脉象均符合血瘀气滞痰结之证。叶天士《临证指南医案》曰:"盖郁证全在病者能移情易性,医者构思灵巧,不重在攻补,而在乎用苦泄热而不损胃,用辛理气而不破气,用滑润濡燥而不滋腻气机,用宣通而不揠苗助长。"故用血府逐瘀汤加减使周身之气通而不滞,血活而不瘀,另加石菖蒲、制南星、郁金,使心神得舒,肝魂得守,烦躁得除,何患疾病不愈。

案 3. 癥瘕

杨某,女,40 岁。2016 年 9 月 6 月初诊。

患者于 5 年前因小腹不适,月经推迟,行阴道彩超检查,诊断为子宫肌瘤,右卵巢囊性占位。9 月 3 日复查阴道彩超示:子宫肌瘤(22mm×21mm×25mm),右卵巢囊性占位(32mm×31mm×32mm)。刻下见:小腹不适感明显,带下量多,色黄,味腥臭,伴腰背酸痛,月经推后,色暗,有血块,夜寐欠安,头胀头痛,舌红,边有瘀斑,苔薄白,脉数。中医诊断:癥瘕。予血府逐瘀汤加减:生地黄、椿根皮、土茯苓各 20g,当归、赤芍、川芎各 15g,桃仁、柴胡、枳壳、怀牛膝各 10g,桔梗、红花各 6g,生甘草 3g。7 剂。每日 1 剂,水煎服,分早晚两次温服。

9 月 13 日二诊：服药后小腹不适好转，无明显腹胀腹痛等不适，带下减少，色白，夜寐尚安，舌红，边有瘀斑，苔薄，脉细数。上方减桔梗，加用薏苡仁 30g。

三诊及四诊基本维持上方稍有加减。10 月 29 日复查阴道彩超：子宫肌瘤（10mm×11mm×15mm），无卵巢囊性占位。后续以桂枝茯苓丸加减软坚散结。

脏腑虚弱、经产不慎、饮食不节、邪毒侵袭、情志内伤、冲任失调、外伤跌仆等病因，最终可导致寒凝、气滞、血瘀、痰湿、毒热的产生，从而令胞络受阻，引发癥瘕。《景岳全书·积聚》中提出："治积之要，在知攻补之宜。"而攻补之宜当于正气、邪气的孰缓孰急中权衡处理。张景岳亦指出："瘀血留滞作癥，惟妇人有之，然血必由气，气行则血行。故凡欲治血，则或攻或补，皆当以调气为先。"本证患者子宫肌瘤、卵巢囊性占位诊断明确，带下量多、色黄、味腥臭，月经推后，色暗，有血块，属实属热属湿，日久成瘀，可以直接或间接影响冲任，阻滞胞宫、胞脉、胞络而导致癥瘕的发生。血府逐瘀汤作为经典的理气祛瘀方剂，旨在改善冲任胞宫、胞脉的瘀血状态，使局部既成之瘀血得以消散，疏通条达肝经气血，将成形之瘀血化于无形，全方合用，祛瘀理气，调和冲任，则癥瘕可消。

案 4. 灯笼病

刘某，女，60 岁。2017 年 5 月 3 日初诊。

自觉心中发热、肢冷 2 年余。刻下见：周身不适，自觉心中发热，午后或夜间为甚，胸腹烦满，四肢畏寒怕冷，测体温正常，夜寐不安，肩颈不利，胃纳可，二便调，月经周期规律，多血块，量中等，色暗红。舌红苔薄白，舌下脉络青紫曲张，色青紫暗，脉数。至医院行各项检查，均未见异常。中医诊断为灯笼病。予血府逐瘀汤原方：当归、生地黄、赤芍各20g，怀牛膝15g，桃仁、枳壳、柴胡、川芎各10g，红花、桔梗各6g，甘草3g。7剂。分早晚两次饭后温服。

5月10日二诊：心中发热减轻，夜寐好转，月经现行，血块较多，色暗，上方加用益母草20g活血调经。后续以上方加减调理1个月余，诸症均平。

王清任所谓"灯笼病"，其命名是应用中医学常用的一种取象比类的思维和认识方法。《灵枢·痈疽》云："营气稽留于经脉之中，则血泣而不行，不行则卫气从之而不通，壅遏而不得行，故热。"《医林改错》云："身外凉，心里热，故名灯笼病，内有血瘀。认为虚热，愈补愈瘀；认为实火，愈凉愈凝。三两付血活热退。"瘀血内阻胸中，久而化热，久热憋闷，致入暮潮热。故本案以祛瘀和血、通经活络、泄热除烦为治疗大法，乃取血府逐瘀汤治之。瘀血一去，气血冲和，表里相通，寒热遂除，阴平阳秘，精神乃治。

唐宗海评《医林改错》云："论多粗舛，惟治瘀血最长。"血府逐瘀汤在配伍中构思精妙，独具匠心，气血兼顾，活中寓养，升降平调，活血而不耗血，疏肝而不伤气。王师在中医辨证论治基础上，结合自己多年的临床经验，运用血府逐瘀汤，治疗顽固性失眠、郁证、癥瘕、胸痹、胁痛、头痛、中风后遗症等，均取得了较好的疗效。在不破坏血府逐瘀汤格局的前提下，进行加减，临床上多有显效。如夜寐不安，多加用酸枣仁、淮小麦、煅龙骨、煅牡蛎等宁心或重镇安神之流；焦虑抑郁等情绪问题可加用郁金、香附、石菖蒲、制南星等疏肝解郁清心之品；癥瘕积聚所致血瘀，在桃仁、红花基础上再加莪术、三棱之属；妇科病证湿热下注明显者，则可加入夏枯草、薏苡仁、苍术、黄柏等清利湿热之品；日久损伤肝阴，女贞子、旱莲草等亦可加入。王清任的数个逐瘀汤中，惟血府逐瘀汤在临床中运用最广、研究最深、流传最泛，异病同治，辨证准确，同中求异，选药精当，周身之气通而不滞，血活而不瘀，气通血活，何患疾病不除。

十四、养胃和络饮治疗慢性萎缩性胃炎撷菁

1. 论病机，阴虚络阻

慢性萎缩性胃炎（AG）属于中医学"痞满""胃脘痛""嘈杂"等范畴。王师总结前人经验，并经多年临床观察，认为CAG为本虚标实、虚实夹杂之证，其发病特点为"久病多虚多瘀"。本虚指脾胃虚弱，包括脾气（阳）亏虚、胃阴虚损。平素嗜食辛辣肥甘，燥热内生，炼液灼津；或肝郁化火，劫伤胃阴；或久病失治、汗吐大泄，胃中津液耗伤；或素体阴虚、年老津亏……多种原因都可导致脾胃受损，胃阴不足，失于濡润，久之胃络失养而萎缩。标实主要指气滞、痰浊、火郁、血瘀等。CAG多从慢性胃炎演变而来，病程较长，病势迁延，而胃为多气多血之腑，多气则气机易于壅滞，多血则脉络易于瘀阻。瘀血不仅是CAG的病理产物，亦是其致病因素，瘀血不去，新血不生，瘀血一旦形成，血液即失去原有的濡养作用，并且瘀血的存在还会影响机体的血运，最终使胃黏膜缺血缺氧，发生萎缩甚至恶变。

故瘀血在本病的发生发展甚至恶变过程中起着关键作用。

王师认为，尽管 CAG 的病因病机复杂，但随疾病发展，都可发生胃阴亏虚、络脉失养之象，终致胃中阴津耗竭，津枯血涸，胃络瘀阻。因此，临床上阴虚络瘀型慢性萎缩性胃炎病情尤为深痼，应积极治疗。

2. 治重涵养胃阴兼佐化瘀通络

基于上述认识，并结合叶桂"通降和胃"的理论，王师提出养阴通络为治疗阴虚络瘀型慢性萎缩性胃炎的基本法则。

叶桂认为，"脾宜升则健，胃宜降则和"，"脾喜刚燥，胃喜柔润"，并指出"胃为阳土，非阴柔不肯协和"。胃为六腑之一，"腑宜通即是补，甘濡润，胃气下行，则有效验"。萎缩性胃炎为本虚标实之证，王师强调在治疗上应通补兼施，以顺承脾升胃降之性。CAG 的病理改变为胃黏膜腺体减少，胃酸、胃蛋白酶分泌不足，这种表现在中医可被归为胃阴亏虚，津液不足，胃失濡养，从而导致胃分泌功能低下、黏膜发生病变，故 CAG 病因以胃阴不足为根本，胃中阴液是否充足对疾病的预后起着十分关键的作用。这就提醒我们应时刻注意顾护胃阴。遵吴鞠通之"复胃阴者，莫若甘寒；复酸味者，酸甘化阴也"，王师治疗胃阴不足证选用之药均为甘凉濡润之品，一来柔养，二来清降，既可以益胃生津，又可以消除胃肠之燥火，使胃阴得充，胃气下行，则通降之力恢复。

慢性萎缩性胃炎一般病变时间较长，缠绵难愈，"胃病久而屡发，必有凝痰聚瘀"。叶桂指出："初为气结在经，久则血伤入络。"王师认为，CAG 病变初期，病在气，以痞满为主，久则入络，以痛为主，故在治疗时应重视行气活血，使脉络通顺，气血畅通，胃腑得以滋养，最终改善病变黏膜。同时，因 CAG 从慢性胃炎演变而来，病程较长，王师指出，在临证时不必拘泥于舌质是否紫暗、瘀斑，适当配伍活血化瘀之药物，往往有事半功倍之效。

CAG 患者因胃酸、胃蛋白酶分泌低下，胃镜下可见黏膜变薄、干燥、血管纹理透见等表现，随病情进展，内镜下可观察到黏膜粗糙、颗粒样改变，病理从腺体萎缩逐渐发展至肠上皮化生、上皮内瘤变，这种现代医学的"望诊"表现与中医学阴虚络瘀证基本相符。故在治疗上，王师认为当标本兼顾，由此创立养胃和络饮，以滋养胃阴为本，化瘀通络为标，既虚则补之，又扶正不忘祛邪。

3. 方拟养胃和络饮随症加减增效

组成：鲜石斛 12g，北沙参 20g，竹茹 10g，瓜蒌皮 15g，炒白芍 20g，炙甘草 6g，炒麦芽 20g，八月札 20g，桃仁 10g，九香虫 10g。

方中鲜石斛甘寒，养胃生津，滋阴清热；北沙参益气养阴，益胃生津，善补五脏之阴。二者同为君药，合用则养阴生津之力显著。现代药理研究证明，石斛能促进胃酸分泌，其提取物能使患者的胃黏膜上皮细胞日常的增殖以及凋亡处于一种均衡状态，最终改善甚至逆转 CAG 的病理状态；北沙参中的多糖成分参与机体免疫功能的调节。瓜蒌皮、竹茹味甘苦微寒，清化痰热，利气和胃，以顺胃腑通降之性；炒白芍性苦酸，微寒，既能敛阴养血，缓急止痛，又能平抑肝阳，同为臣药。研究表明，白芍苷有显著的抗炎作用；瓜蒌皮可降低血小板凝集，改善血液高凝状态。八月札、九香虫、桃仁理气活血祛瘀，通络止痛，用之为佐。现代研究表明，活血药物能改善血液循环，缓解组织供血供氧不足的状况，使炎症消退，修复病变黏膜。麦芽行气消食、健脾开胃，甘草益胃和中、调和药性，为使药。药理证实，麦芽具有促进胃酸、胃蛋白酶分泌，助消化等作用。甘草总黄酮可抑制固有腺体萎缩，减轻固有层损伤，促进病变黏膜上皮细胞修复。全方共奏养阴益胃、润降通络之功。该方通补兼施，滋而不腻，通而不燥，祛瘀生新，从而达到恢复病变胃黏膜之效。

加减运用：大便干燥者，去八月札，加麻仁 20g，麦冬 15g；Hp 感染者，加黄连 6g，蒲公英 20g；重度肠上皮化生者，加莪术 15g，蛇舌草 20g，藤梨根 20g。

4. 病案举例

吴某，男，56 岁，退休工人。2016 年 9 月 14 日初诊。

反复上腹部胀闷不适伴嘈杂 2 年余。患者 2 年来时感上腹部胀闷不适，呈间断性，进食后加重，伴嗳气，嘈杂，口干，无恶心呕吐，无胸闷心悸等。有长期饮酒病史。间断服用"金奥康、快力"等抑酸护胃、促动力药物，症状时有反复。我院胃镜检查显示：胃窦大弯侧黏膜苍白，血管纹理透见，黏膜呈颗粒样改变。诊断为慢性萎缩性胃炎。病理：（胃窦）黏膜慢性炎伴中度肠上皮化生。刻下见：胃脘痞满，嘈杂，嗳气，口干而燥，消瘦貌，倦怠乏力，胃纳差，夜寐难眠，排便困难，小便调，舌质偏暗红，中有裂纹，苔少，脉细数。西医诊断：慢性萎缩性胃炎。中医诊断：痞满。证属胃阴不足，瘀血阻络，治宜滋养胃阴，化瘀通络。

处方：鲜石斛 12g，北沙参 20g，竹茹 20g，瓜蒌皮 20g，炒白芍 20g，炙甘草 3g，炒麦芽 20g，八月札 20g，苏梗 10g，桃仁 10g，九香虫 10g，麻仁 20g。7 剂。

二诊：2016 年 9 月 21 日。服药后，胃脘痞满、嘈杂均缓解，口干时有，纳谷稍增，夜寐好转，大便偏干，舌暗红，苔薄白，脉细数。上方减苏梗，加佛手 10g，麦冬 15g。7 剂。

三诊：2016 年 9 月 28 日。患者自诉痞满症状已止，嘈杂明显好转，口稍干，纳寐调，大便畅，舌暗红，苔薄白，脉细。上方减麻仁，加藤梨根 20g 化瘀解毒。

此后又以上方加减治疗 3 个月，患者诉无所苦，王师建议复查胃镜。胃镜示：慢性浅表性胃炎。病理:（胃窦）黏膜慢性炎症，轻度肠化生。1 年后随访，病情稳定，无明显不适。

按：本例患者长期饮酒损伤脾胃，导致燥热内生，阴液受劫，胃阴不足，胃失濡养，而罹患本病。胃阴不足，则无力受纳腐熟水谷，产生痞满、纳差等症；胃气上逆则出现嗳气；病程迁延，中焦气机阻滞，郁而化火，炼液灼津，津液更亏，故产生嘈杂、饥不欲食之症；津不上承则口干舌燥；肠失濡润则排便困难；津血同源，津亏则血虚，血虚则脉络失养；阴虚日久又可伤津耗气，无力推动血液运行，终致脉道滞涩，瘀阻不畅，故舌质暗红，中有裂纹，内镜下黏膜变薄、粗糙，病理提示肠上皮化生等。审因求本，王师以滋养胃阴、化瘀通络为原则，投用养胃和络饮。方中鲜石斛、北沙参滋养胃阴，生津润燥，兼清胃热，补中有清，清中有补；瓜蒌皮、竹茹清化痰热，和胃顺气；炒白芍味酸，养血滋阴，与甘草同用酸甘化阴；八月札、九香虫、桃仁理气活血，祛瘀通络；麦芽健脾开胃，行气消食；炙甘草补中益气，调和诸药。药中病机，故有此效。

5. 结语

经过长期的临床实践，王邦才教授认识到慢性萎缩性胃炎的主要病机之一是胃阴不足、瘀血阻络，治疗上须以养胃阴为本，同时兼以化瘀通络。因慢性萎缩性胃炎的临床表现常为非特异性，确诊需依靠胃镜及病理，故王师在治疗本病时，强调将中西医的诊病方式结合起来，重视四诊合参，并运用现代化检查手段即胃镜、病理来明确诊断、选用药物、判断预后。临证之时，王师还常嘱患者饮食规律，避免辛辣刺激、腌制之物，戒烟限酒，对幽门螺杆菌感染者，建议分餐。针对部分患者的恐癌心理，王师经常劝慰患者，告知 CAG 是一种进展缓慢的疾病，消除其心理负担，以冀身心并治，臻收良效。

十五、黄芪愈疡饮治疗脾胃虚寒型消化性溃疡临证经验

消化性溃疡（PU）主要指发生在胃和十二指肠的溃疡，即胃溃疡（GU）和十二指肠溃疡（DU）。其不同于糜烂，溃疡的缺损超过黏膜基层，主要病变是黏膜的局限性组织缺损、炎症与坏死性病变。本病的临床表现主要为上腹部、剑突下疼痛，具有慢性、周期性、节律性的特点。由于人口老龄化和非甾体类抗炎药的广泛使用，尤其是低剂量阿司匹林药物和感冒药的应用，胃溃疡和十二指肠溃疡的检出率及患病的平均年龄均呈上升趋势，

对人们的生活质量和工作造成了很大困扰，且西医治疗该病复发率高、不良反应多，而临床中医药治疗本病有其特定优势，可以标本兼治，将辨证与辨病相结合，根据患者的具体情况，进行整体辨证论治，提高溃疡愈合质量，降低复发率，减少副作用。

笔者有幸跟师临证，受益匪浅，现将其治疗脾胃虚寒型消化性溃疡的经验总结如下。

1. 对消化性溃疡病因病机的认识

消化性溃疡属于中医"胃脘痛""嘈杂""痞满"等范畴。《景岳全书·心腹痛》文中强调气滞是胃痛发作的关键病理因素，其文曰："胃脘痛证，多有因食、因寒、因气不顺者，然因食因寒，亦无不皆起于气，盖食停则气滞，寒留则气凝。"《仁斋直指方》认为胃痛的病因"有寒，有热，有死血，有食积，有痰饮，有虫"等不同。《素问·举痛论》曰："寒气客于肠胃之间，膜原之下，血不能散，小络引急，故痛。"外感寒、热、湿、风等均可以导致胃脘气机阻滞，不通则痛。《素问·痹论》指出："饮食自倍，肠胃乃伤。"长期嗜食味甘厚腻，静而少动，生活安逸，易致湿热蕴生，伤脾碍胃，气机壅滞而致胃脘疼痛。忧思恼怒，情志失和，气郁伤肝，肝气不疏，横逆犯胃，亦会导致胃失和降而致病。由于病损脾胃或素体脾虚，导致胃受纳、腐熟水谷精微的能力降低甚至丧失，导致"胃脘痛""嘈杂""痞满"，严重者可以导致"便血"。

王师通过总结三十多年的临床经验，发现消化性溃疡中医辨证虽有多种证型，但脾胃虚寒型是本病最常见的证型之一。《脾胃论·脾胃盛衰论》中说："百病皆由脾胃衰而生也。"由于患者素体虚弱，或劳倦过度，或饮食不节，或久病损伤脾胃，而导致中气不足，脾胃虚弱，此为疾病之根本。脾胃气虚则气血生化无源，易外感邪气及产生瘀血、食滞、痰饮等病理产物，导致脏腑气机失调，经脉不通，局部组织失养而形成溃疡；反之，由于瘀血、食滞、痰饮等病理产物的产生，可以加重脾胃虚弱，形成恶性循环。由于本病常迁移难愈，故其病机多为脾胃虚弱、气血不足、胃失荣养的虚证为主，并可夹瘀、夹湿、夹痰、夹食，形成本虚标实的基本病机。李毅等人对1036例消化性溃疡患者的临床资料进行因子分析，得出证型的分布情况，所占比例大小依次为脾胃虚寒证、肝胃气滞证、胃热炽盛证、胃阴亏虚证、瘀阻胃络证，亦可证实脾胃虚寒型消化性溃疡在消化性溃疡的证型上所占的比例较大。所以经不断总结提炼，并结合国内外临床研究进展，王师采用自拟黄芪愈疡饮治疗脾胃虚寒型消化性溃疡取得了肯定的疗效。

2. 黄芪愈疡饮组方解析

黄芪愈疡饮是王师在小建中汤的基础上化裁而来，方源自小建中汤，但又不拘泥于小建中汤。组成：生黄芪20g，桂枝10g，炒白芍30g，党参20g，炙甘草6g，白及10g，浙贝母10g，海螵蛸20g，甘松10g。

方中黄芪自古以来就是补肺健脾之要药，《珍珠囊》云："黄芪甘温纯阳，其用有五：补诸虚不足，一也；益元气，二也；壮脾胃，三也；去肌热，四也；排脓止痛，活血生血，内托阴疽，为疮家圣药，五也。"本方中黄芪既能健脾补中，又可托毒生肌，故以此为君药。《本草从新》曰："党参补益中气，和脾胃。"因此，参、芪合用，可以增强益气健脾的功效。现代药理研究表明，黄芪能调节机体的免疫机能，并且具有增强机体非特异性免疫的功效。桂枝辛甘温，其辛能散，温能通，对慢性消化性溃疡，久病入络者尤为适宜。白芍味酸微寒，既能和营又能缓急止痛。且《汤液本草》中提到："腹中虚痛，脾经也，非芍药不能除。"两者合用，辛甘化阳，酸甘化阴，体现补益和收敛相辅相成之功。海螵蛸又名乌贼骨，性温，味咸而涩，功可收敛止血，制酸敛溃，对胃脘痛伴有吞酸、嗳气、便血者颇有功效。浙贝母清热解毒，散结，可以缓解平滑肌痉挛而起到止痛作用。海贝散通过抑制胃酸分泌、改善血液循环、抗组织损伤等作用而达到治疗目的。甘松性温，行气止痛，开郁醒脾，能抗菌消炎，舒张平滑肌而理气止痛，扩张毛细血管，改善微循环，促使溃疡愈合。另加白及祛腐生肌，《本草汇言》云："白及，敛气、渗痰、止血、消痈之药也。此药质极黏腻，性极收涩……能封填破损，痈肿可托，死肌可去，脓血可洁，有托旧生新之妙用也。"药理研究表明，白及须根醇提取物通过下调血清与溃疡表面炎症因子TNF-α 等可以发挥抗溃疡作用。炙甘草补脾和胃，调和诸药。现代药理研究发现甘草具有抗溃疡的作用，可抑制胃酸分泌，降低胃蛋白酶活性，改善胃内高酸状态，缓解胃肠道平滑肌痉挛，并有良好的镇痛作用，可以促进溃疡愈合。

　　全方运用甘温扶阳之品振奋脾胃之阳气，中气得以复运，阴阳调和，五脏六腑皆得其养，从而达到治疗的目的。同时配合制酸敛溃之品，使局部病灶得其所养，祛腐生新，使溃疡得愈，共奏温中健脾、缓急止痛、制酸敛溃、护膜生肌之效。加减运用：

泛酸较多加煅瓦楞子；冷痛较重加高良姜、制附子；泛吐清水，加茯苓、半夏；腹胀、嗳气加陈皮、香橼皮；便溏加炒白术、木香；大便出血多加地榆炭、三七粉等。

3.病案举隅

杨某，男，36岁，2014年12月24日初诊。

上腹部疼痛半月。患者于半月前无明显诱因下出现上腹部疼痛，呈间断性，空腹时尤甚，得食则缓，喜温喜按，伴反酸、嗳气，无恶寒发热、恶心呕吐、胸闷心悸等不适，亦无黑便。间断服用"金奥康"等抑酸护胃的西药，疼痛未见明显改善。我院胃镜检查示：十二指肠球部溃疡伴出血，十二指肠球部前壁可见一约1.0cm×0.8cm深凹溃疡，周围黏膜充血、水肿、畸形，表面少量渗血。刻见：神疲乏力，纳谷欠香，胃脘隐痛，饥时尤甚，伴反酸，无恶心呕吐，夜寐尚安，大便溏，每日1～2次，舌质淡嫩，边有齿痕，苔薄白，脉细数。患者形体偏瘦，长期饮酒史。西医诊断为十二指肠球部溃疡。中医诊断为胃脘痛，证属脾胃虚寒型。

处方：生黄芪20g，桂枝10g，炒白芍20g，党参20g，炙甘草6g，白及10g，浙贝母10g，海螵蛸20g，甘松10g，炒麦芽30g。3剂，每日1剂，水煎，分早晚温服。

二诊：12月27日。患者自述服药后胃脘部疼痛好转，疼痛程度及频率明显减轻，纳谷增加，大便好转，每日1次，故在原方的基础上加山药20g以行气消食、健脾开胃。服7剂以巩固疗效。

患者自述服药10剂后，腹痛基本消失，鉴于患者病情已趋于稳定，效不更方，原方随症加减。

3个月后患者一般情况可，胃脘部无不适，王师建议复查胃镜，胃镜检查示慢性浅表性胃炎。

按语：该患者形体偏瘦，先天禀赋不足，后天脾胃虚弱，中阳不足，中焦虚寒，兼饮食失调，运化失职，脾胃失其温养而发生疼痛。脾胃虚弱，升降失司，则可见嗳气、反酸等症状。胃失温养，脾阳不足，寒自内生，可见喜温喜按，大便溏。舌质淡嫩，边有齿痕，苔薄白，脉细数，亦为脾胃虚弱之辅证，加之患者平素喜饮酒，辨证属饮食劳倦内伤，脾胃虚寒，化源不足，不荣则痛。治宜温中散寒，健脾和胃，缓急止痛，制酸敛溃，护膜生肌。方以黄芪为君，配伍补中益气之党参，益气健脾，提升脾胃之阳气，以解后天脾胃之虚弱；桂枝、芍药两药合用，辛甘化阳，酸甘化阴，温通中焦，且柔肝缓急而止痛；浙贝母、海螵蛸所成组合海贝散，制酸敛溃；加用白及封填破损，祛腐生肌，使局部病灶得其所养，祛腐生新；甘松性温，行气止痛，开郁醒脾；炒麦芽行气消食，健脾开胃；炙甘草善于益气补中，调和诸药。复诊诸症减轻，效不更方而加减治疗。诸药合用，使患者诸症渐消。

十六、加味升降散治疗三叉神经痛经验

三叉神经痛是指三叉神经分布区内反复发作的阵发性、短暂性、剧烈疼痛而不伴三叉神经功能破坏的症状。本病的发病特点是：在头面部三叉神经分布区域内，出现闪电样、刀割样、烧灼样、顽固性、难以忍受的剧烈性疼痛，发病骤发、骤停。常

有"扳机点"（如口角、鼻翼、颊部或舌部），轻触可诱发。该病的病因尚不明确，属中医学"面游风""头痛""偏头痛""面痛""齿痛"等范畴。王师认为本病的病位在面之络，头亦为诸阳之会，高颠之上，惟风可及，而风邪可夹毒、寒、热等邪。如《证治准绳》曰："面痛皆属于火……暴痛多实。"《张氏医通》又云："面痛皆因于火，而虚实之殊。"头面部是三阳经交汇之所，而以阳明经为主，如《灵枢·经脉》谓："胃足阳明之脉，起于鼻之交频中，旁纳太阳之脉，下循鼻外，入上齿中，还出挟口还唇，下交承浆，却循颐后下廉，出大迎，循颊车，上耳前，过客主人，循发际，至额颅。"《景岳全书》云："火邪头痛者，各经皆有火证，而独惟阳明为最。"亦强调了病位以阳明经为主。本病发病内在因素为正气亏虚，卫表不固，导致面部络脉空虚，易为邪所侵。清代韦协梦在其《医论三十篇》中说："气不虚不阻。"叶天士亦云："至虚之处，便是留邪之地。"头面位于人之顶部，其位高居，因风性善行数变，风为阳邪，易袭阳位，故非风邪所不能达，而风邪可夹杂寒邪、郁火、痰浊，以致风寒凝滞，郁火上灼，痰浊阻络，病程日久，迁延不愈，久则成瘀，痰瘀阻络，蕴结成毒，以致清阳不得升发，浊阴不得下降，络脉闭阻，"不通则痛"，发为面痛。

1. 加味升降散应用

王师根据历代医家对面痛的阐述，结合自己数十年的临床经验，提出对三叉神经痛的治疗当以疏风通络止痛、清热解毒、升清降浊为治疗大法，佐以辛温活血。在清代名医杨璇的升降散基础上，创立了加味升降散，在临床治疗上取得了满意的疗效。本方由片姜黄 10g、白僵蚕 10g、蝉衣 6g、生大黄 6g（后下）、酒蜈蚣 3 条、酒全蝎 6g、川芎 10g、细辛 10g、生麦芽 30g、甘草 6g 组成。蝉蜕，味甘咸，性凉，能疏散风热，具有透郁热之功，如杨栗山在《伤寒瘟疫条辨》中云："夫蝉衣寒无毒，味咸且甘，为清肃之品，出粪土之中，处极高之上，自甘风露而已，吸风得清阳之真气，所以能祛风而胜湿，饮露而得太阴之精华，所以能涤热而解毒也。"僵蚕，味辛，性平气薄，能祛风止痛，清热解郁，化痰散结，引清气上行。《本草经疏》云："能辟一切怫郁之气……入皮肤经络，发散诸邪热气。"二者能够解郁宣透，疏风清热，升阳中之清阳。片姜黄，味辛苦，性温，能祛邪伐恶，行气散郁，如杨栗山称其"气味辛苦……疏散逆结痰浊"。生大黄味苦，性寒，能荡涤阳经之阴浊，兼清热解毒。片姜黄配伍生大黄可调气血，降下阴中之浊阴。蜈蚣，味辛，性温，具有祛风活血、通络止痛之功。本病病位在诸阳之会，其位高居，非蜈蚣、全蝎所不能达，如张锡纯在《医学衷中参西录》所云："蜈蚣，走窜之力最速，内而脏腑，外而经络，凡气血凝聚之处皆能开之，且蜈蚣之为物，节节有脑，乃物类之至异者，是以性能入脑，善理脑髓神经，使不失其所司，而痫痉之病自愈。"全蝎，味辛，性平，乃治风要药，不仅能搜风通络止痛，还能开气血之凝滞，并擅窜筋透骨，如《玉楸药解》云："穿筋透骨，逐湿除风。"二者相伍，以达息风通络止痛之效，其力相得益彰，且可携诸药上行而达头面部，二者酒制后毒性减低，活血通络之功倍增。川芎，味辛，性温，具有活血行气、祛风止痛之功，如《本草汇言》所言："芎䓖，上行头目，下调经水，中开郁结。"具有上行颠顶、下达血海、辛香走窜、走而不守的特性，为血中气药、头痛圣药。细辛，味辛，性温，长于祛风止痛，走窜之力强，能通利九窍。《神农本草经》将细辛列为上品："主咳逆，头痛脑动，百节拘挛，风湿痹痛，死肌。久服明目利九窍，轻身长年。"生麦芽可行气消食，顾护脾胃，同时甘草具有调和诸药的作用。全方配伍，寒温并用，辛散兼施，可使风去络通，痰消毒解，清阳得升，浊阴得降，故而"通则不痛"，"荣则不痛"。

加减：热邪较盛者，加夏枯草、生栀子；寒凝者，去大黄，加桂枝、白芷；气血不足者，加生黄芪、当归；阴虚者，加生地黄、麦冬；肝风内动者，加生石决、珍珠母。

2. 验案举隅

陈某，男，51 岁。2015 年 8 月 2 日初诊。

右侧面部反复灼热疼痛 3 年余，再发 3 天。

患者 3 年前受风后出现右侧面部灼热疼痛，于宁波市某医院神经科诊断为"三叉神经痛"，给予卡马西平（每次 400mg，每日 3 次）口服，效可，停服卡马西平后，每于受风后疼痛易复发。有高血压病史。刻下：右侧面部疼痛，痛如闪电，鼻翼及口角旁疼痛尤甚，面部灼热，不敢触碰，张口、洗脸、刷牙时易诱发，持续约数分钟，患者平素神疲易倦，情绪易躁，纳谷不香，大便秘结，数日一行，质干，夜寐尚安，口干，舌淡紫，苔白，脉弦数。西医诊断：三叉神经痛。中医诊断：面痛。因患者素体薄弱，卫表不固，每受风后易复发。病程反复数年，病移日久，病邪入络，脉络瘀阻，不通则痛。大便秘结，情绪易动，为郁热在里、浊阴不降之候。急则治其标，先拟祛风通络止痛，清热解毒, 升清降浊, 辛温活血。方用: 片姜黄 10g, 生大黄 6g (后下), 白僵蚕 10g, 蝉蜕 6g, 酒蜈蚣 3 条, 酒全蝎 6g, 川芎 10g, 细辛 10g, 生麦芽 30g, 甘草 6g, 荆芥 10g, 7 剂, 水煎分服。

二诊: 服上方 1 周, 患者面部疼痛减甚, 面部灼热感消失, 大便好转, 但仍欠畅, 纳谷好转, 寐安, 舌淡紫, 苔白, 脉弦数。效守原法, 加之养阴清热之品, 生地黄 30g, 继服 7 剂。

三诊: 疼痛消失, 洗脸刷牙未诱发, 大便已通, 纳谷可, 寐安, 舌淡紫苔薄, 脉弦数。上方去大黄、全蝎, 加黄芪 20g, 白术 15g。继服 7 剂, 巩固疗效。

四诊: 患者诸症尚平, 舌淡紫, 苔薄, 脉弦数, 缓则治本, 予玉屏风散及六君子汤加减, 培土生金, 使得卫表得固, 邪无所侵。随访至今, 未曾复发。

按: 患者平素体虚, 御邪无力, 情绪急躁, 郁而化火, 病程较长, 风寒之邪浸淫面之络, 脉络不通, 血脉瘀滞, 瘀久化热, 阳气不得升发, 浊阴不降, 故疼痛性质为灼痛, 神疲乏力, 大便秘结, 舌脉为瘀热之证。王师认为本病治疗上要遵从“急则治标, 缓则治本”的原则, 在急性发作期, 当祛风通络止痛, 辛温活血, 升清降浊, 佐以清热。缓解期, 当固护根本, 使营卫调, 肺卫足, 腠理密, 则邪无所侵而人安。

十七、缓肝理脾汤治疗多发性抽动症经验

多发性抽动症是一种常见于儿童的以慢性、波动性、多发性运动性抽动为特征, 并伴不自主发声的神经精神疾病。该病往往治疗困难, 病程迁延, 极易复发, 对患儿的成长造成影响, 也

为其家庭带来困扰。中医古籍中并无此病名，多根据其临床表现将其归属于"慢惊风""肝风""抽搐""痉病""瘛疭"等疾病范畴。中医各家目前对此并无统一的认识与诊治方案，通过长期的临床积极探索，王师形成了其独特的学术观点。以下谨对王师对于该病的理解及遣方用药经验作详细介绍。

1. 因儿治宜

《温病条辨》有言："小儿稚阳未充，稚阴未长者也。"小儿之体，天癸未充，四肢百骸，成而未全，全而未壮，故阳常有余，阴常不足，心肝有余，肺脾不足，肾亦常虚。王师常道："审病疗疾，当先辨体，小儿为病，尤当如此，以其肤嫩神怯，易于感触，脏薄篱疏，易于传变，疾痛烦苦不能自达，察色按脉，如捕风捉影。惊风之作，虚虚实实，或亏于先天，禀赋不足，精血失养，阴阳偏颇，或损于后天，伤乎饮食，疏于教养，郁滞情志。在内则脏腑失荣而虚风内动，在外则腠理不固而邪风易袭。同病加身，因人而异，体之强弱，决病之虚实。治病不辨体，犹无土而植木，无水而育鱼，终必有所失，审之慎之。"

2. 明病辨证

《冯氏锦囊秘录》曰："风火相搏，而成惊风慢惊者，阴证也，阴盛而阳亏。"王师认为："小儿慢惊，属阴属虚属寒，以其气血未充，脾常不足，肾气不固，复伤于寒食凉饮，或暴吐暴泻，或误投寒凉之药，或久病不愈，使脾肾之阳更损，脾土既虚，则肝木得以横乘而生风。阴寒内盛，则筋脉失于温煦濡养而搐搦。又以其魂魄未定，心志不坚，腠理尚疏，或感于外邪，内化风热，或伤乎惊恐，精神扰动，发为急惊。热郁不散，气乱不定，急惊久治不愈而耗伤本已虚之真阴，水不涵木，阴虚生风，亦可转为慢惊，手足时而瘈疭。"

《幼科发挥》有言："慢惊风属阴，病在五脏难治。"故临证既知晓其病性，还需详其脏腑证候，方可知其机要，有的放矢。《医宗金鉴》谓："慢惊多缘禀赋弱，或因药峻损而成，缓缓搐搦时作止，面白青黄身则温，昏睡眼合或露睛，脉迟神惨大便青。"因患儿禀赋不足，土虚木乘，常见精神萎靡，嗜睡露睛，面色萎黄，纳谷不香，大便色青，时有肠鸣，发时搐搦无力，时作时止，舌淡苔白，脉迟缓。本证以脾土不足为本，肝乘动风为标，作势虽轻，但易反复。

3. 柔肝健脾

既已辨体辨病辨证，则可予以施治。王师每遇慢惊，擅从肝脾治之。《素问·至真要大论》云："诸风掉眩，皆属于肝。"慢惊之候，为肝本病，心肺脾肾，虽皆可化风，然终不离肝木，故从肝论治，最为直截。又慢惊为虚为寒，治当温补，而人以脾为本，以其化万物，布五味，养五脏，荣百骸，润四肢，先天之精已难为，后天之精犹可补，故温补之首，当先扶脾，中土得安，则四方自定。《素问·至真要大论》亦云："肝欲散，急食辛以散之，用辛补之，酸泻之脾欲缓，急食甘以缓之，用苦泻之，甘补之。"抑肝扶脾，宜以酸甘，酸甘化阴，亦可息风止惊。王师上承仲景、叶桂之学，通五脏六腑之喜恶，晓精血津液之亏损，论治肝脾，常柔养肝阴，温补脾阳，用药轻柔，至于小儿，更是如此，调肝理脾，以和为期，方用专治脾虚肝旺之缓肝理脾汤。

缓肝理脾汤，方源《医宗金鉴》，书中有言："脾虚肝旺缓肝灵。"所谓缓肝，即缓肝理脾汤，原方组成：广桂枝，人参，白茯苓，白芍药（炒），白术（土炒），陈皮，山药（炒），扁豆（炒，研），甘草（炙）。王师以太子参易人参，取其益气健脾，但性味更为平和。方中陈皮、茯苓、炒白术、炙甘草健脾化痰，澄源以培后天之本；山药味甘性平，气阴双补，统顾肺脾肾三脏；桂枝温散发散，与肝性相合而复其条达，白芍味酸柔肝而缓肝急，合甘草酸甘化阴而养阴平肝，桂枝、白芍相合疏肝柔肝而缓筋急。诸药合用，辛甘苦酸，一应俱全，共奏柔肝养木、健脾补土之效。此为底方，再依阴阳脏腑之偏颇，随症加减。如卫表不固者，加防风、黄芪；痰湿内盛者，加石菖蒲、制南星、薏苡仁；抽动频繁者，加蝉衣、钩藤、白僵蚕；脾运不健者，加炒麦芽、焦山楂。以此类推，不胜枚举，每获效验。

4. 验案举隅

翁某，男，7岁。初诊：2017年12月9日。

患儿自3年前上幼儿园始出现挤眉弄眼症状，不可自控，后又出现喉间怪声，注意力不集中，常因此被老师批评教育。3年间，其病情逐渐加重，症状愈发增多，久治难愈，遂至王师门诊就诊。刻下见：患儿肢体抽搐频数，动作幅度小，上肢为甚，注意力不集中，形体消瘦，神气怯弱，挤眉眨眼，偶作怪声，纳谷欠香，二便尚调，夜寐安。舌淡红，苔白稍腻，脉弦数。西医诊断：多发性抽动症。中医诊断：慢惊风。证属脾虚肝旺，痰湿内盛，治宜柔肝健脾，化痰开窍。

处方：陈皮6g，桂枝6g，太子参15g，炒白芍15g，茯苓10g，炒白术10g，炙甘草3g，石菖蒲10g，制南星6g。7剂。

并嘱家长避免患儿过多接触手机、电脑等电子产品,每日抽取半小时,陪同患儿专注练字。

二诊:2017年12月23日。病史同上,药后患儿精神好转,胃纳渐佳,喉间怪声减少,余症同前,舌淡红,苔薄白,脉数。上方去制南星,加蝉衣3g。7剂。

三诊:2017年12月30日。病史同上,药后症减,肢体抽动及挤眉眨眼频率较前减少,动作幅度减小,注意力较前集中,纳谷尚可,二便调,舌淡红,苔薄,脉数。王师对其进步予以肯定鼓舞,上方去石菖蒲,加炒麦芽10g,钩藤10g(后下)。7剂。

四诊:2018年1月6日。病史同上,患儿喉间怪声已无,肢体抽动明显好转,面部症状偶有,纳可便调,舌淡红,苔薄,脉数。又以此方加减调养一月余,停药后嘱其继续坚持练字,半年后随访,其间患儿症状未再发作,上课亦能集中注意,认真听讲。

按语:风胜则动,诸风掉眩,皆属于肝,慢惊风究以肝风内动为机。患者禀赋薄弱,加之小儿脏器娇嫩,脾常不足,易为饮食所伤,脾胃受损,运化失常,津液不能输布而成湿成痰,脾为痰湿所困而升发受阻,痰气交阻于咽喉则怪声时作。小儿肝常有余,脾既已虚,则肝木得以乘之内动成风,肝开窍于目,脾主四肢,主肉轮,故见四肢抽搐、挤眉眨眼诸症。又因风善行而数变,痰蒙心窍,而注意力不得集中。形体消瘦,神气怯弱,皆因脾虚不能化生精微以供养。舌淡红,苔白稍腻,脉弦数,皆为脾虚痰湿、肝亢生风之象。治以柔肝健脾,化痰开窍,方用缓肝理脾汤加减,于原方基础上加石菖蒲、制南星化已成之痰。诸药合用，痰湿内除，脾复升发，肝木得制。二诊之时痰湿已除大半，故去南星，加蝉衣以息内动之风。三诊之时加炒麦芽以健脾消食，去石菖蒲，加性较平的钩藤以平内动之肝风，继以调之，终中土得扶，肝风得平。在汤药基础上，王师还根据患儿病史、环境、行动辨其心质，对其行为进行修正，品质予以肯定。修身养性，亦是王师对中医心质学"九疗七修"治法的具体应用。

5. 结语

多发性抽动症虽症状纷繁，病机复杂，缠绵难愈，然王师以缓肝理脾汤随症化裁，化繁为简，道以一贯，屡起沉疴。又运用中医心质学理论，对患儿进行身心治疗，以达到医、人、药三位一体，促进患儿全方位地健康发展。细述至此，望有助于诸同道之临床。

十八、升降散加味验案三则

1. 升降散析义与加减应用

升降散原方出自杨栗山的《伤寒瘟疫条辨》，谓升降散："一升一降，内外通知……名升降，亦双解之义。"方以僵蚕为君，蝉蜕为臣，姜黄为佐，大黄为使，米酒为引，蜂蜜为导。其名曰升降散，盖取僵蚕、蝉蜕升阳中之清阳，姜黄、大黄降阴中之浊阴，一升一降，内外通和，而杂气之流毒顿消矣。四药相合，有升降相应、表里双解之妙，原为治疗温疫而设。王师认为此方可与河间双解散并驾齐驱，名升降，亦双解之义，无论外感证，还是内伤杂病，凡郁火内伏，邪毒不能透达，气机升降失调者，皆可以升降散加减治之。临证可用来治疗三叉神经痛、顽固性不痹、皮疹、风湿痹痛、口舌生疮等。郁热证多由于外感邪气、七情所伤、饮食不节致使气机郁滞不畅，热郁于内不能透达，治疗以宣畅气机、清透郁热为要。王师临证常根据致郁热原因不同、热邪轻重之殊、正气强弱之别，将升降散灵活加减化裁。因外邪犯肺而致肺热郁痹者，可合栀子豉汤，或加连翘、牛蒡子、金银花等；流感高热者，或合桑杏石甘汤，或合白虎汤；湿遏热郁者，可合六一散，或加佩兰、薏苡仁、赤小豆等；情志不舒致郁火内炽者，可合柴胡疏肝散，或加郁金、生山栀、丹皮、香附等；瘀血而致热郁者，可合桃红四物汤，或加川芎、当归、丹参等；痰浊蕴阻致热郁者，可合小陷胸汤，或加瓜蒌皮、浙贝母、杏仁、竹茹等；热郁入络，躯体疼痛者，可加忍冬藤、赤芍、炒秦艽、生地黄，重者加虫类药如地龙、蜈蚣、全蝎等；食积而致郁热者，可合保和丸，或加六曲、鸡内金、枳壳、连翘等；热郁津伤加芦根、天花粉、石斛、麦冬等；热郁兼气虚者，减少大黄的剂量，减弱破气之力，佐生黄芪、党参、升麻、柴胡等；肝经郁热上扰者，加桑叶、菊花、龙胆草、夏枯草、栀子等。

2. 验案三则

例 1. 周痹、不寐案

林某，女，68 岁，家庭妇女。2018 年 1 月 31 日初诊。

全身疼痛 30 余年，不寐 1 个月。30 余年前因劳作淋雨涉水后出现全身疼痛，又以四肢关节为甚，发热，初不在意，日渐加重，时有头晕，心悸不宁，胸闷。当时诊断为风湿性关节炎，继发风湿性心脏病。虽经治疗但症状始终反复不愈，周身胀痛，肢体麻木，头目昏晕，记忆力减退，心烦易怒，胸闷心悸，时有低热，纳谷不香。近 1 个月夜寐不安，入睡困难，多梦早醒，症状加重。刻下症见：形体壮实，周身胀痛，又以四肢关节为甚，胸闷心悸，烦躁易怒，夜寐不安，入睡困难，睡则噩梦纷扰，夜尿频，脘腹胀满，干咳无痰，鼻咽不利，耳鸣，口苦，小便黄，大便黏溏不爽，舌紫苔白厚腻，脉弦。西医诊断：风湿性关节炎，风湿性心脏病，睡眠障碍。中医诊断：周痹，不寐病。患者外感风湿，入里化热，经年累月，湿热痰瘀，痹阻脉络，脉痹不已，内舍于心，心脉瘀阻，心神被扰，是则周身疼痛，卧寐不安。治宜祛风化湿，清热逐痹，宣通气血，宁心安神。处方：蝉衣 6g，白僵蚕 10g，姜黄 10g，生大黄 6g（后下），升麻 15g，柴胡 15g，黄芩 10g，柏子仁 20g，益智仁 20g，生甘草 3g，7 剂。

2月7日二诊：药后夜寐好转，大便成形，全身及腰背疼痛，以四肢关节为甚，夜尿频，舌紫，苔薄黄，脉弦。上方减升麻，加独活 10g，桂枝 20g，7 剂。

2月28日三诊：药后夜寐尚安，夜尿次减，全身及腰背疼痛减轻，肢体麻木，耳鸣改善，视物不清，大便时夹有鲜血，舌淡紫苔白，脉弦。上方去桂枝，加当归 20g，生地榆 20g，7 剂。

以上方为主，治疗 1 个月，患者症状基本平复，夜寐安，纳便调。

按：《素问·痹论》云："五脏皆有合，病久而不去者，内舍于其合也。故骨痹不已，复感于邪，内舍于肾；筋痹不已，复感于邪，内舍于肝；脉痹不已，复感于邪，内舍于心；肌痹不已，复感于邪，内舍于脾；皮痹不已，复感于邪，内舍于肺。所谓痹者，各以其时重感于风寒湿之气也。"《临证指南医案·痹》

云："风湿客邪留于经络，上下四肢流走而痛，邪行四犯，不拘一处，古称周痹。"患者30余年前因劳作涉水淋雨外感风湿，入里化热，热灼津液，湿热痰瘀，痹阻脉络，脉痹不已，内舍于心，心脉瘀阻，是则周身疼痛而成周痹；心主火，心气不畅，火热内郁，兼有瘀阻心脉，心神被扰，则夜寐不安，入睡困难，睡则噩梦纷扰；气机升降失调，疏机不利，郁热在内，则诸症俱现。方用升降散加味。僵蚕、蝉衣可疏通郁热，清透络中之邪；片姜黄、大黄行气散郁，上下通行，泄浊祛瘀；柴胡、黄芩、升麻取小柴胡汤义疏通内外，兼可疏肝宽胸，清化郁热；久病不已，心肾受损，故加柏子仁、益智仁补益心肾，仁以润之，润络和营，以宁神志。纵观全方，调畅全身气机，肃清体内郁热，清透络脉郁热，疏通经络，兼以养血润络，宁心安神，是则痛消而神安。

例 2. 顽固性严重口、眼溃疡案

吴某，男，50岁，警察。2018年3月7日初诊。

反复口腔糜烂30年，左眼溃烂2年。患者从20岁左右开始口腔糜烂，反复发作，逐渐加重，有家族史，父亲及兄弟姐妹5人均有此症状。2016年3月开始出现左眼结膜、眼睑溃疡，整个口腔布满大小不等溃疡十余个，进食疼痛难耐，曾在当地医院及宁波、上海多家医院诊检，排除白塞病，久治不愈，服用激素治疗症状可见缓解，但疲劳后又发作。至今仍服用强的松片，每天**40mg**。刻下症见：口腔有大小不等溃疡十余个，有的破溃，溃疡面有黄白色膜片覆盖，周围色红，左眼白睛红赤，眼睑红肿溃烂，形体偏胖，上肢稍有不自主抖动，精神疲惫，表情痛苦，乏力肢困，纳谷尚可，应酬时有时饮酒，生活不规律，大便每日2

次，稍软，舌淡胖，边有齿痕，苔白滑，脉细数。西医诊断：口腔溃疡伴角膜溃疡。中医诊断：口疮，眼疮。患者禀赋有异，应酬仍频，心神过劳，生活不规，烟酒不禁，形丰气少，元气不足，湿毒内盛，李东垣云："火与元气不两立，一胜则一负。"治当补中益气，引火归原，利湿祛毒。处方：生黄芪20g，党参20g，炒白术15g，陈皮10g，升麻10g，柴胡10g，生甘草15g，生山栀10g，肉桂粉3g（冲），黄连10g，青黛6g，土茯苓30g，生石膏30g（先煎）。7剂。

2018年3月15日二诊：药后口疮渐消，口腔疼痛减轻，但眼睑溃疡明显，白睛红赤，晨起两目多眵，左侧尤其严重，不能睁眼，需用温水清洗才能开目，心烦易怒，胸胁胀痛，表情痛苦，伴恶心，口苦而黏，胃纳一般，大便黏溏不爽，因工作繁重，时有熬夜，舌淡胖，苔白滑，脉弦。患者用上方后口疮虽有缓解，但眼疮仍剧，沉思良久，细问病史，知其因工作关系，压力较大，肝郁不疏，且病延日久，常用激素控制，虽有疲乏、舌淡胖、苔白滑之气虚之象，但郁火内结，不得发越，肝火炽盛，循肝经上犯两目。治宜调畅气机，清泄郁热，清泻肝火，用升降散合龙胆泻肝汤加减，处方：蝉衣6g，升麻10g，片姜黄10g，白僵蚕10g，生大黄10g（后下），夏枯草10g，龙胆草10g，生麦芽30g，丹皮20g，生甘草10g，生山栀15g，陈皮6g，7剂。嘱饮食清淡，忌熬夜，注意休息，停用激素。

2018年3月21日三诊：药后症减，左眼白睛红赤稍退，眼睑溃疡好转，眼眵减少，口疮基本消退，口干口苦，大便黏，舌淡胖，苔白，脉弦。上方加珍珠母30g（先煎），7剂。

2018年4月4日四诊：口腔溃疡未发，近日工作压力较大，连续熬夜，左眼睑溃疡及白睛红赤消退不显，大便调，神疲易倦，体重有所减轻，舌淡胖，苔白腻。处方：蝉衣6g，升麻30g，片姜黄10g，白僵蚕10g，生大黄10g（后下），龙胆草15g，夏枯草15g，青黛6g，肉桂6g（冲），柴胡30g，木贼草30g，生甘草10g，14剂。

2018年4月18日五诊：左眼睑溃疡及白睛红赤消退，口疮未作，心情舒畅，精神亦好转，胃纳可，口稍苦，夜寐尚安，纳、便正常，舌淡胖，苔白，脉弦细。原方去木贼草，加珍珠母30g（先煎），7剂。

在上方的基础上又加减治疗1个月左右，口、眼溃疡未作，白睛无充血，无肢体抖动，纳便调，诸症基本平复，随访至今未发。

按：《太平圣惠方》言："夫口者，脾脉之所通。舌者，心气之所主。若经络否涩，气血壅滞，则生于热。热毒之气，在于脏腑，搏于心脾，蕴热积蓄，日久不能消散。上攻于口舌，故生疮久不瘥也。"本例患者30年来口腔溃疡伴角膜溃疡，服用激素治疗症状可见缓解，但疲劳后又复发，屡治屡患，迁延日久，辨证为元气不足，虚火上炎，湿毒内盛，虚实夹杂，而致发顽固性口疮、眼疮，以补中益气汤加减治之，补中益气，引火归原，清热利湿解毒。药后口疮虽缓解，但眼疮转剧。认真思辨后认为患者反复多次使用激素治疗，舌质淡胖，苔白滑等，呈现气虚之假象，实则患者工作压力大，生活、饮食不规律，精神疲惫，肝气郁结，气郁化火，内火炽盛，循经上扰于目，则发双眼疮疡。气机郁滞，阳郁不达，内呈一派热象，外呈一派寒象，呈现郁热之证。"火郁发之"，郁热如欲透达于外而解，必须调畅气机。王师治用升降散宣郁散火，通里达表；配伍夏枯草、龙胆草、丹皮、生山栀、木贼草清热解毒明目，清解肝经郁热；青黛凉血解毒，泻火散郁；使用苦寒药物不忘顾护胃气，加生麦芽、陈皮理气健脾和胃；生甘草既可清热解毒又能调和药性。药证合拍，守方有恒，终克效验。

例3. 复发性鼻渊案

陈某，女，55岁，家庭妇女，2018年5月9日初诊。

鼻塞、流涕、头痛反复发作20余年，再发半月。患者于20余年前受凉后出现头痛，前额及眉棱骨部位较甚，鼻塞，喷嚏，流涕反复不愈，每遇过度疲劳或季节交替气温变化时加重。发作时予激素、抗生素等对症治疗症状可缓解。近半月来因家里装修劳累，稍遇风即出现鼻塞，喷嚏，流涕，质稠色黄，头胀痛，咽喉不利，行抗生素治疗1周，症状稍有改善，但头胀痛症状不减。刻下症见：恶风发热，头胀痛，鼻塞，咽痛，流涕，涕色黄白相间，夜寐不安，口苦，胃纳可，大便干，舌红苔薄，脉数。西医诊断：慢性鼻窦炎。中医诊断：鼻渊。患者过敏之质，宿疾不愈，鼻窍不利，迁延时久。近因受寒复作，风寒入里，郁而化热，肺热郁闭，宣发失职，鼻窍不利。治宜清热解毒，宣肺通窍。处方：蝉衣6g，僵蚕10g，片姜黄10g，生大黄10g（后入），桔梗10g，野菊花10g，生山栀10g，鱼腥草30g，芦根30g。7剂。叮嘱除服汤剂每日两次外，可在煎药时进行药气熏蒸，促进鼻黏膜直接吸收药物有效成分。

2018年5月16日二诊：药后便已通畅，前额部时发胀痛，鼻咽不利好转，流涕减少，汗出而多，恶风，口舌干燥，舌红苔薄，脉数。上方去生山栀、大黄，加桂枝10g，炒白芍15g。7剂。

2018年5月23日三诊：鼻咽不利好转，无头胀，汗出减少，恶风，纳食可，口干，大便次多，舌红苔薄，脉数。上方去野菊花，加生黄芪15g，北沙参20g。7剂。

2018年5月31日四诊：患者头部胀痛、鼻咽疼痛症状基本已除，已无恶风、汗出，二便调，上方续服14剂，巩固疗效。

按：肺主气，司呼吸，主皮毛，开窍于鼻。鼻为肺窍，喜清恶浊。如明代虞抟《医学正传》云："触冒风寒，始则伤于皮毛而成鼻塞不通之候，或为浊涕或流清涕……名曰鼻渊。此为外寒束内热也。"本案特敏之质，卫表不固，易受外邪。鼻渊之疾，受凉及遇劳即发，虽经多方调治，仍迁延不愈。近因劳而感寒，外邪入里，郁而化热，里热为甚，肺失宣发，鼻窍失利。治宜清热解毒，宣肺通窍，方用升降散升清降浊，疏调肺之宣发肃降；加鱼腥草、野菊花、山栀清热解毒，清肺利咽；配桔梗、芦根清热利咽，养阴生津。药后郁热得清，腑气得通，鼻窍通利。惟其病患日久，气阴受损，卫表不固，是以复诊去苦寒之大黄、山栀，加桂、芍和营卫，参、芪益气阴，缓图收功。